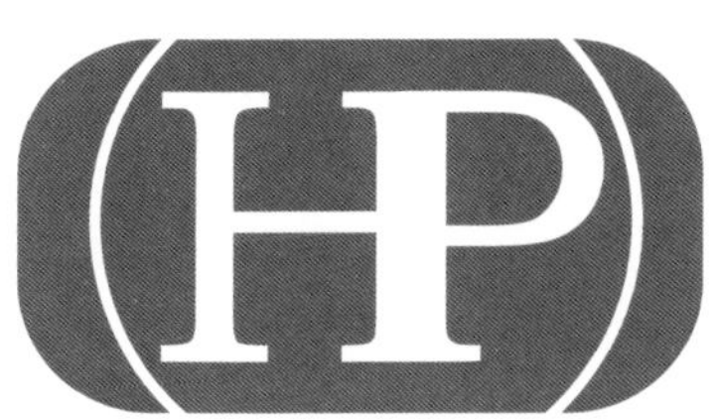

用心研创　值得尊重

皮书研创

不在于发现新大陆，而在于分享新方案

侯胜田教授

“健康经济与管理系列”总主编

健康经济与管理系列

数智中医药蓝皮书

数智中医药发展报告
（2024）

田贵华　侯胜田　主　编
李瑞锋　侯　倩　闫　聪　副主编

中国商业出版社

图书在版编目（CIP）数据

数智中医药发展报告．2024 / 田贵华，侯胜田主编．
北京：中国商业出版社，2024．8．--（健康经济与管理系列）．-- ISBN 978-7-5208-2992-2

Ⅰ．R2-05

中国国家版本馆 CIP 数据核字第 2024S28L72 号

责任编辑：管明林

中国商业出版社出版发行
（www.zgsycb.com 100053 北京广安门内报国寺 1 号）
总编室：010-63180647 编辑室：010-83114579
发行部：010-83120835/8286
新华书店经销
北京博海升彩色印刷有限公司印刷

*

710 毫米×1000 毫米 16 开 23 印张 388 千字
2024 年 8 月第 1 版 2024 年 8 月第 1 次印刷
定价：298.00 元

* * * * *

（如有印装质量问题可更换）

《数智中医药发展报告（2024）》

《数智中医药发展报告（2024）》

研创课题组

组　　长：侯胜田　田贵华

副 组 长：黄友良　蒋　锋　白尚坤

课题组成员：（按姓氏笔画排序）

马振旺　马继征　王　威　王　超　王　慧
王子心　王春潺　王海星　方　雷　邓　勇
卢天戈　卢艳丽　叶润芃　田欣怡　田贵华
白　林　白　晶　白尚坤　冯兴中　朱　雪
朱胜红　朱前拯　刘　彩　刘艳俊　齐　聪
闫　铮　闫　聪　闫天翼　许书静　许莉莉
孙贵香　孙翔玉　杨　勇　杨志强　杨思秋
李　享　李艺清　李心怡　李步满　李英兰
李荣耀　李显筑　李晓亮　李奥杰　肖　波
何清湖　汪吟寒　张　戈　张　洁　张　勰
张非凡　张佳乐　张建文　张海硕　张梦沛
张悠然　张冀东　陈世波　陈李炎　范明明

健康经济与管理系列

《数智中医药发展报告（2024）》主要编撰者简介

田贵华　医学博士，主任医师，博士生导师。国家高层次青年拔尖人才，中国青年科技奖获得者，青年岐黄学者，北京市青年拔尖人才，中华中医药学会中青年创新人才。兼任中国生物医学工程学会医学人工智能分会智能中医学组委员，中国中医药信息学会临床研究分会常务理事兼副秘书长，北京医学会疼痛分会委员。目前主持国家级课题5项、省部级课题4项，发表学术论文100余篇，其中SCI收录62篇；相关研究获国家科技进步二等奖1项，北京市科技进步二等奖1项，中华中医药学会科学技术奖二等奖1项等；授权美国发明专利1项、国内发明专利5项；参与标准制定2项，主编著作两部。研究方向：针药结合防治慢性疼痛的智能诊疗、循证评价和效应机制研究。

侯胜田　管理学博士，北京中医药大学管理学院教授、国家中医药发展与战略研究院健康产业研究中心主任。兼任清华大学社会科学学院健康产业与管理研究中心副主任，上海交通大学健康长三角研究院健康旅游研究中心主任，温州医科大学大健康发展研究院康养休闲旅居研究所所长，世界中医药学会联合会医养结合专业委员会副会长，中国老年学和老年医学学会国际旅居康养分会副主任委员，中国中医药信息学会医养居融合分会副会长，世界中医药学会联合会国际健康旅游专业委员会副会长、北京中医生态文化研究会副会长，“健康经济与管理系列”总主编。主要研究方向：健康经济与管理、医院领导力与管理、中医药发展、医疗服务与品牌管理。发表中英文论文90余篇，主持完成多项国家社科基金、教育部社科基金和北京市社科基金课题。

李瑞锋　管理学博士，北京中医药大学管理学院教授、博导、院长。中华中医药学会人文与管理科学分会副会长兼秘书长，国家中医药综合改革示范区建设专家咨询委员会专家。近几年主持北京市及国家各部委课题10多项。发表论文和文章20多篇。

侯　倩　中西医结合外科学博士，副教授，硕士生导师，中国人民解放军总医院医学创新研究部主任医师。长期从事创伤修复与再生的中西医结合研究，付小兵院士国家科技创新团队成员，擅长战、创、烧伤中医外科，皮肤病、肿瘤诊治植物药研究。先后担任中国研究型医院学会创伤与修复委员会委员，北京中医外科委员会常委，中国生命关怀协会修复与再生医学专业委员会秘书长。先后承担包括国家重点研发计划在内的省部级课题5项，以第一发明人申请中医药外科应用方面的国家发明专利7项，发表SCI论文40余篇，第一作者SCI论文20余篇。

闫　聪　物理学博士，北京中医药大学生命科学学院教授、博士生导师，校学术委员会委员，北京中医药大学威高研究院院长、中医传承与数字化研究中心主任。《TMR现代中药》《实用临床医药杂志》等期刊编委及审稿专家，世界中医药学会联合会中医适宜技术评价与推广委员会常务理事。从事中医数理化体系构建、智慧中医场景应用研发和中医药数智医疗的产学研结合转化。参与并主持多项国家级科研及建设项目。

摘　要

《数智中医药发展报告（2024）》是“数智中医药蓝皮书”系列第一本关于数智中医药发展的综合报告，注重时效性、实证性、学术性、专业性和前瞻性。本报告全面涵盖了数智中医药的多个维度，包括政策解读、技术革新、典型案例、市场趋势等，并基于数智中医药的发展现状和大量调查数据，总结发展经验，推广创新模式，为政府部门、社会公众和相关从业者提供有益的经验启示和深入的理解认识。本报告的编写得到了行业内专业人士的广泛参与和支持，确保了报告内容的权威性和可信度。

《数智中医药发展报告（2024）》是中医药与现代科技深入融合的研究成果。本报告采用文献研究、实地研究、问卷调查、案例分析等综合研究方法，从其发展背景、技术革新、应用领域、风险防控等多个维度进行了研究与分析。同时，本报告还提供了一些创新性的思考和建议，为进一步推动数智中医药的发展提供有益的参考和借鉴。

本报告共包含 4 个部分，具体由 20 篇独立报告构成。第一部分总报告《数智中医药发展现状与未来趋势》（HB. 01）系统梳理了当前数智中医药的总体发展情况、数智中医药在中医药领域精准辅助诊断、中医药信息化建设、中医药医疗器械产业化、中医药治未病、中医药教育等领域的应用状况，总结分析了数智中医药在发展过程中面临的挑战，提出数智中医药在标准规范、伦理法规、交流平台、人才培养、国际合作等方面进一步完善的相关建议。根据现有发展情况对数智中医药发展未来发展展望，数智中医药是中医药现代化发展的大势所趋，并且在政府政策支持力度不断加大、社会资本积极参与的背景下，数智中医药将步入高质量发展阶段。

第二部分科技进步篇由6篇分报告（HB.02～HB.07）组成，主要介绍了人工智能技术在中医药发展中的融合与进展。《人工智能与中医原创思维的融合现状与前景分析》（HB.02）指出，利用大数据、人工智能等尖端技术推动中医药行业的数字技术革新，特别是在传承和发扬名老中医经验、传统制药工艺以及中医学术流派成长方面的应用前景广阔。报告还强调了坚持中医原创思维的重要性，提出将传统中医智慧与现代科技有机结合，以更好地服务于人类健康。《中医智能诊断技术的应用现状与前景》（HB.03）探讨了中医智能诊断技术的应用现状和发展前景，分析了当前中医智能诊断技术发展面临的挑战，如技术标准不统一、信息安全问题等，并提出了未来发展方向。此外，报告还指出了中医智能诊断技术与西医结合的可能性。《智慧中医诊断设备发展现状及前景展望》（HB.04）关注到智慧中医诊断设备的发展背景和现状，以及未来的前景展望。强调了智慧医疗的趋势和中医在其中的重要角色。报告还讨论了智慧中医诊断设备在推动传统中医诊断模式朝智能化、个性化、精准化方向发展的潜力，并指出了其在中医药传承与发展中的重要作用。

《智能可穿戴设备在诊前疗后健康监测中的应用与前景分析》（HB.05）深入分析了智能可穿戴设备在诊前疗后健康监测中的应用现状与发展前景。设备集成了先进传感、无线通信和人工智能技术，在健康管理方面展现巨大潜力。然而，仍面临监测范围局限、数据准确性、隐私安全等挑战。未来，技术创新、用户导向设计、数据驱动决策和法规伦理完善将推动其持续发展，助力更高效、智能的健康管理。《基于人工智能技术驱动的中医证候辅助诊断系统研究现状及前景分析》（HB.06）综述了基于人工智能技术的中医证候辅助诊断系统研究现状，并回顾了系统发展历程，分析了技术特性和研究方法，并审视了当前面临的难点和挑战。《数智时代中医药精准诊疗与声光电磁热技术的应用》（HB.07）探讨了数智时代中医药精准诊疗与声光电磁热技术的应用。智能化中医辅助诊断设备的介绍展示了中医药诊疗技术的发展趋势。未来，个性化精准诊疗的普及和智能化诊疗系统的完善将成为重要方向。物联网、5G、人工智能等技术促进了智慧中药学服务的发展。

第三部分应用创新篇由6篇分报告（HB.08～HB.13）组成，对中医药服务的数字化转型进行了介绍和分析。《中医药与人工智能结合在慢性病治疗和管理中的实践与展望》（HB.08）研究了中医药与人工智能在慢性病治疗和管理中的应用。然而，仍存在模型与临床需求差距、病证多样性等问题。未来，随着技术发展和数据积累，人工智能与中医药结合在慢性病管理中潜力巨大，有望提供个性化决策支持和服务。《数智技术在中医治未病中的运用现状与前景》（HB.09）概述了数智技术在中医治未病领域的应用现状与前景。数智技术助力智能化收集与处理健康数据，提高诊断准确性，并通过智能推荐系统为患者提供个性化预防保健方案。目前，数智技术已应用于健康评估、疾病预测、个性化治疗等方面，展现出广阔的应用前景。《全生命周期视角下数智技术在中药应用中的现状及前景分析》（HB.10）探讨了全生命周期视角下数智技术在中药应用中的现状与前景。利用数字化、人工智能技术，中药数据库、网络药理学、制剂生产及质量检测等方面得到发展，与传统中医药理论相融合，推动中药向数字智能方向迭代。

《人工智能在中医健康管理中的运用现状及其前景展望》（HB.11）提出人工智能在中医健康管理领域需求增加，但面临整合程度不高、人才缺乏、法规制度不完善等挑战。未来，人工智能与中医健康管理将深度融合，朝着智能诊断与治疗、个性化健康管理、人机协同医疗模式等方向发展，促进中医走向国际舞台，推动医疗行业智能化、信息化发展。《数字化中医 + 人工智能 + 基因组学 + “中医测序学”视域下的中医药应用与发展》（HB. 12）研究了数字化中医、人工智能、基因组学及“中医测序学”在中医药应用与发展中的现状。这些技术为中医药现代化发展提供了重要支撑，具有广阔前景。中医药作为文明传承的瑰宝，应注重这些领域的应用研究，并不断探索其现代化发展路径。数智技术如数据挖掘、图像处理等已应用于中医骨伤科，提高了诊疗效率和精准度，数智化技术能避免误诊、漏诊，提高手术及康复治疗的准确率，增强疗效。《数智中医药技术在中医骨伤科的应用现状及前景分析》（HB. 13）概述了数智中医药技术在中医骨伤科的应用现状及前景，并指出未来随着技术发展和完善，数智中医药技术在中医骨伤科的应用将更加广泛，为骨伤科疾病的治疗提供更多可能性。

第四部分综合发展篇由 7 篇分报告（HB. 14 ~ HB. 20）组成，探讨更多视角、更为综合的数智中医药的发展。《“中医 +”思维指导亚健康领域的数字化发展》（HB. 14）介绍了中医药学的独特性和文化价值，并强调了中医药在抗击新冠疫情中的重要作用。报告探讨了现代数字技术，如大数据、云计算、人工智能等，在推动中医药亚健康领域研究转型升级中的应用。报告特别强调了“中医 +”思维在指导亚健康领域数字化发展中的作用，并指出这种融合模式正在蓬勃发展。数智时代为中医药精准医疗带来新机遇，《数智时代背景下中医药精准医疗的研究与发展》（HB. 15）报告阐释了数智技术在中医药精准预测、预防、诊断和治疗中的应用现状。中医药精准医疗强调“治未病”理念，结合现代数智技术实现个体化治疗。然而，在精准度、信息共享、人才培养等方面仍面临挑战。随着科技进步，中医药精准医疗有望为健康管理和医疗服务提供科学、有效支持，推动中医药现代化和国际化。《传统中药饮片在智慧中药学服务中应用实践及开发前景》（HB. 16）研究了传统中药饮片在智慧中药学服务中的应用实践及开发前景。报告为未来智慧中药学服务的发展提出了思考，强调了技术与人文精神的结合。

《人工智能时代传统中医药的机遇与挑战》（HB. 17）分析了人工智能时代传统中医药面临的机遇与挑战。智能工具可增强中医医生的专业能力，提高诊断准确性和治疗效果，促进中西医合作。然而，人工智能可能颠覆传统中医的工作流程和医患关系。从业者须保持职业道德，培养整体分析能力，在利用人工智能的同时保留中医精髓。《中国数智中医药的政策走向探究》（HB. 18）认为数智中医药作为传统中医药与现代信息技术相结合的新兴领域，其发展备受关注，报告探讨了中国数智中医药的政策走向，分析政府在该领域的支持和引导作用，以及未来发展的趋势和挑战。《合规风控视角下数智中医药产业发展问题研究》（HB. 19）研究了合规风控视角下数智中医药产业的发展问题。数智化在中医诊断、处方、治疗和教育等环节取得成果，但政策与法律方面仍存在问题。报告提出完善法规、加强监管、厘清法律关系等对策，以推动数智中医药产业的纵深发展，助力中医药行业高质量发展和数智化转型升级。《中医互联网医院发展现状与前景分析》（HB. 20）利用权威平台梳理相关文献，并结合官方资料，阐述了中医互联网医院的背景、定义、特点与发展历程，揭示了其在医疗服务、药事服务、分级诊疗等方面的应用价值。报告还对比了国内外互联网医院的应用情况，并探讨了中医互联网医院在发展过程中面临的技术、诊疗、医保支付、规范与监管等问题，提出了相应的解决方案。

关键词：数智中医药；数字技术；人工智能；发展报告；蓝皮书

目　录

壹　总报告

HB.01 数智中医药发展现状与未来趋势 …………………… 本书编委会 003
一、数智中医的总体发展现状 ………………………………… 004
二、数智中医的应用现状 ……………………………………… 009
三、数智中医应用发展的未来趋势 …………………………… 014

贰　科技进步篇

HB.02 人工智能与中医原创思维的融合现状与前景分析
…………………………………… 冯兴中　李奥杰　王春潺　等 019
HB.03 中医智能诊断技术的应用现状与前景
………………………………………… 赵汉青　王子心　张非凡 035
HB.04 智慧中医诊断设备发展现状及前景展望
………………………………………… 闫　聪　许书静　张　洁 047
HB.05 智能可穿戴设备在诊前疗后健康监测中的应用与前景分析
…………………………………… 肖　波　周　佩　翁　衡　等 065
HB.06 基于人工智能技术驱动的中医证候辅助诊断系统研究现状及前景分析
…………………………………… 高慧娟　齐　聪　林宇涵　等 089

HB. 07 数智时代中医药精准诊疗与声光电磁热技术的应用
…………………………………………………… 袁清洁　葛　维　李步满　等　104

叁　应用创新篇

HB. 08 中医药与人工智能结合在慢性病治疗和管理中的实践与展望
…………………………………………………………… 童宏选　张佳乐　123

HB. 09 数智技术在中医治未病中的运用现状与前景
…………………………………………………… 李显筑　范明明　朱胜红　等　131

HB. 10 全生命周期视角下数智技术在中药应用中的现状及前景分析
……………………………………………………… 孙翔玉　白尚坤　刘艳俊　156

HB. 11 人工智能在中医健康管理中的运用现状及其前景展望
…………………………………………………… 张　勰　黄启萍　潘萌萌　等　173

HB. 12 数字化中医 + 人工智能 + 基因组学 + “中医测序学”
视域下的中医药应用与发展　………………… 白尚坤　孙翔玉　185

HB. 13 数智中医药技术在中医骨伤科的应用现状及前景分析
…………………………………………………… 白　晶　李晓亮　朱前拯　等　204

肆　综合发展篇

HB. 14 “中医 +” 思维指导亚健康领域的数字化发展
……………………………………………………… 何清湖　张冀东　孙贵香　221

HB. 15 数智时代背景下中医药精准医疗的研究与发展
…………………………………………………………… 刘　彩　汪吟寒　234

HB. 16 传统中药饮片在智慧中药学服务中应用实践及开发前景
…………………………………………………… 高姗姗　赵亚飞　马继征　等　256

HB. 17 人工智能时代传统中医药的机遇与挑战
……………………………………………………… 许莉莉　田欣怡　翟　煦　265

HB. 18 中国数智中医药的政策走向探究
…………………………………………………… 张 戈 肖 波 李荣耀 276
HB. 19 合规风控视角下数智中医药产业发展问题研究
………………………………………………………… 邓 勇 高薇涵 297
HB. 20 中医互联网医院发展现状与前景分析
………………………………………………… 卢艳丽 郭 静 袁 一 等 324

壹

总报告

HB.01 数智中医药发展现状与未来趋势

本书编委会

摘　要： 随着科学技术的不断发展，以数字化和智能化作为提升中医药新质生产力，构建“全域、全病、全程”的数字化服务体系，传统中医药正在朝数智中医药方向发展。本报告系统梳理了当前中国数智中医药的总体发展情况、数智中医药在中医药领域精准辅助诊断、中医药信息化建设、中医药医疗器械产业化、中医药治未病、中医药教育等领域的应用状况，总结分析了数智中医药在发展过程中面临的挑战，提出数智中医药在标准规范、伦理法规、交流平台、人才培养、国际合作等方面进一步完善的相关建议。根据现有发展情况对数智中医药未来发展展望，数智中医药是中医药现代化发展的大势所趋，并且在政府政策支持力度不断加大、社会资本积极参与的背景下，数智中医药将步入高质量发展阶段。

关键词： 中医药；数字技术；数字化；智慧化；人工智能

中医学是中国古代科学的瑰宝。在生命繁衍生息的过程中，中医凭借其独特的临床疗效，生动展现了传承创新的精髓。中医标本兼治的疗效优势是其传承发展的核心要素，更让世界体验到了中国智慧的力量。因此，如何在新时代背景下推动中医药的创新发展，是保障人民生命健康的重要内涵。当前，国家高度重视中医药发展，2016 年，国务院印发《中医药发展战略规划纲要（2016—2030 年）》，明确将中医药发展上升为国家战略，并提出运用现代科技手段加快中医药创新，推动“互联网 +”中医药医疗。党的二十大报告明确指出“促进中医药传承创新发展”，对中医药高质量发展提出了更新更高的要求。《中共中央 国务院关于促进中医药传承创新发展的意见》《“十四五”中医药发展规划》《中医药振兴发展重大工程实施方案的通知》等相关政策文件，鼓励中医药与人工智能的深度融合。2023 年 2 月 10 日，国务院办公厅印发《中医药振兴发展重大工程实施方案》，这是国家层面促进中医药传承创新发展的又一重大举措，在国家中医药发展政策的大力支持下，中医现代化发展迎来了前所未有的机遇与挑战。

目前，数智中医的概念和内涵尚未统一。2021 年，由人民卫生出版社出版的国内第一部智能中医学专著《智能中医学概论》，首次提出了“智能中医学”的概念。智能中医学以中医理论与诊疗实践为基础，融合人工智能技术，旨在探索人类生命健康和疾病现象的本质及规律，通过人机协同，推动中医临床防治病证及健康管理的精准高效。其核心内容在于将“望诊、闻诊、问诊、切诊”四诊数据进行信息化和标准化处理，结合人工智能技术构建中医辅助诊断模型和治疗方案，用于疾病的防治。在此基础上，随着科学技术的发展，智能中医学进一步拓展了其内涵和外延，以中医理论和临床实践为基础，通过与信息科学、生命科学、材料学、物理学等跨学科领域相融合，运用现代信息技术和工具，探索人机协同的数智化诊疗方法及其临床应用的学科。数智中医的内容则涵盖了利用数字化技术实现中医健康管理和医疗服务的一切活动，此外，除了直接应用于临床实践，还包括中药生产、中医器械研发、养老服务等领域，通过数字化手段提供更高效、精准、便捷的医疗服务。本报告系统梳理并讨论了数智中医药发展现状，根据现有发展情况对数智中医药未来发展趋势进行分析展望，以期为推进中医药现代化进一步发展提供参考性建议。

一、数智中医的总体发展现状

（一）数字化赋能中医医疗服务不断提升

当前数字经济正成为推动经济发展质量变革、效率变革、动力变革的重要驱动力。因此，促进数字经济和实体经济深度融合是推动传统产业转型升级的必然选择。中医药的数智化升级转型符合未来医学的发展趋势，也符合数字中国和健康中国的战略需要。推动中医药数智化发展，要充分利用互联网、大数据、云计算、人工智能、区块链等数字化、智能化技术对传统中医药进行全方位、全链条优化，提高全要素生产率，更好地发挥现代科技对中医药守正创新的放大、叠加倍增效应，让中医药在新时代焕发出新的光彩，在守护人民健康的过程中发挥更加重要的作用。

1. 驱动中医医疗模式改革

随着信息技术的快速发展和医疗数据的规模化积累，数据驱动的医疗模式逐渐成为临床诊疗的大势所趋。目前，医疗模式由传统中医注重个体化的辨证施治向智能化的诊疗转变，而数智中医药通过收集分析大量的医疗数据，可以为临床医生提供更全面、准确的诊疗信息，提高诊疗的效率和客观度。

2. 科技推动中医诊疗工具和方法的创新突破

现代科技的发展为中医药的诊疗提供了新的工具和方法。例如，基于人工智能和大数据分析的中医辅助诊断系统、中医药知识图谱和智能化的中药配方推荐系统等，可以为临床医生在决策过程中提供客观化和精准化的诊疗信息，提升临床诊疗水平。

在数字经济快速发展的背景下，推动中医药与现代科技融合是必然选择。通过利用互联网、大数据、云计算、人工智能等现代技术对传统中医药进行全方位、全链条改造，可以提高诊疗水平和服务能力，促进中医药的高质量发展。数智中医为传统中医医学注入了新的活力，也为现代科技在医疗健康领域的应用开辟了新的前景。通过结合传统智慧和现代科技，智能中医学有望为医疗健康领域带来新的医学策略，为人类健康事业作出更多积极的贡献。

（二）数智中医药行业稳步发展

随着现代医疗体系的不断完善和发展，中医药作为中国医药行业的重要的组成部分，亟待与现代科技相结合，提升其在临床诊疗过程的客观化与智能化，更好地服务于人民的生命健康。中医药行业稳步发展，根据中国卫生健康统计年鉴2022显示，2017—2023年中医医疗服务市场规模从3642亿到5972亿元，预期中医医疗服务市场规模稳步增长，2026年中医医疗服务市场规模可达到7126亿元，中医药行业发展前景广阔（图1）。

据《2022年中国中医医疗器械产业发展报告（简化版）》显示，近年来中医医疗器械生产企业的数量及规模不断扩大，截至2022年底，全国中医医疗器械生产企业共有1791家，同比增加220家；截至2022年，高新技术企业197家，科技型中小企业241家。截至2022年底，全国中医医疗器械生产企业拥有产品注册证 3229 张，其中Ⅱ类产品注册证 693 张，Ⅰ类产品备案 2536 张。2022 年我国中医器械行业市场规模达到 188.9 亿元，2016—2022 年，中医器械行业市场规模年复合增长率达到 14.8%。根据众成数科预计，到 2025 年，市场规模超过 240 亿元（图 2）。

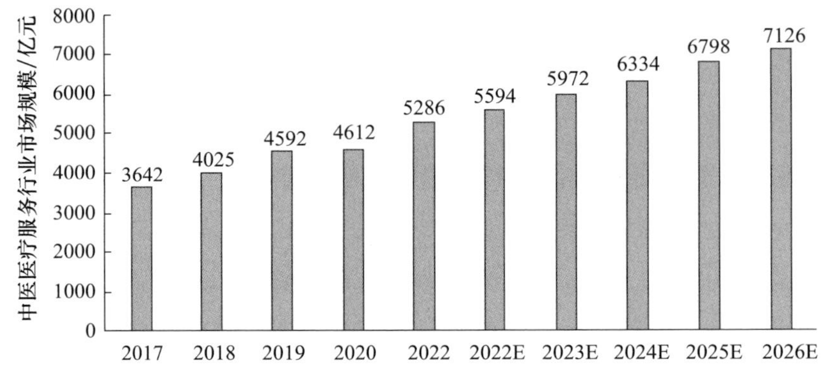

图 1　中国中医医疗服务行业市场规模及增长趋势（数据来源：中国卫生健康统计年鉴 2022）

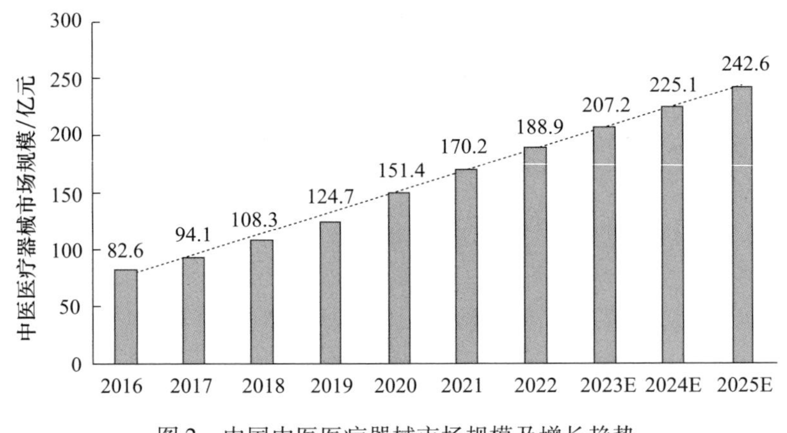

图 2　中国中医医疗器械市场规模及增长趋势

（三）投融资活跃数智中医药市场规模不断扩大

近年来，中医药行业投融资活跃度不断提升，保持高态势。特别是 2021 年，中国中医药市场共产生了 19 起投融资事件，是近 5 年投融资事件高峰，投融资金额达 21.42 亿元。统计 2023 年截至 9 月底，投融资金额接近 9 亿元（图 3）。

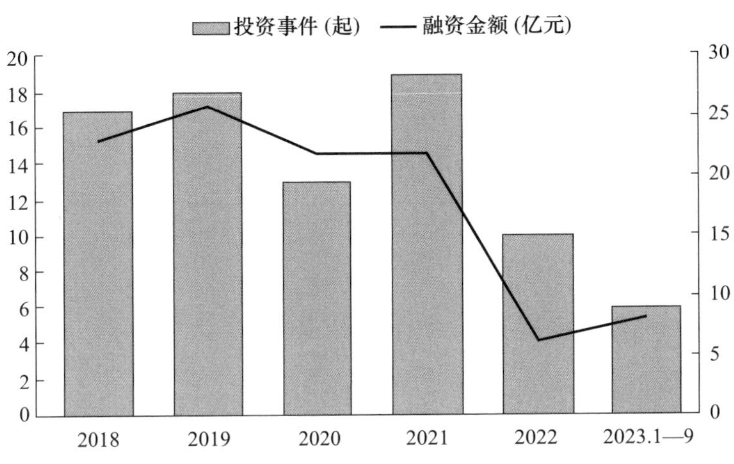

图 3　中国中医药投融资情况（数据来源：嘉世咨询）

从投资类型上看（表 1），医见通、大经中医、小鹿中医、金华佗、中医聪宝、脉之语、药匣子、快问中医等数字化中医药产业受到了投资者偏爱。

表 1　近 5 年中医在线诊疗投融资

企业名称	轮次	融资时间	金额/万元	投资机构
左点科技	B 轮	2023 - 8 - 15	10000	中金资本，泰合资本
固生堂中医	IPO	2022 - 12 - 10	80000（港元）	公开发行
榕树家	A 轮	2022 - 10 - 11	16000	东方云信，赵涛，刘俊辉
真经智能	天使轮	2022 - 9 - 29	1000	诺庚资本
医见通	A 轮	2022 - 7 - 26	2000	唯一资本 - 微影资本
大经中医	A + 轮	2022 - 7 - 1	未透露	东方证券
小鹿中医	收购	2021 - 8 - 17	未透露	阿里健康
金华佗	股权融资	2021 - 4 - 23	未透露	启赋资本
中医聪宝	B 轮	2021 - 3 - 31	10000	华润生命科学
脉之语	天使轮	2020 - 6 - 5	300	付栋平
药匣子	天使轮	2019 - 11 - 8	1000	联科创盈
快问中医	B + 轮	2019 - 10 - 24	3000	深圳中海资本
青籁健康/理太师	股权融资	2019 - 6 - 18	未透露	华耀资本，领复资本，清科产投，普华资本
贝格麦斯/太医说	天使轮	2019 - 2 - 22	10000	凯泰资本
妙回春堂	天使轮	2019 - 1 - 31	未透露	华园科创
帕斯泰克	Pre - A 轮	2019 - 1 - 1	10000	金科君创

续表

企业名称	轮次	融资时间	金额/万元	投资机构
掌中医	A 轮	2018－4－25	10000	天亿投资，上海源时基金
君和堂	C 轮	2018－2－8	10000	中卫基金，弘晖资本，浩悦资本

数据来源：动脉橙数据库。

（四）数智技术与中医融合推进中医诊疗技术成熟

数智中医结合数字化技术的“中医＋”，利用大数据、“互联网＋”等先进技术，通过新型服务模式采集大量正式的诊疗数据，为提升中医医疗精准性提供有力支持。1943 年首次提出“人工神经网络”概念，20 世纪 90 年代中医开始迈向现代化进程，21 世纪初随着中医相关数据的日益积累，机器学习技术迎来了飞速发展的时期，特别是分类算法，如神经网络、决策树、贝叶斯网络等，在中医领域得到了广泛应用。以中医诊断为代表的数智中医技术已在中医“望、闻、问、切”各个领域开展交叉融合，为中医药“望、闻、问、切”四诊以及临床决策过程的“模糊性”提供了新的解决策略，且技术成熟度高（表 2）。

表 2　以中医诊断为代表的数智中医技术盘点

诊疗手段	技术	赋能对象	成熟度
望	计算机视觉和图像处理技术	舌象、面色等视觉信息的识别	较为成熟
	机器深度学习	对舌象、面色进行分类	适中成熟
	训练算法模型	标准化中医舌象和面色库	适中成熟
闻	气体传感技术	气味分子的检测采集	成熟度较低
	红外光谱技术、气相色谱技术	气味样本的分析	成熟度较低
	数据挖掘和机器学习技术	气味特征的提取和分析	适中成熟
问	语音识别技术	识别和转录患者语音	较为成熟
	自然语言处理技术	文本挖掘和理解	适中成熟
	知识图谱技术	病症知识库建设和问答推理	适中成熟
	语音合成技术	语音问诊和交互	较为成熟
切	压力和图像传感技术	脉搏信号的采集	成熟度较低
	信号处理技术	脉搏波形的分析提取	适中成熟
	机器学习技术	脉象的自动分类和识别	适中成熟

数据来源：蛋壳研究院。

二、数智中医的应用现状

智能化技术的应用不仅提升了中医药行业内部的技术水平和服务质量，还推动了中医药产业的高质量发展，并为中医药国际化提供了新的机遇。人工智能、大数据、云计算、物联网、区块链等技术为实现中医药智能化提供了关键技术支撑，可应用在健康管理、临床诊疗、远程会诊、远程教育、开方配药、中药材种植加工、流通贮藏等各个环节，从而实现中医智能化。

（一）数智中医在中医四诊信息标准化采集中的应用

在四诊信息采集中，以望诊、切诊为代表的四诊客观化技术逐渐成熟。

中医望诊仪的研发经历了“早期识别方法”和“计算机识别方法”两个发展阶段。早期是以面色为主要研究内容，通常预先设置一个固定模式，然后采用一个普通的摄像头采集面色图像。目前，随着现代计算机信息科学及人工智能的发展，在中医理论指导下，将计算机技术中的图像采集与处理技术、模式识别技术和全息医学中的面诊技术创造性地结合起来进行中医面诊仪现代化研究，成为中医面诊仪研究的发展趋势。以望诊的舌诊研究为例，针对芒刺舌、齿痕舌和裂纹舌之间的不同特征，有研究通过对舌体图像进行预处理，使用深度卷积网络 AlexNet 对三种舌体进行分类，达到了98%的分类准确率。厦门大学与上海中医药大学研制的 WZX 舌色分析系统。邵尤伟等学者将深度学习图像分割引入舌体分割任务中，提出适应分割网络 TS－Net，使用 TS－Net 能够从原始的图像中准确地分割出舌体，精度高达99%，克服了传统的舌体分割方法精度差的限制。目前常见的舌诊仪设备主要有：中国中医舌诊 AI 开放平台、中医舌象数字化辅助诊断系统、舌脉象采集分析仪（JKYL－1202－7B 型）、中医舌诊仪/摄像采集分析仪/中医舌象智能辅助诊断系统、道生便携式舌象仪、中医舌诊仪（高级版、基础版、便携式）和医疗版中医舌诊仪。

切诊是中医四诊中最具特色的诊断方法。基于中医切脉的“最佳取脉压力”原理和薄膜网格单元格内受力变形时的空间位移测量原理，通过单目视觉脉搏图像传感器采集图像，再进行角点检测和角点跟踪匹配，重构出脉搏搏动的三维立体信息，获取桡动脉的口径变化、位移变化、轴心运动和血流搏动等信息，实现脉象的智能化识别。此外，还有研究通过构建脉象分析系统来描绘标准脉象图，实现脉诊的客观化和数据化，使用脉搏传感器、信号处理器和无线模块等装置构成的脉搏无线检测系统，获得脉象的位、数、形、势特征。问诊通常采用问答的形式来完成医生和患者之间的交流，基于这个特点可以借助自然语言处理（NLP）技术来设计中医辨证辅助系统，最后完成自动问答的辨证系统，使计算机代替医生完成对患者的辨证。

（二）智能中医辅助中医精准诊疗的应用

智能中医技术在辅助中医精准诊疗过程的应用主要包括临床决策、中医辨证与临床治疗等方面。在中医临床决策过程中，通过自然语言在电子病历中的疾病种类、患者体征情况、住院情况，病史等信息中提取结构化信息，借助于自然语言处理技术用于临床决策支持系统的开发，辅助医生临床诊断过程，可降低医生误诊率和提高诊疗效率。

1978 年，北京中医医院的关幼波教授与计算机领域的专家携手并进，共同研发出我国首个具有开创性的医学专家系统——“关幼波肝病诊疗程序”，为中医的现代化发展开辟了崭新的道路。1979 年“中医数字辨证机”的成功研制，标志着我国在中医智能证候诊断领域取得了重大突破，更是国内首个能够全面覆盖全内科病种的智能辨证诊断系统。目前，国内研究者研制的中医临床辨证论治辅诊疗系统，通过搜集大量病例素材和临床医生的治疗经验建立病例库，能够在考虑上下文语义的同时，选择基于关键词和关键词组合的方式来进行自然语言处理模型的训练，实现了高精度语义识别。有团队研发的中医可视化技术，借助人体红外医学影像技术辅助中医高效快捷诊断疾病，实现全程数据化信息医学模式，可用于对癌症、心脑血管等慢性疾病进行早期筛查。平安好医生的“智能闻诊”融合深度学习在语音识别方面的技术和传统中医理论精髓，通过快速采集用户声音并进行智能分析，能精准识别其是否属于气郁、气虚、阳虚等中医体质，能实现听音辨病。中国中医科学院研发的“中医临床智能辅助决策系统”，采用人工智能技术中的多种机器学习、深度学习算法和大数据技术对古今医案、临床指南、名医经验、养生方法、适宜技术等文本数据，进行知识图谱建设、机器学习、神经网络、自主算法研究，可实现对中医临床诊疗的智能辅助决策支持。

（三）智能中医在中医信息化建设中的应用

智能技术在中医学信息化建设中的应用主要包括中医院信息化建设和中医诊疗过程信息化两部分。中医院信息化建设的措施包括：围绕医学信息系统的研发与中医药行政管理系统的开发，如医疗机构和科研院所官方网站及中医药信息化平台的建设；构建中医药公共信息服务体系，如开设中医药监管系统、中医学新闻平台等。促进中医诊疗过程信息化的措施包括开发医疗辅助系统、在线电子病历系统、中医住院信息系统等。此外，借助互联网技术，构建中医教学系统实现中医在线教学，在线共享典籍、专家诊疗视频等教育资源，利用信息化手段，实现中医学的传承与推广应用。与此同时，中医诊疗过程信息化，也可借助人工智能技术将现有的丰富的中医药资源表征为计算机能识别的数据，如将中医经典著作、临床诊疗记录等信息数字化，形成标准的数据库。

目前，已经建立了包括中医药期刊文献数据库、疾病诊疗数据库、方剂数据库、民族医药数据库、药品企业数据和各类中药数据库在内的众多中医学数据库，涵盖数据总量120万条以上。而基于标准化数据库，通过人工智能技术对中医文献、病案进行智能分析，从中挖掘出一些疾病与药物之间的隐藏联系，为利用、挖掘新药方提供了新思路。刘保延教授团队开发了中医临床科研信息共享系统，该系统是以患者为中心，通过全面、规范、快捷、完整地收集临床诊疗信息将其数字化，进行分析挖掘、决策支持等，已在20余家国家中医临床基地及近百家中医医疗机构得到应用。2016年，百度发布“百度医疗大脑”，可以模拟医师进行问诊，根据患者描述的信息给出合理的诊疗建议。华佗云研发出“基于深度学习的中医药智能诊疗信息化服务云平台”，微医推出的中医云平台“华佗云”，其中悬壶台智能辅助诊疗系统作为“中医大脑”，以辨证论治为核心，将证型、药物禁忌、处方、知识条目搭建成一套涵盖疾病证型、治法、体质、处方、配伍的云化解决方案，覆盖临床诊疗的全过程，成为中医智能化模式的雏形。2024年，华为通过结合人工智能和传统中医文化精髓，开发出“神农大脑”中医药大模型，具备智能诊断和辅助开具处方功能，中医药大模型的问世具有革命性意义，进一步推动了智能中医的形成与发展。

（四）数智中医技术推动中医医疗器械产业发展

智能中医在中医诊疗器械的应用，不仅为中医器械行业解决了长期存在的技术更新缓慢、市场需求不匹配等问题，而且为整个医疗器械行业的发展提供了新的方向。通过与信息学科、材料学科等跨学科交叉融合，可以有效促进中医智能化发展，使得智能中医诊疗器械能够满足现代社会对医疗服务质量和效率的更高需求。因此，智能诊疗器械与设备的研发与应用，对于促进中医智能化与高质量持续发展具有重要意义。

目前，随着智能中医技术的发展，通过将数字化、智能化和信息化技术与传统中医相结合，实现了多学科交叉融合，驱动了中医医疗器械领域的高速发展。以中医气血理论研发的中医四诊仪，基于中医“有诸内则，必行于外”，通过规范化采集气血的外在病理生理特征，并将气血的外在生理特征与内在的气血病机关联，实现对疾病证候的客观量化，辅助临床精准诊疗。这些脉诊仪、舌诊仪和经穴探测仪等设备不仅在中医的临床研究和疗效评估中占据重要权重，也在养生保健领域发挥着重要作用，而且成功打入国际市场，成为传播中医文化和实践的重要工具。在此基础上，中医传统治疗方法，如针灸、推拿、拔罐、刮痧等，主要通过刺激人体穴位调节气血平衡，达到治疗疾病的目的。智能医疗传感器技术的应用为临床开辟了新的治疗策略，医疗传感器能够精确检测人体的异常区域，并通过产生热效应或电刺激等，刺激特定穴位，达到治疗的效果。目前，市场上已经推出了多款智能电子穴位测定和治疗仪器，各类中医诊疗器械已在临床实践中展现优势并推广应用。

（五）数智技术在中医治未病中的应用

随着工业化、城镇化、人口老龄化发展和生态环境、生活行为方式的变化，慢性非传染性疾病（心血管疾病、癌症、糖尿病、肝炎、艾滋病等）已成为居民的主要死亡原因和疾病负担。2019 年，《健康中国行动（2019—2030年）》颁布实施，以“大卫生、大健康”为理念，坚持预防为主、防治结合的原则，要求促进中医治未病健康工程升级。数智技术的引入，数智中医在治未病的研究领域主要集中在健康检测、健康评估、健康干预和健康养生等环节。

围绕中医的治未病，国内研究者开始了围绕中医诊断到健康管理的一系列研发，从首台中医四诊仪样机诞生到如今中医体质辨识系统、中医经络检测系统、医用红外线成像系统、中医智能体检系统等中医检测设备的投入应用，使中医数据采集、存储客观化、智能化、标准化，通过应用程序接口（API）服务，可实现中医远程会诊，为互联网医院平台、医联体、App、小程序等提供中医智能健康体检，满足不同场景下患者对中医特色服务的需求。特别是在“神舟”十二号飞行任务中，中医四诊仪首次列装在空间站中，通过望、闻、问、切的手段收集航天员健康信息，再由地面医监医保人员进行分析判断，建立基于中医信息的航天员健康状态评价方法，为航天员的身体健康保驾护航。此外，北京冬奥村、上海进博会、中医 AI 健康体检服务的应用，已开启在更多领域应用智能健康监测评估的案例。

（六）智慧中药学在传统中药发展管理中的应用

传统中药饮片是中医治病救人的重要环节，随着中国中医药事业的不断发展，中医药在人民群众中的认可度日益增高，中药学服务应用范围越来越广。现代通信技术、物联网技术、数据库技术、自动控制技术和地理围栏技术是目前中医药服务新技术中的智慧药房服务平台的五大技术支撑，而智慧中药药学服务主要围绕智慧中药房和中药饮片管理。在智慧中药房方面，近年为规范持续推进“智慧医疗服务”，我国相继出台了多项政策，大力推进“互联网 + 药学服务”，2018 年国务院办公厅颁布的《关于促进“互联网 + 医疗健康”发展的意见》文件中明确提出推广“智慧中药房”。中药饮片独特的临床应用特点决定了医院中药药学服务一直是劳动密集型工作。在经过长时间持续不断的努力，中药房的发展大致经历了实地中药房、模拟中药房（技术培训基地）、虚拟模拟中药房（虚拟技术培训场景）和智慧中药房（药学服务）四个阶段。在中药饮片管理方面，由于中药自身特色，目前的智慧中药房主要承担门诊中药饮片的调剂、煎煮、配送等药学服务。中药饮片管理多见于互联网与传统中药饮片管理模式的结合，利用互联网作为基础设施，充分发挥互联网在信息集成与共享方面的优势作用，完善编码溯源体系，促进中药饮片管理和质量的提高。

（七）智能中医技术在中医教育中的应用

中医药历史悠久，拥有数以万计的文献资料和临床医案，且不同流派之间存在一定壁垒，学术百家争鸣，导致很多成果和经验难以有效迁移与转化，诸多问题严重阻碍了中医药教育的传承与发展。尤其是实习生、规培生和基层医生缺乏临床学习与训练，在临床实践中缺少应变和感悟力，临床诊疗水平急需提升。通过将中医药教育的特殊性和信息技术的适用性深度融合，有望解决传统中医药教学的不足，使得学以致用，提升教学效果。随着互联网、云计算、大数据等新技术在教育领域的广泛应用，通过信息技术应用、搭建智慧教学平台、开展智慧教育，为更好地掌握中医学的整体观念、辨证论治、因人施治等核心要素提供了平台支撑。智能中医应用于中医教学可显著提升学习资源的获取效率，确保获得系统且多源的学习材料，并为学生开展自主训练、模拟现实、观摩床边教学开辟新的途径，使其深度参与、掌握中医药的核心内涵并学会应用。同时，智能辅助评价系统能更客观、准确地衡量学习效果，减轻教学的负担，优化教学过程。因此，将人工智能等现代技术融入中医药教育打造智慧教学模式，推动高等教育的智能化转型，从而有效促进中医药的数字化和智能化，助力智能中医学科的形成和发展。

三、数智中医应用发展的未来趋势

（一）数智中医应用发展面临的机遇

中医学以其独特的诊疗模式和明确的疗效，在服务全民健康中作出了重要的贡献，面对日益增长的全民健康需求，现有中医诊疗模式也面临着诸多挑战，如中医临床水平参差不齐，高水平中医师的诊疗资源稀缺，中医资源分配不均衡，就诊的便捷性和效率有待提高。而互联网和人工智能技术的飞速发展为中医诊疗模式的革新提供了前所未有的机遇，融合互联网与人工智能技术的智能中医诊疗模式有望解决传统中医诊疗过程存在的“痛点”，提升医疗服务的效率。人工智能与中医的结合将沿着中医智能辅助、中医机器人和智慧中医三个阶段发展。智能中医的发展也可以划分为三个阶段：中医智能辅助阶段，人工智能等技术将作为辅助工具，帮助医生进行诊断、治疗和健康管理。这一阶段的关键是利用人工智能技术分析患者的病情数据，提供辅助性的建议和指导，以增强医生的决策能力和治疗效果。中医机器人阶段，人工智能技术将进一步发展，实现在中医诊疗过程中的自动化和智能化。中医机器人将具备更多的自主诊断和治疗能力，能够根据患者的症状和体征进行诊断，并提供个性化的治疗方案，甚至执行部分治疗操作。智慧中医阶段，数字化、智能化的中医药将融入日常生活中，实时采集和分析四诊信息、智慧中医管家可以提供日常饮食与起居建议、智能分诊与预约医生等服务，通过智能设备结合中医药的特色与优势，为用户提供个性化的健康管理服务。此外，智能中医技术可以分析并学习复杂的中药配伍规律，优化中药多成分配伍组方，为中药新药研发带来新的突破。

目前，智能中医的发展开启了全新时代，将实现从数据到知识、从知识到数智的跨越，为中医药的传承与创新注入新的活力。其中，以 ChatGPT 作为大模型的典型代表，无疑为这一进程注入了强大动力，其性能的提升不仅体现在准确度实现了质的飞跃，还在于信息处理能力的增强。大模型的智能化特性可以协助整理和挖掘中医古籍中的海量信息，加速知识的传承与创新，这种基于大模型的生成式人工智能在中医药领域中展现出了巨大的创新潜力。随着技术的不断迭代，如 2023 年发布的 ChatGPT 4 具备了视觉输入处理和图像识别等多元能力，并且在 2024 年初 OpenAI 推出的 Sora 将功能扩展至视频领域，这些技术的迭代更新，有望在中医领域实现更加全面和深入的融合应用。未来，通过图像技术识别病人的体质特征并进行深度学习，给出诊疗方案，将为数智中医带来前所未有新模式，表明数智中医的未来更加智能化和精准化。

（二）数智中医的未来

1. 制定标准规范

标准的制定是一个行业持续发展的重要策略之一，1994 年，我国发布了第一部中医临床实践指南——《中医病证诊断疗效标准》，至今已制定了 400 余项中医临床实践指南，并作为国家标准、行业（组织）标准在全国范围内推广应用。为了确保数智中医的可持续发展，加强对该领域的标准规范建设。制定统一的数据采集、处理和分析标准，建立数智中医的质量控制体系，保障数智中医产品和服务的质量和安全。目前，中华中医药学会已批准立项《便携式中医健康相关数据采集分析设备电气规范》等中医药医疗器械标准。

2. 加强伦理制度完善

随着医工交叉技术的深入融合，人工智能、大数据挖掘、基因编辑等新兴科技凸显了广阔的医疗应用前景；但也存在着生物安全隐患、受试者健康权益受损等一系列社会性风险。因此，要前瞻性地研判科技发展带来的规则冲突、社会风险与伦理挑战，及时完善相关法律法规、伦理审查规则及监管框架。

2022 年 5 月，为进一步完善科技伦理体系，提升科技伦理治理能力，由中共中央办公厅、国务院办公厅印发了《关于加强科技伦理治理的意见》，从而有效防控科技伦理风险，推动科技向善、造福人类。在智能中医不断发展的过程中还将面临更多的问题，需要不断完善相关制度，推动智能中医更好地为人类健康服务。

3. 加快创新平台建设，积极推进数智中医产业发展

以人工智能技术为代表的新技术已在生产、生活、服务、医疗、健康等各个领域发挥着重要的作用。虽然我国智能制造已经取得了长足进步，核心能力持续增强，人工智能高速发展，但相关技术支撑体系仍需要进一步完善，智能中医的发展仍处于初级阶段。因此，加大以大数据和智能化为基础的数智中医基础理论和前沿技术研发布局，鼓励“院企政”等多种产学研形式，努力构建世界级的数智中医创新平台和产业生态体系，将智能化解决方案贯穿“全生命周期”，创造更多新模式、新技术、新应用和新场景，为中医药振兴打造“数智中医样本”。

4. 加强交叉学科人才培养，推动学科发展

注重多专业背景的复合型人才培养是提升数智中医发展水平的关键。因此，需要培养更多具有创新能力和实践经验的复合型专业人才，加强对中医药数字化领域的支持保障。同时，鼓励企业加强与高校、科研机构的联合人才培养，共同推进智能中医技术的研发和创新。这些措施将有助于提高数智中医的发展水平。建议医工高校联合进行中医交叉学科培养模式和教育试点，培养中医药多学科交叉人才和学科带头人，在国家战略层面布局中医药多学科交叉创新团队建设，助力智能中医学科的发展。

5. 增强国际合作与交流，推动智能中医走向世界

鼓励企业加强与国际合作伙伴的交流和合作。积极参与国际标准和规范的制定过程，推动国际对数智中医药技术的认可和统一标准的建立。组织或参与国际性的学术会议、研讨会和展览会，通过国际学术交流平台，促进国内外专家学者之间的深度合作和交流，共同推动数智中医技术的发展和应用。同时，建立国际合作机制和平台，促进国际在数智中医技术领域的合作交流，加强国际的信息共享和资源整合，并且拓展国际合作渠道，与其他国家和地区的相关机构建立合作关系，共同推动数智中医技术的国际化发展。

贰

科技进步篇

HB.02 人工智能与中医原创思维的融合现状与前景分析

冯兴中[①] 李奥杰[②] 王春潺[③] 王 威[④] 齐 聪[⑤]

摘 要： 中医药作为中国医药行业的重要组成部分，承载着悠久的历史脉络、独特的理论体系、丰富的实践基础以及博大精深的文化底蕴，不仅在中华民族的悠久历史中对保障人民健康、促进民族繁衍作出了无可替代的贡献，还在现代社会中预防疾病、治疗重大疾病以及疾病康复等方面展现出了令人瞩目的疗效，并引起了国际社会的广泛关注与认可。发展中医药对于促进健康事业的发展、推动中医药现代化和国际化、增强文化自信和传承发展、满足人民群众日益增长的健康需求以及解决世界性医改难题等方面都具有重要意义。创新是医药工业高质量发展的核心任务，在“十四五”期间，根据国家中医药管理局发布的信息化发展规划，优先促进中医药行业的数字技术革新，致力于利用大数据、人工智能等尖端技术，加强对名老中医的学术经验和传统制药工艺等进行传承与发扬，同时促进中医学术流派的成长与进步[1]。在加快人工智能创新应用以及应用人工智能等现代化信息技术助推智慧中医药建设过程中，需要坚持将中医原创思维作为中医学健康发展的基本前提和重要动力，重视人工智能与中医原创思维的深度融合，将传统中医智慧与现代科技有机结合，从而更好地为人类的健康服务。

关键词： 人工智能；中医原创思维；融合

---

① 冯兴中，医学博士，主任医师，博士生导师，清华大学长聘教授，清华大学玉泉医院（清华大学中西医结合医院）副院长、清华大学临床医学院院长助理，北京中西医结合学会会长。研究方向：中西医结合防治内分泌代谢病及中西医结合防治免疫病。

② 李奥杰，中医内科学硕士，北京市房山区良乡医院主治医师。研究方向：中西医结合防治内分泌代谢病。

③ 王春潺，北京中医药大学第一临床学院硕士研究生。研究方向：中医内科学（内分泌免疫）。

④ 王威，清华大学临床医学院博士研究生。研究方向：临床医学（中医内科学方向）。

⑤ 齐聪，中西医结合临床博士，清华大学博士后在站。研究方向：中西医结合防治糖尿病及并发症的机制研究。

一、人工智能与中医原创思维的概念

（一）人工智能的概念

人工智能（Artificial Intelligence，AI）是指借助数字计算机或受其控制的设备，对人类智能的模拟、扩展与深化，涵盖理论、方法、技术和应用的多个方面，旨在通过感知环境、获取知识以优化决策和成果[2]。它是一个交叉学科，涉及计算机科学、数学、控制论、语言学、心理学、生物学、哲学等多个学科。人工智能技术被广泛应用于多个领域，涵盖机器人、语音和图像辨识、语义理解以及人工智能专家系统等。

（二）人工智能在医疗领域的应用

人工智能技术目前在医疗领域有广泛的应用。在智能诊断方面，通过分析医疗数据，人工智能可以协助医生进行疾病诊断，提高诊断的准确率和效率。在精准医疗方面，人工智能技术能够对患者的医疗信息和遗传信息进行综合分析，进而为个体提供定制化的诊治方案，以此优化治疗并减轻不良反应。在医疗决策支持系统方面，医生可以通过输入患者的数据和病情信息，获取人工智能提供的治疗方案和建议，提高决策质量。在医学影像智能识别方面，人工智能可以帮助医生快速准确地分析电子计算机断层扫描（CT）、核磁等医学影像资料，减少漏诊和误诊。在医学知识库方面，人工智能可以整合大量的医学知识，为医生提供知识服务，帮助他们更好地理解疾病的特征、病因和治疗方案等信息。在机器人技术方面，医疗机器人已经在外科手术、康复训练、护理服务等领域得到应用，如应用智能假肢、外骨骼以及辅助装置等来帮助恢复受损人体的功能。

（三）人工智能在中医领域的应用

人工智能技术不仅能有效地处理理、法、方、药等相关信息，为中医临床决策提供智能化支持，提高中医诊断的准确性，还可以为中医理论的规范化与客观化研究开辟新的道路，为中医事业的蓬勃发展注入新的活力。在数据挖掘和知识发现方面，人工智能技术可以对海量的中医药数据进行深度学习和模式识别，挖掘其中的规律和知识，辅助临床决策。在辅助诊断方面，人工智能可以通过分析患者的症状和体征，结合中医知识库和相关医学资料，支持医生进行疾病辨识，增强辨病辨证的精准性与高效性。在个性化治疗方面，人工智能可以对患者的基因信息和个体特征进行分析，为患者提供个性化的治疗方案，推动实现精准医疗。在中药质量控制方面，人工智能技术可以利用图像辨识和化学分析等高精技术手段，对中药材的品质进行严格检测与鉴别，确保其品质安全，为中医药事业的发展提供保障。在智能随访方面，人工智能技术能有效辅助医疗专业人员在患者的持续监测与回访管理中发挥重要作用，通过对患者健康数据的智能收集与分析，提供关于病情进展和治疗反馈，辅助医生进行准确的治疗效果评估和治疗计划的优化。在医学教育和培训方面，人工智能技术能够为中医药专业人士提供先进和智能的医学教育与培训服务，通过虚拟现实、模拟器和网络课程等形式，助力医师提升专业技能与理论水平。

（四）中医现代化在人工智能发展中的新机遇

中医学与人工智能技术的融合，为现代中医药事业的发展开辟了新的道路。这一进程在智能诊疗系统、现代管理模式、科学研究以及技术创新等多个领域，为中医学的现代化提供了前所未有的机遇。通过融合人工智能技术，中医学能够更有效地服务于人类健康事业，并推动其自身的创新与进步。人工智能技术的引入可以帮助中医实现智能化诊疗，提高诊疗的准确性和效率。例如，利用人工智能技术进行中医舌诊、脉诊数据的采集和分析，可以实现精准的诊断和个性化治疗方案的设计。人工智能技术可以对中医古籍和临床经验进行挖掘和整理，为中医知识传承和创新提供有力支持。人工智能技术可以帮助中医实现现代化管理，通过建立中医医疗管理信息化系统，可以实现医疗数据的共享和利用，提高医疗服务的效率和质量；同时，利用人工智能技术进行患者随访和健康管理，可以更好地掌握患者的病情变化和治疗效果，为患者提供更加个性化的医疗服务。人工智能技术还可以帮助中医实现科学研究和技术创新，如利用人工智能技术进行中药药效筛选和作用机制研究，加速中药新药的研发进程。同时，人工智能技术还可以通过深度学习和模式识别等技术手段，对中医针灸、推拿等治疗方法进行量化评估和优化，推动中医治疗技术的创新和发展。

（五）中医原创思维的概念和内涵

中医独到的认识和处理生命现象以及医学问题的方法论形成了其独特的原创思维模式，其根植于中国传统文化和古代哲学思想[3]，有着独特的认识论基础和构成要素，并具备与众不同的创造性的思维方式。其以“取象运数，形神一体，气为一元”的整体思维模式为核心，重视临床实践，强调科学与人文融合、天人相应、调身与调心并重[4]，展现了中医的核心理念与本质特征，推进了中医理论体系的构建与进步，明确了中医学的基本属性[5]。这不仅为中医体系提供了坚实的理论支撑，也为临床实践提供了明确的指导。

（六）中西医思维方式的比较

中西医思维的差异来自中西哲学的不同，在不同的哲学思想指导下形成了不同的认识角度，从而发展出不同的医学体系。中医的思维方式基于朴素系统论，其核心是元气论，天人合一，形神一体，人乃元气运化而生，遵循人的整体性、功能性，注重患者的主观感受和医生的经验判断，治疗时强调个体化。西医倡导的方法是基于还原论，其根基是原子论和元素论，这一方法论主张人体是由基本原子或元素构成的组合体，西医研究更偏重人体结构的分析，遵循人体的可剖析性与可还原性原理，侧重于微观分析和局部病变，注重客观指标的检测和评估，追求对疾病病因的精确解释和治疗[6]。由此可见，不能简单地将人工智能在现代医学领域的应用经验照搬于中医领域，而是需要融合中医的原创思维方式，遵循整体观、平衡观、辨证观、人本观等。

（七）人工智能在中医领域应用中的难点分析

人工智能在中医领域的应用中展现出巨大的潜力，但其实践仍存在一定的限制和挑战。中医药缺少足够客观的、定量的、高质量的数据支撑，会影响人工智能算法的训练和模型的准确性。中医的诊断与治疗方法、中医术语的抽象性以及理论知识的复杂性，与现代医学的表述存在一定的区别，这可能会提高人工智能理解和处理的难度。中医学在方法论、数据处理标准化及质量控制方面的不完善，对人工智能算法在训练难度与泛化能力上提出了挑战。在中医实践中，“望、闻、问、切”四诊的综合运用至关重要，这一过程不仅涉及图像、气味、声音等非结构化数据的采集，还包括对形、气、神三位一体的综合辨识。如何对这些数据进行有效处理与分析，成为一个关键难题。中医治疗强调医患间的情感交流、人文关怀，以及人与自然的和谐共生，这些方面是人工智能难以全面替代的。另外，人工智能在中医领域的运用还触及法规和伦理问题，如隐私保护、责任归属等，这些都需要进一步地深入探讨与完善。人工智能在中医领域的应用是一个多学科交叉、医学与工程学结合的复杂过程。然而，目前相关人才在医学与信息技术之间的联系不够紧密，加上中医诊疗思维的独特性与复杂性，对人才的知识结构提出了跨学科的要求，而这样的人才较为稀缺。

（八）人工智能与中医原创思维融合的可能性

当前，人工智能技术在中医健康数据管理、数据挖掘与诊断、辨证智能化、施治智能化等方面得到了广泛的研究和应用。这些实践不仅证明了人工智能与中医原创思维融合的可行性和有效性，而且为二者之间的深入融合提供了坚实的基础。人工智能的思维模式与中医原创思维中的“象思维”在某种程度上具有相似之处，它们都注重整体思维、开放性、经验性以及预测性，这为二者的理论融合提供了支撑[7]。人工神经网络技术与中医思维结合的研究表明，二者都具有弱判读性和明确输入输出数据的特点，运用神经网络模拟中医思维的观察、分析和认知过程，有助于构建中医思维模型，这也为中医原创思维与人工智能的融合提供了一定思路[8]。

（九）人工智能与中医原创思维融合的重要性

人工智能在中医领域的应用面临的挑战，并不单纯是技术层面的问题，而是如何实现中医学原创思维的有效应用，我们必须认识到中医哲学方法论对于智能化中医发展的至关重要的指导作用。中医的原创思维模式蕴含了独特的认识论和方法论，彰显了中华哲学思想的精髓，诸如“气”“阴阳”“五行”等核心概念，强调“取象运数，形神一体，气为一元”的理论框架。这不仅凸显了中医学的独特优势，而且为辨证论治的临床经验重建提供了理论支撑[9]。中医原创思维模式强调“症—病—证”的相互关系以及辨证论治的精髓，展现了其强大的解释力和表达力。这种思维模式巧妙地结合了确定性与不确定性、模糊性与整体性，为中医药标准化进程提供了理论指导和动力[10]。

二、人工智能与中医原创思维融合现状分析

（一）中医思维方式与人工智能

中医思维方式涉及象思维、数思维、整体思维、变易思维、中和思维、直觉思维、顺势思维、形气神思维等多种思维方法，而以太极象数模型为基础的象思维则成为传统文化思维的核心内容。真正理解和把握中医本质，必须深入研究其思维特点，以便更好地发挥其优势，并纠正现有研究中的一些偏差。探索人工智能在中医领域的应用需要开发和构建一种符合中医象思维规律的机器思维模式。中医采用象思维方式，通过模拟和比较来整体动态地认识和理解客体，使用直觉、比喻、象征、联想和类推等方法来表达客体世界的深层含义，这是中医特有的思维方式，也是其理论体系的核心。

象思维包含三个独特的阶段：初步阶段，通过随意观察形成初步理解，称为“物象”；疑问阶段，通过进一步观察产生疑问，称为“具象”；领悟阶段，通过深入分析和验证，达到深刻的理解，称为“意象”[11]。在中医辨证论治过程中，这三个阶段表现：首先收集患者的症状和体征，作为分析的基础，此乃“物象”；其次将各种症状和体征联系起来，形成整体理解，此乃“具象”；最后，医生应用深厚的医学知识和丰富的临床经验，洞察和总结出症状背后的病因和病机，此乃“意象”[12]。中医的象思维与人工智能思维模式在信息收集（物象）、信息整合（具象）和信息深化（意象）等方面存在相似之处，都强调整体观念，保持开放和动态，重视经验，关注预测，这些为人工智能与中医原创思维的融合提供了基础。

1. 物象

中医诊断依赖于“望、闻、问、切”四诊方法的综合运用，这些方法通过对患者的外在表现和自然属性的观察，收集病情信息，此过程涉及对患者的面色、精神状态、身体姿态、呼吸气味、语音特点、舌质脉象进行过细致的观察；同时结合其饮食特点、生活习惯、情绪波动及生活环境等因素以全方位掌握病情。这些信息构成了初始的、未经过处理的、贴近自然的“物象”资料。这一过程与大数据的信息收集过程极为类似，均是围绕原始数据的收集与整

合，为深入分析和精确治疗提供了数据支持。信息收集既包括人工输入，也涉及机器的自动或半自动感应，如机器视觉、听觉和触觉等技术的应用，使机器能够直接识别和解读周围环境，收集丰富的信息。这些技术对于中医大数据系统的研发、优化和完善至关重要，为中医数据的分析、挖掘和应用提供了坚实的基础。

2. 具象

医生通过持续的学习和实践所累积的丰富经验，对物象信息进行筛选和提炼，去粗取精、去伪存真，在深刻理解人的整体功能和结构关系的同时，注重人的自然和社会双重属性与外界环境的相互联系，以此为基础对所筛选的信息进行归纳与演绎。通过深入挖掘信息间的内在联系，精准地解析归结各种病症表现形成整体的“具象”。人工智能算法，如深度学习、蒙特卡洛树搜索、神经网络等，能为处理大量复杂数据提供支持，进而构建出更为精细化和有序的解决方案。这些技术能够模拟人类的认知过程，提炼出普遍适用的原则，并持续提高模型的准确度和效率。深度学习在图像和语音识别、自然语言处理、内容推荐以及机器翻译等多个领域展现了卓越的性能。通过深度学习模拟中医的思维模式，不仅可以有效地挖掘和提升中医大数据资源中的知识，探索中医经验的潜在规律，还可以实现创新性的突破，推动中医学领域的持续发展。

3. 意象

在中医的诊断过程中，通过在“具象群”范畴内对病症进行深入的分析、检测、比对和分类，以更精准迅速地辨别疾病发生的病因、病机、病位、病性、病势以及邪正之间的动态关系。通过对疾病相关因素及其发病机理的深入剖析，结合理论分析和取象比类，通过“意象”的精准提炼与综合，实现对疾病动态进程的全面理解，这为制定针对性的治疗策略提供了科学依据。此过程不仅要求灵感与创新，还需要系统性的分析和逻辑性的推理。此后医生通过持续地分析各类反馈信息，对现有的“象”进行细致的优化与调整，逐渐构建出更为精确的“象”，该“象”的建立旨在为进一步的医疗决策提供支持和指导。这一过程循环往复，持续优化，使得理论与实践不断反复与深化，直至“象”达到一个相对稳定的平衡状态。当前，人工智能在“意象”领域的探索局限于模仿人类已有的经验，不具备自主的灵感性、跳跃性及创造性。人工智能是否能够具备意象思维的能力，成为其在融合中医象思维过程中需要克服的重要挑战。

（二）整体思维与人工智能

整体思维强调从全局的角度去观察和研究事物之间的相互关系以及事物内部的复杂联系规律，注重事物本身的完整性、统一性和联系性。中国传统哲学深刻阐释了宇宙的有机性，视其为一个互联、互制的整体。在这种观念中，天地万物，包括人类自身，均处于紧密相连的关系之中，体现了万物一体的哲学思想以及天人合一的宇宙观。中医学秉承并发展了这一理念，将人体视为一个相互协调、相互影响的复杂系统。该系统不仅内部各组成部分之间存在着紧密的联系，而且与外部环境相互作用、相互影响。这一理念凸显了人体的统一性、完整性及其与自然和社会环境的动态平衡关系。中医治疗疾病时，不仅关注患者所患的“病症”，还更加重视患病个体的整体情况，强调对“证候”的精准把握。它着力于分析病因病机以及疾病的发展趋势，以期在治疗过程中实现人体五脏六腑的平衡、阴阳的协调以及气血的调和。当前，西医所倡导的“生物—心理—社会”医学模式与中医所秉持的整体治疗观是相契合的，这一契合之处体现在重视人的生理、心理以及社会环境之间的密切联系，同时也反映了精神与物质、思维与存在之间的和谐统一。

中医学的整体思维模式彰显了一种注重整体相关性、呈现虚实互寓特性、采纳多元认知途径及关系求衡的哲学。这种独特的认知框架构成了中医学对自然、生命现象和健康理念的独特见解[13]。中医整体思维的核心是“有机整体”“天人合一”和“时空统一”[14]。人体是复杂的有机整体，健康状态与人体自身内部环境、外部环境的整体性密切相关，人与自然界和谐共生。中医学的整体思维模式彰显了和谐共生、动态平衡、立体多维的系统观念，以及矛盾统一的整体观[15]。这种思维模式在理论和实践诸多方面均显示出多元的继承与创新，有助于指导临床实践，促进理论与实践的创新与进步，加速中西医结合的步伐，为中医学的发展和繁荣提供了理论支撑[16]。中医的“取象比类”理念也体现了整体观，而人类表型网络、生物分子网络以及中西药物网络在不同层面上呈现出模块化的交互作用，这一思想也被应用于人工智能在中医药领域的研究探索中。中医整体观与人工智能的结合，展现了传统医学与现代科技深层次的融合，目的是借助现代科技手段提高中医的诊断与治疗效率及精确度，进而推进中医药学的进步与发展。

（三）辨证论治与人工智能

辨证论治是一种综合考虑疾病症状、体征、病因、病机等多方面因素以达到治疗疾病目的的治疗方法，强调根据患者的具体情况采取个性化的治疗方案。其核心在于“辨证”，即通过对患者的全面观察和分析，确定其病理状态和治疗原则。辨证论治不仅是中医的基本特点和诊疗原则，也是中医理论中对疾病认识和治疗的重要组成部分[17]。中医辨证论治需具备深厚的理论知识和丰富的临床经验，需要精通并灵活应用中医脏腑辨证、六经辨证、八纲辨证等基本理论来指导临床实践[18-19]。在整体观念的指导下，辨病论治是辨证论治的基本环节，将辨证论治与辨病论治有效结合，对于提升临床治疗效果极为关键[20]。

中医辨证论治的历史演变及理论根基复杂而深厚，其根源与进展历经多个时期，诸多医学家之成就与理论创见均蕴含其中。随着时间的推移，中医辨证论治体系持续得到丰富与优化，历代医学家对病证结合论治的探讨与实践，进一步推动了该体系的完善[21]。然而，伴随着现代科技的飞速发展、人工智能技术的广泛应用以及疾病谱的变迁，中医辨证论治在量化准确性和明确性方面的局限性日渐凸显，这可能导致信息的缺失或失真。针对这些挑战，将人工智能技术与中医实践相结合已成为当务之急。我们需要研究中医“证”的一般与特殊标识，并以此为基础，构建以证候多靶点为核心的新型辨证论治系统[22]。同时，建立中医大数据分析平台，不断优化智能算法模型，以中医的原创思维，解决中医发展过程中遇到的问题。

辨证论治作为中医学的精髓，强调根据患者的具体病症实施个性化医疗。精准的辨证施治是达到显著疗效的关键，而将人工智能技术融入这一过程，则象征着中医发展的必然趋势[23]。通过临床病证的诊断、治疗及疗效评估策略，构建融合现代诊断技术和智能医疗系统的中医平台，可以最大限度地发挥人类与机器的结合优势[24]。

（四）气一元论与人工智能

在中国古代哲学思想体系中，“气一元论”占据着重要地位，其核心观点认为气是宇宙间万物运动变化的根本动力，同时也是天、地、万物之间相互联系的媒介。气被视为宇宙间所有事物的起始与根源，是中华传统文化中最为核心、独特和崇高的概念，对于宇宙万物本原的深刻洞见为文化传承注入了持久动力。在中医学理论中，气的理念也具有极其重要的地位，巧妙地将宇宙论与生命科学相结合，揭示了生命现象的物质基础和功能机制的内在统一。

气，作为万物的根本，其物质属性、运动性和普遍的关联性，都在气一元论的理论框架中得以显现和阐释。中国古代哲学强调从实践出发，以直觉体悟为认知方式，着力探索客观世界的真理，从而更好地理解人体自身与自然间的联系和规律，也为中医理论的发展奠定了哲学基础。在中医的学术体系中，形成了整体观、象思维以及变异思维等多种思维模式，它们共同构成了中医理论的基础，并在临床中对病因病机的理解、疾病的诊断以及治疗原则和方药的应用等方面发挥了关键的指导作用。这种模式不仅体现了思维的三种基本要素，还反映了认识过程的本质，突出了中医认知的特点，从而展现了其科学价值。

在中医原创思维模式中，医生作为思维过程的主体，以运用象数为思维工具，来理解作为思维客体的人。该思维框架突出了认知过程从外在现象着手，逐步穿透至事物的本质，探索其内在规律，并最终统一于“气”的理论。这种整体观思维模式显现了中医学中天人合一的哲学思想，并体现了一种不切割、不破坏、不干扰的自然观察方法。这种整体性观念构成了中医学的核心特性，同时也是中医思维中关联性的集中表现，其整体性、连续性、动态性和有序性，彰显了主体与客体的统一，定性与定量的结合，以及天人合一的理念。

（五）形神一体与人工智能

中国古代哲学中，形神合一是指人的形体与精神是紧密相连、不可分割的。形神一体的观念是中医原创思维的重要组成部分。宇宙由实体构成，而生命则是物质演化的结果。生命体内的形与神均基于物质。在此基础上，形与神实现深度和谐，共同构成了一个统一的生命体。这种统一表现在形与神的构成、作用以及生存与消亡三个维度。

人体被视为形和神的统一体，形与神之间的关系非常密切。只有在神统御下，形才能展现出丰富的生命现象；同时，神也需要借助形来实现所有的生命活动。如荀子曾提出“形具而神生”的观点，强调了神对于形的依赖性。《素问·灵兰秘典论》中也提到“心脏，是君主的官能，精神由此产生。君主明智，则下属安宁”。形乃神之具象载体，神乃形之生命体现。神与形，二者紧密相连，不可分割。《灵枢·九针十二原》中提到“粗守形，上守神”。张介宾也认为“形者神之体，神者形之用”。神与形相互依存，彼此依赖，不可或缺，精神依附于形体，形体为精神之宅所，神失内守则形乃大伤，形体消亡则精神耗散。

思维活动包括思维主体、客体以及工具。思维主体通过洞察客体信息来实现对其理解。在中医学中，人被认为是形与神相互协调的统一体。当人作为思维客体时，需要结合形神一体的理念，方可在诊治过程中取得满意疗效，这也突显了中医学的整体观念。

人工智能的核心目标是模拟人类的信息处理和思维模式。在追求模拟人类思维的过程中，主要采用了两个研究方向：一个是通过模拟人脑的结构来实现；另一个是忽略人脑复杂的内部结构，专注于模拟其功能。现代电子计算机的诞生，正是对人类思维功能的仿效，它模拟了人脑思维的信息处理流程。在传统认知科学领域，人工智能被认为具备一系列能力，包括感知、记忆、思考、学习、自适应，以及决策与行为执行。这些能力的实现依赖模式识别技术，该技术有助于深入剖析系统的结构与功能。尽管当前人工智能在模式识别领域已展现出一定能力，但这只是其感知功能的一个方面。

三、人工智能与中医原创思维融合前景分析

（一）借助人工智能克服“象思维”的随意性、模糊性

中医原创思维，其动态性、系统性、整体性以及辨证施治的特点，对人类健康事业作出了独特的贡献，具有不可替代的价值。然而，这一思维模式也存在一定的局限性，主要体现在其生动直观的特点尚未经过近现代科学分析方法的深入探究和严谨验证。中医学的“重效验”思维在一定程度上反映了朴素的实证主义思维，但也暴露出一些问题，如其描述得过于笼统、模糊、主观，以及难以精确界定等，这些问题在一定程度上限制了古代人民充分发挥其智慧，也无法将理想中的联系转化为现实中的联系。因此，为了突破这些思维模

式的局限，中医思维体系亟待进一步发展与完善，以便在解决中医原创思维的随意性和模糊性问题上发挥更大的作用。

钱学森强调，推动中医药的发展，必须依托现代科学体系，冲破传统理念和观念的限制。目前，人工智能技术持续发展，已经颠覆了传统的认知模式，大幅提高了信息处理效率、数据存储能力以及思维的准确性。人工智能凭借其惊人的记忆力、快速的运算能力和精确的逻辑推理，极大地扩展了人类思维的边界。相较于中医的象思维方式，人工智能的思维方式更为直接，同时具有较高的稳定性和可复制性。当前的人工智能过于依赖逻辑思维，尚未能充分体现直觉、反思、洞察与想象等非线性思维能力。虽然在完整性、动态性以及前瞻性等方面人工智能的发展仍受限于现有的信息技术和逻辑框架，但其潜在价值仍需深入挖掘，以期为中医象思维的研究提供创新的视角和广阔的发展空间。人工智能思维模式与中医象思维之间契合相似，若二者在未来实现更好的融合、互相补充和共同进步，必定会推动中医象思维研究的发展，使得中医诊断和治疗更加明确、客观、可量化、规范化和技术化，最终实现符合中医象思维规则的应用。

（二）借助人工智能实现中医原创思维的第二次抽象

目前，中医与西医在基础理念及研究方法上存在根本性的差异。西医学侧重于通过解剖学和物质提取的物理学途径进行研究，但这并不能充分、客观地揭示人体及其疾病的多元性与整体性，在一定程度上限制了其发展的潜力和范围。清华大学中医药人工智能项目组唐恒安等提出，通过数学建模来探索中医思想体系新的科学范式，以期证明其独立的科学价值[25]。

中医学理论框架实质上源自数学模型构建，其核心可被视为一种基础的数学结构，它将自然界的现象与人体健康联系起来，抽象为阴阳、五行、五运六气等理论概念，因此对于结构常数问题的深入探索显得尤为关键。随着复杂性研究的蓬勃发展，新的基本常数正逐渐被发现。在整体论与还原论、物质与意识、心理与生理等看似对立的领域，若能找到某种数学结构，或许还能进一步揭示其中的转换常数。中医原创思维的现代化的研究应该朝着第二次数学抽象的方向发展。致力基于现有成果深入挖掘并发现更多的数学结构，进而探索中医常数的规律，这一进程极有可能是开创性的突破[26]。

第三代人工智能认知图谱展现了卓越的自我学习能力，在大数据分析与深度学习领域的技术已显著超越人类大脑。这一进展为复杂系统研究提供了高效的算法支持，确保了强大的计算能力，助力挖掘潜在的数学结构，并建立关于人类生命与健康的全面知识体系。利用“中医常数”的特性、诊断功能及关联性，人工智能未来将实现古代智慧与现代科技的有机融合，从而推进从定性到定量的综合集成，实现传统中医理论与现代生命科学的完美结合。这不仅使复杂关系变得更加明晰、精确与规范化，而且将基于数学解释构建一个现代化的中医与新医学体系框架。这一进展不仅极大推动了现有科技体系的发展，还象征着一次深刻的科学革命，为科学技术界带来了前所未有的变革。

（三）以关系求衡的思维认知发展人工智能

中医原创思维是一种以关系为中心的思维方式，它强调事物之间的相互联系和调控。在中医学中，五行理论占据核心地位，它将肝、心、脾、肺、肾五脏与火、木、土、金、水五行相对应，并把它们与五体、五官、五志等联系起来，形成一个有机整体。这一观念不仅揭示了人体内部结构的一致性，还体现了人体与外部环境的和谐统一。五行学说具有明显的层次结构和动态平衡，如阴阳的相互作用、脏腑之间的相互协作等，这些都是中医用来理解和实践生命现象，实现调节和平衡的关键。中医学强调各种关系之间的和谐，这种和谐不仅体现在其对自然、生命、健康的理解上，还体现在疾病诊断和治疗的过程中。

人工智能作为数字化时代全球技术竞争的核心之一，因其特殊性、技术不可预知性、战略性和复杂的地缘政治因素，战略地位对国家发展与安全至关重要。同时，人工智能技术对人类的思维模式具有双重性质：一方面，它的崛起无疑增强了人类的感知和思考能力，并促进了部分认知领域的深化；另一方面，它逐渐改变人类整体的认知习惯，导致人们陷入一种碎片化的思考模式。人工智能在协助人们理解多变世界的同时，也可能导致了人们对因果探索的削弱，以及对潜在后果的洞察力下降。此外，人工智能的广泛运用虽然极大地丰富了个体意识，但是可能对集体、社会乃至人类的共同认知和责任认知产生冲击，影响其持续发展。为国家的长远发展，应立足于基本国情，明智地选择人工智能更为平衡的治理模式与发展路径，以及时预测和防范潜在风险。在建立技术中立的人工智能治理框架时，确保技术创新与发展安全之间的平衡发展，这与中医学关系求衡的思维认知不谋而合。在中医看来，健康的人应该是阴阳平衡、气血调和的，这种平衡状态是维持身体健康和精神愉悦的关键。当人体出现疾病时，中医学认为这是阴阳失衡、气血不和等导致的，因此治疗的原则是调整机体的阴阳平衡，使之恢复健康状态。在中医理论中，《黄帝内经》的诸多篇章中阐述了疾病产生的原因，其中《素问·经脉别论》指出“生病起于过用”，意味着过度劳累或使用，超越了身体的承受能力，从而触发疾病。治疗上，《素问·至真要大论》提倡“审察阴阳之所在，以求调和，以平衡为目标”，这一理念是中医预防和治疗疾病的核心。中医追求的平衡调节，“寒病温之，热病寒之……适事为故”，旨在合适的情况下采取适宜的方法，以恢复人体的和谐平衡的状态。

以关系求衡的中医原创思维认知发展人工智能，这种思维方式强调对事物之间的相互联系的洞察和积极调控，鼓励人们不仅关注事物的表面现象，也要关注事物之间发展的平衡。通过强化这种思维能力，可以促进人类智能与人工智能之间的互补与共进，从而减轻人工智能对人类思维的潜在负面影响，并进一步深入挖掘事物的本质和规律。坚持“以人为本，可持续发展，技术可控”的动态平衡发展模式，在整个技术链条中，从开发到应用，坚持技术中立和非歧视的原则，或将避免利用人工智能进行偏见性的决策和资源分配，从而确保社会的公平和机会平等。

四、总结

人工智能在中医领域的研究与运用，其核心在于模拟、传承、应用和发扬中医的原创思维，这不仅是中医智能化的关键所在，更是人工智能辅助中医临床实践的基石。目前，人工智能在中医领域的应用倾向于将中医的诊疗思维进行拆解和细化，我们必须深刻认识到中医的原创思维模式是其发展的核心，在推动人工智能与中医结合的过程中，必须始终坚守和尊重中医的原创思维，确保其完整性和真实性得以体现，坚持意象思维、整体思维、辨证论治、气一元论、形神一体等中医原创思维与现代科学技术的深度融合，传承精髓，守正创新，从而提升中医诊疗的效率和准确性，推动中医药从经验性向证据基础转型，促进中医学的发展及其现代化道路，助力实现中医服务全人类健康事业的伟大愿景。

参考文献

[1] 国家中医药管理局．国家中医药管理局关于印发“十四五”中医药信息化发展规划的通知．[EB/OL]．(2022－11－25)［2024－04－08］．https：//www.gov.cn/zhengce/zhengceku/2022－12/06/content_ 5730292. htm，2022－12－05.

[2] 陈静，徐丽丽，田钧．人工智能基础与应用［M］．北京：北京理工大学出版社，2022.

[3] 王琦．中医原创思维模式的特质［J］．中华中医药杂志，2012，27（7）：1865－1867.

[4] 王永炎．概念时代应重视中医学原创思维的传承与发展［J］．中华中医药学刊，2008，26（4）：677－679.

[5] 邢玉瑞．中国传统思维与中医学术创新［J］．中国中医基础医学杂志，2017，23（2）：199－200.

[6] 祝世讷．中西医学差异与交融［M］．北京：人民卫生出版社，2000.

[7] 杨燕，熊婕，王传池，等．人工智能思维模式与中医“象思维”的相似性探析［J］．中华中医药杂志，2018，33（10）：4419－4422.

[8] 高园，罗悦，陈菊，等．基于人工神经网络技术构建中医思维模型的研究［J］．辽宁中医杂志，2022，49（7）：48－51.

[9] 王永炎．中医药学原创思维是华夏哲理，原创优势是辨证论治临床经验重建［J］．北京中医药大学学报，2023，46（2）：294－296.

[10] 郭刚，吕雅郁，郑燕飞，等．中医原创思维模式的复杂性致思向度［J］．中医杂志，2015，56（13）：1081－1084.

[11] 王永炎，张启明．象思维与中医辨证的相关性［J］．自然杂志，2011，33（3）：133－136.

[12] 邢玉瑞，王小平，鲁明源．中医哲学思维方法研究进展［M］．北京：中国中医药出版社，2017.

[13] 王琦．中医原创思维的认识论与方法论［J］．中华中医药杂志，2012，27（9）：2355－2358.

[14] 李灿东，夏淑洁，雷黄伟．中医健康管理与整体观念［J］．中华中医药杂志，2019，34（10）：4683－4686.

[15] 黄建波，张光霁．中医整体观念的源流和创新发展［J］．中华中医药杂志，

2020，35（1）：35－38.
[16] 刘慧娟，孙娜，崔建美，等．论中医理论的整体性思想［J］．中医杂志，2012，53（18）：1541－1542，1547.
[17] 朱敬，朱翰学．论中医“证”及“辨证论治”［J］．中华中医药杂志，2017，32（1）：21－24.
[18] 裴正学，党芸芝．中医的辨证论治（一）［J］．中医临床研究，2016，8（9）：5－6，14.
[19] 裴正学，党芸芝．中医的辨证论治（二）［J］．中医临床研究，2016，8（12）：4－5.
[20] 马继征，姚乃礼．论辨证论治与辨病论治相结合［J］．中华中医药杂志，2015，30（12）：4251－4253.
[21] 童舜华．辨病与辨证论治的历史沿革［J］．上海中医药杂志，2002（6）：40－42.
[22] 师建平，郭静．中医辨证论治理论体系的研究现状与发展趋势［J］．中华中医药杂志，2013，28（9）：2508－2511.
[23] 陈宁红，过伟峰，顾勤，等．中医精准辨治及智能诊疗理法的初探［J］．中华中医药杂志，2020，35（7）：3302－3305.
[24] 崔骥，许家佗．人工智能背景下中医诊疗技术的应用与展望［J］．第二军医大学学报，2018，39（8）：846－851.
[25] 唐恒安，唐志书，李鹏．数学中医学［J］．中华中医药杂志，2024.39（1）：15－20.
[26] 唐恒安，唐三歌，唐志书．论中医思想体系的第二次抽象［J］．中华中医药杂志，2022，37（9）：4897－4902.

HB.03 中医智能诊断技术的应用现状与前景

赵汉青[①] 王子心[②] 张非凡[③]

贰 科技进步篇

摘 要： 中医智能诊断技术通过结合人工智能方法，实现了中医四诊信息的智能化处理，对中医辨证论治客观化研究具有重要意义。近年来，中医智能诊断技术在医疗领域地位日益凸显，许多企业进入中医智能医疗装备研发序列，但是相关技术发展面临诸多挑战，如技术标准不统一、信息安全与隐私保护不规范、中医诊断理论与方法不客观等。本报告通过收集学术研究热点和行业发展现状，通过综合分析评价的方法对中医智能诊断技术的应用现状和发展前景进行战略研究，认为未来应集中探索一种普适的智能诊断方法，加强中医药数据信息存储与传输的规范化、标准化、开放化，大力培养中医、计算机复合型研究人员等。国家鼓励中医医疗器械产业的发展及智能化水平提升，群众的广泛需求也推动了市场规模稳步增长，在中医诊疗及大健康管理领域均具有重要作用。未来，中医智能诊断技术应当与西医相结合，形成中西医结合的数字化诊疗新模式，为中医诊疗带来更广阔的发展空间。

关键词： 中医诊断；人工智能；数智中医；发展前景；对策研究

一、前言

中医拥有丰富的理论和实践经验，但传统的中医诊断方法存在主观性强、缺乏客观数据等局限性，难以适应现代医学发展的要求，中医诊疗现代化面临

---

① 赵汉青，医学博士，河北大学中医系主任。研究方向：中医药战略发展，中医药竞争情报学。

② 王子心，河北大学中医学院研究生。研究方向：中医数智化。

③ 张非凡，河北大学中医学院研究生。研究方向：中医数智化。

着新的挑战。随着数智医学的快速发展，人工智能技术在医学领域的应用越来越广泛，中医智能诊断技术作为一种结合了中医理论和人工智能技术的辅助诊断方法，具有重要的理论研究意义和临床应用价值。近年来，脉诊仪、舌诊仪、面诊仪、闻诊仪、经络仪等新兴现代中医诊断技术的出现，逐步实现了中医诊断方法的信息化、客观化、标准化，为人工智能技术的进一步应用奠定了坚实的基础，也为中医现代化发展带来了新的契机。[1]本报告通过综合分析近二十年中医智能诊断技术的发展情况，探讨中医智能诊断技术的研究热点、应用现状和前景展望，为中医智能诊断技术的发展提供有益的参考。

二、中医智能诊断技术概述

（一）中医智能诊断技术主要研究内容

中医智能诊断技术是一种将传统中医诊断技术与人工智能、大数据、云计算等现代科技手段相融合的诊断方法。该技术起源于20世纪80年代，经过多年的发展，已经取得了显著的成果，主要包括以下三个方面。

（1）中医四诊智能化。利用计算机视觉、语音识别、压力传感器等技术，实现对中医四诊信息的智能化处理。例如：对舌诊、面诊等图像信息进行自动分析，提取特征参数，建立望诊诊断模型；通过传感器和医学检测设备获取到脉象信号，再通过数据挖掘和机器学习等技术实现对脉象的深度分析，从而为疾病的精准诊断提供依据；在问诊中，可以通过对患者症状的自动提取和分析实现对患者病情的自然语言理解和标准化处理，提高计算机处理效率，从而为问诊提供辅助。中医智能诊断技术还可以综合分析患者四诊情况，判断相应中医证候，进而提高临床医生诊断的准确性和效率。

（2）中医电子病历的智能管理。通过将人工智能方法与电子病历系统相结合，实现中医病历的数字化、网络化和智能化，实现对患者的中医病历进行自动化整理、分析和存储，便于医生查询和调阅，提高中医病历管理的效率和质量。同时中医电子病历智能分析技术可以帮助中医医师及相关研究人员更深入地挖掘和理解中医理论，通过对中医诊断过程中各种信息的分析，可以发现中医理论中隐藏的规律和机制，进一步丰富和发展中医理论，也是相关智能诊断技术实现自主学习的重要数据来源。

（3）中医治疗方案的智能推荐。通过对中医诊断信息的智能化处理进行智能辨证，通过相关算法实现对中医治疗方案的智能化推荐。例如，根据诊断系统采集患者的病情、体质等因素，通过智能算法进行辨证，为患者推荐个性化的中医治疗方案，是中医临床辅助诊疗决策的重要内容，该技术方向属于中医智能诊断技术的延伸，在大多数中医智能设备中均有涉及。

（二）中医智能诊断的关键技术和方法

中医四诊智能化是中医智能诊断的关键技术内容，通过对“望、闻、问、切”四诊的客观化分析达到智能诊断的效果。中医理论认为四诊相互为用，数字化手段可以实现四诊有机融合，辅助中医医师进行综合分析推理，科学运用中医“治未病”理念，提升诊断效果。为了实现该内容，中医业界及相关企业开展了大量中医四诊标准化和客观化的研究。如表1所示，当前常见的智能诊断技术大多已具备应用条件，许多新技术和方法不断涌现，为中医辨证论治提供了强大的技术支持。

表1　中医智能诊断技术基本概况

诊法	技术	使用情况	技术成熟度
望诊	计算机视觉和图像处理技术	用于舌象、面色等视觉信息的识别	高
	机器深度学习	用于训练舌象等图像的分类和识别模型	中
	相关算法模型	用于中医舌象和面象特征识别	中
闻诊	气体传感技术	用于气味分子的检测采集	低
	红外光谱技术、气相色谱技术	用于气味样本的分析	低
	数据挖掘和机器学习技术	用于气味特征的提取和分析	中
问诊	语音识别技术	用于识别和转录患者语音	高
	自然语言处理技术	用于文本挖掘和理解	中
	知识图谱技术	用于病症知识库建设和问答推理	中
	语音合成技术	用于语音问诊和交互	高
切诊	图像传感技术	用于脉搏波信号的采集	低
	信号处理技术	用于脉搏波形的分析提取	中
	机器学习技术	用于脉象的自动分类和识别	中
	压力传感技术	用于切、按诊信息采集	中

数据来源：蛋壳研究院。

中医智能诊断技术是运用人工智能技术，结合中医理论，对患者的病情进行诊断和治疗的技术。本报告认为，相关技术发展主要分为三类：基于传统数理统计的中医诊断方法、基于深度学习的中医诊断方法和基于自然语言处理和语音识别的中医诊断方法。

基于传统数理统计的中医诊断方法主要通过数据挖掘和模式识别等统计学方法与技术路径，对中医四诊中的大量数据进行标准化分析和统计学处理，从中找出疾病和证候的数理规律和特征，从而进行疾病的推理。这类方法通常具有可控的准确性；但往往需要大量的数据支持，易受到数据质量的影响。

基于深度学习的中医诊断方法是通过构建深度神经网络等算法，对中医四诊中的图像、视频、语音、文本、信号等数据进行学习和分析，从中自动提取出疾病的特征和规律，进行中医智能辨证论治。这类方法具有较高的准确性和自主学习能力，能处理复杂的非线性关系，可以快速迁移学习以适应不同的临床环境；但需要大量的计算资源和时间进行训练，并且此类方法一般属于黑盒模型，无法解释其推理过程。

基于自然语言处理和语音识别的中医诊断方法是通过自然语言处理技术，对中医经典、医案、临床病历等文本数据进行分析和理解，从中获取疾病和证候的信息，通过文本计算等方法处理中医问诊和闻诊数据。这类方法在“互联网+”时代具有很高的应用价值，并且中医研究人员可以快速获得有效数据，是当前中医智能诊断设备常用的技术方法之一。

中医智能诊断技术是传统中医与现代科技相结合的产物[2]，它具有高效、客观、能够自主学习等优点，为中医智能诊断和治疗提供了新的可能。但由于中医理论和临床本身的复杂性和多样性，中医智能诊断技术仍面临许多挑战，我们需要进一步深入研究和探索。

三、中医智能诊断技术应用现状

（一）中医智能诊断技术在临床诊断中的应用情况

目前，在中医临床诊断情景中以舌诊、脉诊、面诊为代表的中医诊断客观化技术在不断发展中日趋成熟，已经研制出舌诊仪、脉诊仪、色诊仪等一系列中医诊断仪器。这些仪器通过采集面色、舌质、舌苔、语音、脉搏等症状信息，实现了客观的数据采集与分析。同时，问诊等主观症状方面的评估也逐渐规范化和定量化。基于四诊信息的客观量化和信息化，结合中医特色的客观量化指标，建立具有中医特色的现代诊疗和疗效评价方法已成为可能，目前许多尝试性的研究已经展现出中医在这一领域的特色和优势。[3]

在临床诊断应用中，以深度学习为代表的机器学习算法应用尤为突出。许朝霞等[4]采用支持向量机和人工神经网络两种机器学习算法对3000余例心血管疾病患者的四诊信息进行了深入分析，以揭示四诊信息与证候类型之间的潜在关联，在此基础上成功构建了一个证候分类模型，并通过验证发现，该模型的预测准确率高达92.4%，显示出较高的实际应用价值。王恩成等[5]经过数据收集与分析，共计获取了1064例慢性乙型肝炎患者的详尽信息，通过运用K－means聚类方法，成功地将这些患者划分为脾胃湿热、肝胆湿热、肝脾湿热等八大类证型，经过与行业内专家进行比对与验证，辨证结果与专家意见高度一致，充分展示了该方法在慢性乙型肝炎证型辨识中的有效性与可靠性。这些研究结果证实了机器学习算法在中医诊断中的可行性。此外，在传统的数理统计领域，孙亚男等[6]采用贝叶斯分类法成功构建了一个针对中医冠心病临床证型的诊断模型，我们通过对电子病历数据的深入分析，验证了该模型具备出色的分类性能，可以有效辅助提升临床辨证的准确性。这一研究成果对于推动中医冠心病诊疗的现代化和科学化具有重要意义。在运用关联规则方面，刘智等[7]提出一种优化后的基于向量法的数据关联规则挖掘算法，并将其应用于冠心病的中医诊断领域。

深度学习技术还可以结合其他新型算法，胡晓晨[8]经过的实验验证，将深度学习和强化学习相结合，并应用于续贯诊疗方案的优化过程中，在冠心病和糖尿病的数据集上进行测试，结果显示这种结合的方法在效果上优于传统的深度学习方法。这些成果展示了深度学习和强化学习在医疗领域中的潜力，为未来的医疗技术创新提供了新的思路。

此外，深度学习技术还可以结合云储存与云计算技术，构建“云中医”健康检测系统，利用终端设备采集中医四诊信息，结合中医辨证思维算法模型，实时给出相关测试人员的中医状态描述。这种系统可以有效地利用中医诊断数据，为中医临床实践提高准确性。

贰 科技进步篇

（二）中医智能诊断技术在医疗器械装备研发方面的应用情况

中医医疗器械装备是指在中医药学理论的指导下，进行研发与应用的一系列医疗器械。这些器械不仅涵盖传统中医诊疗活动中使用的针灸、刮痧、拔罐等器械，也包含将中医药理论与现代科学技术相结合的现代中医医疗器械，如四诊仪、经络检测仪、电针治疗仪等。这些装备在中医临床实践中发挥着不可或缺的作用，为提升中医诊疗水平和效果提供了有力保障。中医智能诊断技术正通过人工智能技术实现医疗装备的数字化和智能化。

道生医疗研制的数智中医代表性装备中医四诊仪已经入驻中国空间站，这标志着中医智能诊断技术在医疗领域的地位与作用凸显，为中医智能诊断技术提供了更多的发展空间。上海中医药大学许家佗[9]主导开发的中医智能舌诊系统，通过采集舌象等数据，实现诊疗信息的标准化和数据化，并有望成为标准化技术公共平台，为中医智慧诊疗技术发展提供支持。

近年来，许多企业进入中医智能医疗装备研发序列（表2），以大经中医为代表的中医智能诊断装备制造商在脉诊仪的基础上结合中医诊疗系统，通过与临床医生的相互配合，提升中医诊疗水平，在上海中医药大学附属龙华医院等地方得到应用。

表2　近五年新兴的中医智能装备品牌及特点

品牌名称	特　点
脉景	提供中医人工智能辅助开方系统，包括智能问诊、舌诊/面诊、精准开方等功能
太一科技	提供数据化记录脉诊、可视化辅助脉象诊断、远程诊疗和健康管理等功能
大经中医	智能脉诊仪采用高灵敏度压力传感及仿人体皮肤触觉传感技术，模拟传统的三指搭脉技法，并运用人工智能算法给出脉诊结果和治疗方案
祉云科技	运用大数据、物联网、云计算、人工智能等现代信息技术，打造中医智能健康管理平台，并结合智能化硬件，将传统的“望、闻、问、切”转化成数字信息
小阶智能脉诊仪	结合人工智能核心算法，智能解读脉象，实现中医脉诊的科学化和数据化
俏郎中	结合人工智能、大数据，以中医智能装备硬件检查+中医精准量化诊断模型建立分析模型实现智能评估人体健康状况

资料来源：各品牌官网。

四、中医智能诊断技术发展面临的挑战

（一）中医诊断技术标准不统一

中医智能诊断技术面临的一个主要问题是技术标准不统一。中医诊断的方法和术语具有其独特的特点，而现有的计算机技术和人工智能技术很难完全适应这些特点，因此需要制定统一的技术标准和中医诊断术语库，以便计算机能够准确地理解和处理中医诊断信息

（二）信息安全与隐私保护不规范

中医诊断过程中产生的大量患者数据涉及患者的隐私，如何在保护患者隐私的同时，充分利用这些数据进行中医智能诊断，是一个亟待解决的问题。目前，学术界已经开展加强数据隐私保护的研究，试图通过技术手段解决在保护患者隐私的同时充分利用这些数据进行中医智能诊断的问题。

（三）中医诊断理论与方法不客观

中医智能诊断技术的应用依赖高质量的诊断数据，而数据质量问题一直困扰着中医客观化的发展。中医诊断过程中涉及的四诊信息，包括脉象、舌苔和问诊等实际操作方法多种多样，每一个中医均有一套独特的诊断方法和思路，如何充分考虑所有情况有效地采集和处理这些信息，仍然是一个技术上的难题。此外，中医诊断的数据具有很强的个体差异性，如何保证这些数据的准确性和完整性，提升中医智能诊断的准确度，也是一个需要解决的问题。

（四）应对挑战的战略思路

在未来的中医智能诊断技术格局中，应当发展出一种或一类高度智能化的、普适的技术方法，其远期目标应该是能够在一定程度上替代医生工作的智能诊断方法。[10]因此，为了应对智能诊断技术中存在的上述挑战问题，并构建这种高智慧的智能辨证诊断系统。本报告认为，今后研究的主要努力方向应集中在以下四个方面：

第一，探索一种能统一现有诊断—辨证方法的理论模型。目前，根据中医诊断学教科书总结的内容，八纲辨证、脏腑辨证、六经辨证、三焦辨证、卫气营血辨证和经络辨证是目前常用的中医辨证方法。这些辨证方法需要采集的诊断信息是相对固定又有所不同的，如果能够建立一种统一诸种辨证方法的新的普适辨证模型，那么基于此模型构建的诊断技术应该能够在一定程度上解决标准不统一的问题。

第二，针对中医智能诊断中存在的准确度问题，须积极寻求科学、高效的方法和技术手段。该问题的关键在于，如何有效利用患者信息与现有医学知识进行精准的诊断推理。目前，业界主要采取两种方法来解决这一问题：一是借助专家经验知识进行推理；二是通过病案数据学习并提炼推理规则。前者主要依赖知识工程，即将专家经验系统化、结构化，转化为可描述、可存储的知识体系，进而利用相应的推理算法得出诊断结论。此种方法的特点是推理过程清晰明了，易于理解。后者则侧重于数据工程，通过运用先进的算法，直接从病案数据中学习并生成推理规则，无须过度依赖特定领域的专家知识。这两种方法各有优势，可根据实际需求和场景灵活选择与应用。如果能探索出一种新的方法，既可以不断学习已有经验知识，形成推理模型，又能不断学习现有病案数据，根据中医四诊装备采集的信息结合辨证论治结果再形成新的知识用于推理，就能很好地解决中医诊断理论与方法不客观带来的准确度问题。

第三，必须深化中医药数据信息存储与传输的规范化、标准化与行业化。中医药学拥有数千年深厚的医理知识与临床数据积淀，这些数据以文言文的形式散见于古代文献之中。为了使这些数据转化为可计算且具有实际价值的知识，必须按照数据科学的原则进行系统性整理。目前，国内已有一些单位致力于中医药文献的整理工作，并取得了一定成果。然而，尽管这些数据量庞大，但尚未达到计算机科学所定义的“大数据”标准，因此需要进一步遵循数据科学的规范进行处理。同时需要根据行业特点制定中医药数智诊疗过程中信息存储与传输标准，从而解决信息安全与隐私方面的问题。

第四，解决交叉学科人才短缺的问题，应积极推动中医与计算机领域的复合型研究人员的培养。中医智能诊断的研究工作需要计算机科学与中医药学两大领域的紧密合作，以及计算机专家与中医学者的深度沟通。鉴于两个领域之间存在显著的差异，沟通的难度和成本往往较高。同时，各自的专业壁垒深厚，信息在交流过程中不可避免地会出现一定程度的损失。因此，需要培养一批既精通计算机科学又具备中医药学知识的专业人才，以填补方法学创新上的空白。

五、中医智能诊断技术的前景展望

本报告认为，中医智能诊断技术在未来具有无限的潜力。一方面，现代信息技术的革新为中医诊断手段的发展带来了契机；另一方面，越来越多的研究者和人民大众开始关注中医药现代化发展与中医智能诊断技术应用。但是我们也认识到，关于中医智能诊断技术的研究更多的是侧重于某一具体方面，缺乏系统性，总体水平偏低，与同类型西医诊断设备的临床应用差距远较大。基于此，本报告提出中医智能诊断技术的前景展望如下。

（一）技术发展趋势与创新方向

（1）智能化、个性化和精准化。人工智能、大数据、云计算、物联网等现代科技的发展为中医智能诊断提供了强大的技术支持。通过运用人工智能技术，中医四诊信息可以实现客观化、标准化表达，提高诊断的准确性。此外，通过大数据和云计算，中医诊断可以实现数据挖掘和分析，为临床决策提供依据。而物联网的发展，则使得中医四诊技术可以实现设备的远程监控和数据共享，提高了诊断的便捷性。

智能化将是中医智能诊断技术的发展趋势之一。随着人工智能技术的飞速发展，中医智能诊断系统将具有自主学习、获取新知识的能力，能够更好地处理复杂的中医数据，提高诊断的准确性和效率。此外，智能化诊断系统还将能够根据患者的个体差异，提供个性化的诊断方案，提高治疗效果。

个性化将是中医智能诊断技术发展的追求方向。在保证诊断准确性的前提下，中医智能诊断技术将更加注重患者的个体差异，通过分析患者的遗传信息、生活习惯、病情历史等数据，为使用者提供更加符合个人体质和当前实际情况的个性化诊断及治疗方案，提高治疗效果。

精准化将是中医智能诊断技术的发展目标之一。随着现代医学检测技术的进步，中医智能诊断技术将能够获取更加全面、准确的微观指标数据，如生化指标、免疫学指标、分子生物信息等，从而实现与现代医学的微观信息全面综合的病证精确诊断。[11]

（2）高效率、更准确和有依据。中医智能诊断技术的未来发展，应致力于提升诊断的精确性与效率，降低误诊率，以减轻医生的工作负担。[12]特别是应当做到让中医诊断有据可依。在脉诊方面，应当不断引入新型人工智能技术，实现脉象的自动识别和分析，通过脉象的客观化、标准化表达，提高诊断的准确性。在舌诊方面，通过深度学习等技术，实现对舌象的自动分割和分类，提高诊断的效率。在面诊和舌诊方面，通过图像处理和计算机视觉等技术，实现对患者舌象与面部的自动检测和分析，基于数据分析和中医经典理论总结舌象、面部分候脏腑的实际情况，为临床医生的判断提供客观依据。

（二）未来市场需求与潜在应用领域

随着人们对健康需求的日益增长，中医智能诊断技术在健康管理、中医养生、中药研发等领域的需求将不断增加。中医智能四诊技术作为中医诊断的重要手段，其在中医辨证论治中的应用与实践将会得到更广泛的关注。

（1）数字化和智能化的深入融合。随着科技的发展，中医数字化已经进入技术深度融合阶段，这包括将人工智能、大数据、云计算、物联网和区块链等先进的数字技术应用于中医领域，从而为中医提供技术支撑，并解决传统中医诊断方法中可能存在的疗效评估模糊性问题。

（2）政策和市场的双重推动。中国政府为推动中医医疗器械产业的持续进步制定了一系列政策，这些政策特别注重提高中医医疗健康设备的数字化和智能化水平，为市场注入新的活力。因此，中医医疗器械市场呈现出稳步增长的态势，这些器械包括传统中医医疗器械以及与现代科技深度融合的现代中医医疗器械，共同促进了中医医疗行业的健康发展。《“十四五”中医药发展规划》和《中医药振兴发展重大工程实施方案》等政策的出台对研究机构和企业自主搭建和完善中医中药数字化重点实验室、工程研究中心和技术创新中心等科研基础条件平台提供了保障，未来有望布局一批中医中药科技创新重点项目和关键技术装备项目，从市场出发，在顶层设计上推动中医数智化设备的革新与应用。

（3）在中医药大健康领域的广泛应用。人工智能技术在中医药诊疗中的应用正逐渐增多，涵盖数据挖掘与采集、数据处理与分析以及中医药垂直领域的大语言模型等多个方面。这些技术的应用有助于将海量的古籍文献和临床诊治经验进行结构化、科学化的表达，为中医诊疗的客观化标准与评价体系的建立提供有力支持。同时，人工智能还能有效弥补中医药领域高质量人才短缺与资源分布不均的问题，为中医药事业的发展注入新的活力，拓宽中医药“互联网+”应用场景。

在健康管理领域，中医智能诊断技术可以通过对患者的舌苔、舌质、舌象等数据的分析，判断患者的身体状况，为健康管理提供依据。同时，通过对患者的历史病历、生活习惯等信息进行分析，可以为患者制定个性化的健康管理及中医养生方案，提高健康管理的效果。

中医智能诊断技术还可以拓展应用于中医疾病预测、疾病治疗、康复养生等领域，为中医辨证论治提供更加科学、更加精准的依据。相关技术在中医辨证论治中的应用与实践将会得到更广泛的关注。

中医智能诊断技术的发展将对未来中医医疗的发展产生深远的影响，政策法规和行业标准对中医智能四诊技术的发展起到了重要的推动作用。这些法规和标准的制定和实施，为中医智能诊断技术的发展提供了政策支持和技术指导，推动了中医药现代化进程。[13]中医智能诊断技术的发展趋势表明，未来中医诊疗将更加注重个性化、精准化治疗，并与西医相结合，可能形成中西医结合的数字化诊疗新模式。这将为中医诊疗带来更广阔的发展空间，在中医辨证论治中发挥更大的作用。

参考文献

[1] 石英杰．基于病机模型的胸痹病中医智能辅助诊断方法研究［D］．北京：中国中医科学院，2021.

[2] 李楠，毛晓波，于佳瑞，等．中医智能化发展探析［J］．卫生软科学，2021，35（2）：70－72.

[3] 崔骥，许家佗．人工智能背景下中医诊疗技术的应用与展望［J］．第二军医大学学报，2018，39（8）：846－851.

[4] 许朝霞，王忆勤，颜建军，等．基于支持向量机和人工神经网络的心血管疾病中医证候分类识别研究［J］．北京中医药大学学报，2011，（8）：539－543.

[5] 王恩成，唐琳，王健，等．慢性乙型肝炎中医证候聚类分析研究［J］．中国中西医结合杂志，2014，34（1）：39－42.

[6] 孙亚男，宁士勇，鲁明羽，等．贝叶斯分类算法在冠心病中医临床证型诊断中的应用［J］．计算机应用研究，2006，23（11）：164－166.
[7] 刘智，桑国明，鲁明羽．基于属性加权朴素贝叶斯的冠心病辨证模型［J］．广西师范大学学报（自然科学版），2008，26（4）：67－70.
[8] 胡晓晨．基于深度强化学习的中医序贯诊疗方案优化方法研究［D］．北京：北京交通大学，2019.
[9] 马旭翔，李勇枝，许家佗．舌诊信息化技术在证候诊断及疗效评价中的应用［J］．中国中医基础医学杂志，2018，24（12）：1716－1719.
[10] 文志华，夏帅帅，刘东波，等．中医智能辨证诊断技术的演进与问题探讨［J］．世界科学技术——中医药现代化，2021，23（11）：4298－4304.
[11] 石玉琳，胡晓娟，许家佗．中医病证智能化诊断与分类研究进展［J］．中国中西医结合杂志，2019，39（6）：763－768.
[12] 朱晓敏．小儿癫痫疾病的中医辅助诊疗方法设计与研究［D］．福建：福建中医药大学，2023.
[13] 王凯霞，王棣丞，胡蒙惠，等．智能技术在中医诊断学四诊中的应用探讨［J］．中医临床研究，2022，14（7）：107－109.

HB.04 智慧中医诊断设备发展现状及前景展望

闫 聪[①] 许书静[②] 张 洁[③]

摘 要： 随着科技的迅猛发展和医疗需求的不断增长，智慧医疗逐渐成为医疗行业的新趋势。在这一趋势下，中医作为中国传统医学的中流砥柱，智慧中医诊断设备在中医药现代化发展的过程中受到了广泛关注。智慧中医诊断设备利用现代科技手段结合传统中医理论和临床经验，辅助中医诊断、评估和治疗。通过采集、处理患者的生理数据和临床信息，利用生物传感技术、人工智能和大数据分析等技术手段，实现对患者疾病情况的智能诊断和个性化治疗方案的制订。这为中医诊断提供了新的技术支持和发展机遇，有望推动传统中医诊断模式朝智能化、个性化、精准化方向发展，为中医药的传承与发展注入新的活力。本报告旨在对智慧中医诊断设备的发展背景、市场与研究现状和前景展望进行探讨。

关键词： 智慧中医；诊断设备；中医智能化；中医四诊；人工智能

一、智慧中医诊断设备的发展背景

（一）传统中医诊断方法概述

中国传统医学在诊断方面拥有独特的理论体系和丰富的临床经验，传统中

---

① 闫聪，北京中医药大学生命科学学院教授。博士生导师。研究方向：智慧中医诊疗装备及中医药数字化产业研究。

② 许书静，北京中医药大学生命科学学院研究生。研究方向：智慧中医诊疗装备研究。

③ 张洁，北京中医药大学生命科学学院讲师。研究方向：中医药前沿技术研究。

医诊断方法主要包括“望、闻、问、切”四诊法。望诊是通过观察患者的面色、舌苔、眼睛、肢体活动等外在表现来推断患者疾病情况的诊断方法。例如，医生可以通过观察患者的面色红润或苍白、舌苔的颜色和厚薄、眼神是否有神等来判断患者的健康状况。闻诊是通过患者的声音、气味等来判断疾病的诊断方法。医生通过听取患者的声音、呼吸声、咳嗽声等，以及闻取患者的口气、体味等，来推断患者的肺气、胃肠功能等情况。问诊是通过与患者进行交流，询问患者的病史、症状，以及饮食、睡眠、排泄等生活习惯来判断疾病的诊断方法。切诊是通过触摸患者的脉搏、腧穴等来判断疾病的诊断方法。医生通过脉搏的频率、强弱等特点来推断患者的脏腑功能、气血运行情况等。这些传统诊断方法在中国数千年的医学发展历史中发挥了重要作用，但由于其诊断结果往往依赖医生丰富的经验和观察能力，存在主观性强、诊断一致性差等问题，缺乏一定的客观性和标准化。随着现代医学与科技的不断发展和进步，传统中医诊断方法也结合现代科技，对诊断准确性和科学性的提高做出了许多尝试和进步。

（二）现代科技与传统中医的智慧结合

现代科技的迅速发展与智慧医疗的兴起给传统中医带来了新的发展机遇和挑战。为了更好地满足人们日益增长的健康需求，提高中医诊疗水平，现代科技与传统中医开始了深度融合。随着信息化技术、人工智能技术、医疗设备制造技术等的蓬勃发展，许多结合高新科技的智慧中医诊断设备应运而生。如结合智能图像识别技术及智能诊断辅助系统的舌诊仪、脉诊仪等，为中医诊断提供了新的手段和依据。这些设备通过智能化、信息化的手段，对患者的脉象、舌象等信息进行采集和分析，使得中医诊断过程更加智能化和个性化。智慧中医诊断设备可以根据患者的病情和个体特征，提供针对性的诊断结果和治疗建议。同时，智慧医疗平台可以将患者的诊断数据进行集中管理和分析，为医生提供更加全面和准确的诊断依据，提高诊断的精准度和效率。

（三）国家相关政策的大力推进

近年来，国家高度重视中医设备的智能化研发。国家中医药管理局发布的《推进中医药高质量融入共建“一带一路”发展规划（2021—2025 年）》指出，要推进重大装备研发，抓住新一轮科技革命和产业变革的历史机遇，促进医工结合，与共建“一带一路”国家相关机构合作，依托国内外中医药机构成立中医药重大装备研究院，吸引国内外人才专家进行合作，开展中医药领域重大装备研发，加速科技成果向现实生产力转化，逐步实现中医药装备标准化、自动化、数字化和智能化，为中医药国内外发展提供重大设备支持[1]。国务院办公厅印发的《“十四五”中医药发展规划》指出，坚持遵循发展规律，正确把握继承与创新的关系，坚持中医药原创思维，坚持创造性转化、创新性发展，注重利用现代科学技术和方法，深入发掘中医药精华，在创新中形成新特色新优势，促进中医药特色发展[2]。国家中医药管理局发布的《“十四五”中医药信息化发展规划》指出，深入推进中医药与信息技术全面融合，探索构建中医药与数字化融合的多元场景，充分发挥数据作为新生产要素的关键作用，强化技术融合、业务融合、数据融合，统筹推进中医药数据资源的治理、共享及创新应用，加快中医药关键数字技术攻关，鼓励和支持智能中医设备研发及应用[3]。

此外，政府加大对智慧中医诊断设备研发和应用的资金支持力度，通过各类科技项目、创新基金、科技补贴等形式，向相关企业和科研机构提供资金支持，并鼓励企业、高校、科研院所等机构积极投入相关设备的研究与开发中，提升技术水平和创新能力，为智慧中医诊断设备的研发、生产和推广应用创造了良好的政策环境和发展机遇，有助于推动中医医疗服务朝智能化、个性化、精准化方向迈进。

二、智慧中医诊断设备的发展沿革

（一）智慧中医诊断设备的研发历程

智慧中医诊断研究至今已有四十余年的研究历程。20 世纪 70 年代末至 80 年代是医疗人工智能发展萌芽时期，主要是基于经验知识推理的专家诊断系统。1978 年，中国科学院自动化研究所与北京市中医院关幼波教授等合作研制出中国第一个专家系统——“关幼波肝炎诊断治疗程序”，此后又有一系列中医专家系统相继开发。这些系统为中医诊断模式向智慧化方向发展奠定了基础[4]。20 世纪 90 年代后，中医诊断与传统机器学习进行了一系列结合，研究人员对智能诊断展开了除专家诊断系统之外的更深入研究，将中医诊断与传统机器学习进行了一系列结合，包括监督学习、无监督学习两大类型。监督学习是利用已有的标注数据构建一个诊断的分类训练模型，用此模型对未知数据进行识别与判断；无监督的学习方法则不依赖标注，主要有关联规则学习、聚类等算法。同时，神经网络技术同样也受到了大量研究者的重视，通过对患者四诊信息等样本的学习，模拟医生辨病辨证思维，识别自变量与因变量之间的复杂关系，构建一种非线性函数关系。随着研究的深入，越来越多研究者趋向采用多种技术混合的方式进行中医诊断的研究，能有效处理原来诊断推理上的一些不足，提高智能辨证系统的准确性和高效性[5]。

（二）智慧中医诊断设备的商业趋势

中医药行业正处在时代的风口，智能化中医设备也正在蓬勃发展的关键阶段，市场规模逐年增长。2016—2020 年中国中医药行业市场规模以 19.4% 的年复合增长率持续增长，到 2020 年中医药行业市场规模达 28254.3 亿元，预计未来 5 年中国中医药行业市场规模将保持约 14.2% 的年复合增长率持续高速增长，到 2025 年市场规模有望达到 48071.7 亿元[6]。2022 年中国中医器械行业市场规模达到 188.9 亿元，2016—2022 年中医器械行业市场规模年复合增长率达到 14.8%，预计到 2025 年市场规模超过 240 亿元。

近年来，中医医疗器械生产企业的数量及规模不断扩大。截至 2022 年底，全国中医医疗器械生产企业共有 1791 家，同比增加 220 家，相比于 2018 年的 555 家，复合增长率达 34.03%。截至 2022 年，高新技术企业 197 家，科技型中小企业 241 家，可生产Ⅰ类中医医疗器械产品的企业 1614 家，可生产Ⅱ类产品的企业 621 家，可生产Ⅲ类中医医疗器械产品的企业 37 家。截至 2022 年底，全国中医医疗器械生产企业拥有产品注册证 3229 张，同比增加 693 张。其中，Ⅱ类产品注册证 693 张，同比增加 152 张。Ⅰ类产品备案 2536 张，同比增加 541 张[7]。

三、智慧中医诊断设备的发展现状

（一）智慧中医诊断设备的分类与技术

智慧中医诊断设备的研发大多基于传统中医“望、闻、问、切”四诊的基本原理来进行，研发热点从单项信息的智能化诊断发展到四诊信息一体化，或集成血压、体温等其他生理信息的综合智能诊断。

1. 智慧中医“望诊”设备

望诊是对患者外在表现的辨识，在四诊中占有重要地位。传统诊断主要依靠医者目测，具有高度的主观性，故而一系列关于望诊的客观化研究逐渐展开。在目前的智慧中医“望诊”设备中，望面及望舌是两个主要研发方向，其目前核心技术主要在于图像数据的处理[8]。

（1）望面色

在中医理论中，面部可以直接反映患者部分健康状况，中医面部色诊的客观量化研究主要围绕人体不同健康状态下的面色进行评价。近年来，许多学者与企业对面色的望诊进行了算法的优化提升和设备的开发升级。基于图像分析和光谱技术的面色信息分析是面色客观量化研究的主要方法。基于图像数据的分析主要由图像信息采集系统和图像特征处理系统实现。其中，图像信息采集系统目前仍主要应用数码成像设备采集信息资料，通常由光源、感光系统和采集环境组成[9]。借助 RGB、HSI 以及 Lab 颜色空间参数实现量化分析与评价。面色或舌色的识别受光源环境影响较大，传统望诊要求在自然光线下，然而其具有不稳定性，可能会导致颜色识别的偏差，故而需要采用统一的标准照明体光源来减少这方面的误差[10]。图像特征处理系统则由图像分割与定位、图像特征提取、特征智能分类等组成。图像分割与定位包括对图像人脸的分割与面部色诊的定位[11]。关于图像特征提取与智能分类，有直接用 RGB 或 HSI（HSV）等数据值反映面色者，也有将其转化成面色指数、唇色指数及光泽指数等来表现面色者，“指数”的形式更接近中医的“五色”理论。基于光谱技术的色泽数据采集，可以根据不同标准照明体的光谱特点进行均一化处理，对同一样本可以获得相同色度学结果，具有更好的准确性和效率，在未来的智慧中医“面色”诊断研究中具有更好的应用前景，但其便携性和波长分辨率仍需得到进一步提升[12]。

（2）望舌象

舌诊是通过观察舌的状态得到人体健康相关信息，与脏腑经络、气血津液密切相关，在辨证过程中发挥不可或缺的作用，是望诊中的重要内容，也是智慧中医“望诊”设备研发中的重要环节。

智能化舌诊主要研究舌色、舌质、舌苔等方面的客观化识别，具体操作包括舌象图片采集、舌象特征处理（如色彩校正、舌体分割、苔质分离）以及舌象特征识别（舌色苔色颜色识别、舌质苔质特征识别、舌形舌态特征识别）等[13]。目前，国际标准化组织已出版舌诊仪相关国际标准，指定了计算机化舌头图像分析系统运行所需的光源环境。标准规定照度应为500～13000lx，色温应为3000～7000K，显色指数和照明分布的有效表面积均应超过90%[14]。

目前，经备案的智慧中医望诊设备有上海道生医疗科技有限公司的舌面诊测信息采集系统、手持式舌象仪，芜湖圣美孚科技有限公司的中医舌面象仪，慧医谷中医药科技（天津）股份有限公司的中医舌象信息采集管理系统，湖南祉云医疗科技有限公司的中医面舌信息采集系统，上海中医大资产经营有限公司、依脉人工智能医疗科技（天津）有限公司、天津市天中依脉科技开发有限公司的舌诊仪等。

2. 智慧中医“闻诊”设备

闻诊是通过患者病体发出的各种异常声音和气味，以诊察病情的方法，包括听声音与嗅气味两方面内容[15]。其中听声音多称为声诊，将语音信息作为分析的对象，同时咳嗽声、哮鸣音、肠鸣音等患者被动发出的病理生理性声音也属声诊研究的范畴。嗅气味则是嗅诊，囊括患者口腔、周身、排泄物和分泌物等所散发的气味[16]。无论是声诊还是嗅诊，在普遍应用中都缺乏客观化的诊断流程和临床依据，故而智慧中医“闻诊”设备的研发也亟待推进。

（1）声诊

国内声诊客观化研究中应用的主要方法与技术有离体喉方法、空气动力学方法、声图仪方法、频谱分析方法、声音传感器和微计算机声音采集分析系统等[17]，这些方法与技术被广泛运用于当今智慧中医声诊设备的开发中。声诊中纳入的临床数据主要由两部分组成，一是患者的语音特征，二是咳嗽、呼吸等生理或病理性的非语音特征，二者通常都用于研究不同疾病、体质、证型等人群的声音特征是否存在一定共性，以便进行后续闻诊设备的研发。在对患者语音信息的研究中，音高、音量、音长、音域、语速、谐波、顶频、共振峰、频率微扰、振幅微扰、谐噪比、基频、振幅、噪声能量等基础物理特征被用来作为观察指标，目的是探究不同语音特征与患者健康状态、疾病证型、体质类别等因素的相关性[18-19]。咳嗽是研究最为广泛的非语音特征，应用范围相对局限，通常用于肺系疾病的证型辨别与治疗。通过咳嗽声音大小、性质、长短、深浅等特点，可以在临床中确定病因病机，判断咳嗽证型。其余非语音特征也有一定的相关研究，如肠鸣音在脾胃疾病诊断中的识别研究等。

（2）嗅诊

智能嗅诊设备是一种对气体具有高度交叉敏感性的智能设备，主要由气体采集器、气体传感器阵列和信号处理系统三部分组成[20]。气味的特征可以借助于直接顶空分析、红外光谱法、气相-液相色谱等分析方法进行研究[13]。现有智能嗅诊技术多分析患者的口腔呼气，其过程主要包括气体取样、气体成分分析和疾病诊断三个步骤。目前，国内智慧中医嗅诊设备和相关技术成果主要集中在针对糖尿病或胃部疾病患者的研究[21]，市场中的嗅诊相关设备多用于教学或科研用途，真正应用在医疗场景较少。

3. 智慧中医“问诊”设备

中医问诊使医生在与患者交谈中获取患者的相关有效信息，包括患者的主诉、现病史、既往史、个人史、家族史等。问诊所获的信息在事实上较为客观，但问诊内容的确定受医生主观影响较大，使得问诊在临床中有着较高的门槛[22]。随着中医诊断客观化的推进和发展，现代中医问诊信息的采集和诊断也朝智能化规范化的方向发展。相关研究主要集中于以下三方面：

（1）问诊信息的获取方式。最初中医问诊信息的采集需要通过医患面对面沟通，进行人工录入，这种方式能够获取详细的针对性的临床信息，但存在信息录入速度慢、易出错等问题。随着智能问诊系统与设备的开发，问诊信息的采集也逐渐智能化，患者可以在线填写健康问卷、记录病史及症状的文字或图片信息，或通过语音识别技术，患者可以直接向智能设备描述自己的主诉症状，系统进行语音识别记录病案，部分设备还基于中医问诊知识开发人机交互功能，引导患者提供相关症状信息，由系统进行理解与分析，作出智能诊断。

（2）问诊量表的采集内容。量表是临床中一种常用的诊断测量工具。在中医的问诊过程中，借助标准化调查问卷与使用量表进行患者症状采集的方式被广泛应用，以期达到规范性与标准性。中医辨证量表的研究也在智慧问诊的发展中起到关键作用，尤其在专科专病的诊断辨证中。量表的具体条目内容则以中医传统问诊逻辑与知识为基础，如 GB/T 40665. 3—2021《中医四诊操作规范　第 3 部分：问诊》等，按照不同的部位和功能，进行主要及次要症状信息的采集，以便后续的智能诊断辨证。

（3）问诊数据的智能分类。对患者问诊数据进行智能诊断分类的前提是症状、证候、病名等相关术语的标准化、规范化，将不同表述方式的相似概念归一化，以确保医生和系统对患者信息的理解一致性。目前，相关的术语有 GB/T 16751.1—2023《中医临床诊疗术语　第1部分：疾病》、GB/T 16751.2—2021《中医临床诊疗术语　第2部分：证候》等[23]。自然语言处理则是智慧中医问诊的核心技术点，主要用于从大量与患者的非结构化问答中或病案文本中自动抽取领域相关术语、实体关系、事件等，进行语义分析，从构建的知识库中找到最合适的回答方式与患者交流，模拟问诊获取信息[24-25]。基于采集到的临床信息和问卷数据，可以利用数据分析和挖掘技术，发现患者病情的规律和特征，运用机器学习和深度学习技术构建智能辨病辨证模型，对患者病情进行预测和分类，实现中医问诊的智慧化。

4. 智慧中医“切诊”设备

切诊主要指脉诊。传统中医脉诊是一种通过手指切按患者桡动脉，观察患者的脉搏形态、节律、速度等特征来判断患者的健康状况和病情的诊断方法，具有悠久的历史和丰富的临床经验。在传统中医诊断中，脉诊结果对疾病的辨证起着至关重要的作用。但脉诊结果很大程度上受制于医生主观判断和经验积累，诊断结果缺乏客观性和可重复性。近几十年，脉诊仪的研发和更新给中医脉诊教学、诊疗方面提供了一定帮助，研究者通过开发各种传感器、信号处理技术和人工智能算法，实现对中医脉诊的客观化检测和量化分析。

现有对智慧中医脉诊设备的研究基本包括脉搏波形采集、预处理、特征提取与分类[26]。脉诊仪的核心在于传感器的类别及其探头分布与组合方式。传感器与脉象信息质量高度相关，用于脉象采集的传感器按工作原理分为压力式传感器、光电式传感器、超声多普勒式传感器等。目前，压力传感器是目前脉诊仪中应用最为广泛、技术最为成熟的一种，兼具低成本与高精度，且测量原理与传统中医“浮、中、沉”脉诊原理相似。压力传感器又可分为传统刚性传感器与柔性传感器。刚性传感器按照传感原理可分为压电式传感器、压阻式传感器、电容式传感器。压电式传感器的敏感元件由压电材料制成，配合电荷采集和放大电路可以用于检测微小形变带来的压力变化。压阻式传感器一般利用压敏材料的压阻效应结合微机电系统（MEMS）工艺制成；电容式传感器是通过形变引起敏感元件的电容值变化来反映压力的变化。而柔性传感器更具有轻薄、透明、拉伸性好的特点，但精度上与传统刚性传感器仍有一定差距[27]。

传感器对脉搏波动进行客观记录，经降噪、纠正基线漂移等预处理，再通过时域分析、频域分析、时频分析、曲线拟合等进行波形特征提取，来对脉图进行识别分类。时域分析是通过提取时域变化中脉搏波信号中一些有明确生理意义的点（如主波、重搏前波和重搏波高度、比值、时值、夹角、面积值的参量分析）来作为评价脉搏波的特征点，将其与对应的生理因素结合起来探索临床医学中的价值，具体包括直观形态法、多因素识脉法、脉图面积法、脉象速率图法等。频域分析通过离散快速傅立叶变换将时域的脉搏波信号变换到频域，从脉搏波频谱中提取与人体生理病理相应的信息，其优点是保留了脉搏波中的全部信息，包括功率谱分析和倒谱分析。时频分析是把一维信号表示成一个时间和频率的二维函数，时频平面能够描述出各个时刻的谱成分，常用的方法有短时傅立叶变换和小波变换[28]。

经备案的智慧中医脉诊设备有上海道生医疗科技有限公司的脉象诊测信息采集系统、芜湖圣美孚科技有限公司的中医脉象诊断系统、北京斯脉福科技发展有限公司的中医四脉脉诊测量仪、天津国民健康技术有限公司的中医自动脉诊仪、天津帕斯泰克医疗器械有限公司的三探头中医脉诊仪，以及依脉人工智能医疗科技（天津）有限公司、湖南世道正脉医疗器械科技有限公司、南京大经中医药信息技术有限公司、中防通用河北电信技术有限公司、天津市天中依脉科技开发有限公司的脉诊仪等。

5. 智慧中医一体化诊断设备

除单一元素的智慧中医诊断设备外，一体化诊断也是近年来的研究趋势和热点。一体化设备将多功能模块进行集成，包括舌面信息采集、声音采集、脉象采集等，能够全面、多角度地对患者的临床信息进行采集和分析。设备内部能够实现各功能模块的数据互联互通，将多模态数据融合分析，在智能诊断算法的基础上提高综合诊断能力。但智慧中医一体化诊断设备在具体实现的过程中仍有困难，目前，舌面信息与脉象信息的集成虽已初具雏形，但闻诊信息的一体化还有待研究。

（二）智慧中医诊断设备的应用场景

1. 临床诊断

在临床诊疗场景中，智慧中医诊断设备发挥着其多功能特性的优势，为医疗诊疗提供了全新的解决方案。这些设备不仅能够全面采集患者的生理参数（如脉搏、心率、血压等），而且能够收集患者的舌苔状态、面部特征等丰富信息。利用先进的人工智能算法，这些设备能够对采集到的数据进行综合分析，并在短时间内快速准确地输出智能诊断结果，为医生提供了可靠的辅助。这种辅助使得医生能够更加全面地评估患者的病情，并做出更为精准的诊断判断。一旦诊断确定，医生可以立即根据智慧中医诊断设备提供的结果制订个性化的治疗方案，并根据监测数据及时调整治疗策略，以提高治疗效果和患者的康复速度。

2. 健康监测

智慧中医诊断设备在健康监测领域拥有广泛的应用场景，为用户提供了全方位的健康管理服务。这些设备通过监测患者的生理参数、行为习惯等多维数据，能够为用户量身定制个性化的健康管理建议，助力他们预防疾病、改善生活方式。对于慢性病患者而言，智慧中医诊断设备的应用尤为重要。例如，针对高血压、糖尿病、心血管疾病等慢性病，设备能够持续监测患者的四诊信息变化，帮助患者及时调整生活习惯和控制病情。在康复阶段，智慧中医诊断设备同样发挥着重要作用。以中风康复为例，设备能够持续监测患者的舌苔变化、面部表情等特征，评估康复效果，并根据监测结果及时调整康复方案，为患者提供更加精准的康复服务。这些应用场景不仅提升了健康管理的效率和准确性，而且为用户提供了更加个性化、细致的健康管理服务，有助于提高人们的生活质量和健康水平。

3. 教学科研

智慧中医诊断设备的应用在教学和科研领域具有重要意义，为中医药的传承和创新提供了新的途径和方法。在教学方面，智慧中医诊断设备为中医学生提供了实践操作的宝贵机会。学生通过与这些设备的互动，可以模拟真实的临床操作，学习中医诊断的方法和技巧，加强对传统中医诊断方法的理解和应用，从而提高诊断能力和临床实践水平。在科研方面，智慧中医诊断设备不仅为中医医生和科研人员提供了方便快捷的病例分析和数据收集工具，更为中医药研究提供了宝贵的数据支持和技术手段。通过智慧中医诊断设备采集到的丰富数据，科研人员可以开展疾病诊断、治疗效果评估、病因研究等方面的工作，推动中医药的科学研究和临床应用。此外，智慧中医诊断设备还可以与其他医疗设备和技术相结合，开展多学科交叉研究，促进中医药的进一步现代化发展。

（三）智慧中医诊断设备的机遇与瓶颈

1. 智慧中医诊断设备的机遇

（1）政策支持

国家对中医药产业的发展高度重视，并已经制定了一系列政策支持措施，旨在促进该行业的健康发展。这些政策包括但不限于资金扶持、产业政策、市场准入等多方面内容，涵盖了从资金支持到市场营销的方方面面。在政府的政策支持下，智慧中医诊断设备作为中医现代化进程中的关键组成部分备受特别关注和大力支持。政府的政策措施为智慧中医诊断设备的发展提供了重要的保障和良好的发展环境，为推动技术创新、产业升级提供了有力支持。这些政策的实施将激发企业的创新活力，推动智慧中医诊断设备行业朝着更加科技化、智能化、高效化的方向迈进。通过不断提升技术水平和服务能力，智慧中医诊断设备行业将为中医药产业的进一步发展壮大贡献力量，推动中医药产业在国内外市场上的竞争力和影响力的提升。

（2）技术支撑

智慧中医诊断设备所依赖的传感技术、数据采集与处理技术以及人工智能算法等领域正处于快速的革新与发展之中。科技的不断进步和创新为这些技术提供了持续的动力，推动着智慧中医诊断设备的日益完善与演进。随着传感技术的不断进步，设备能够以前所未有的精准度采集患者的生理数据，为诊断提供更加可靠的基础。同时，数据采集与处理技术的提升使得设备能够更加高效地处理大规模的数据，从中提取出有价值的信息，为医生提供更全面的诊断依据。与此同时，人工智能算法的不断优化赋予了设备更强大的智能分析和预测能力，使得诊断过程更加快速准确。这些技术的进步不仅提高了设备在诊断中的准确性和速度，而且极大地增强了设备的智能化程度和用户体验，为临床医疗提供了更加全面和可靠的支持。随着智慧中医诊断设备的不断发展，其在中医诊疗中的应用前景将更加广阔，为医生和患者提供更加优质的医疗服务。

（3）市场需求

随着人们健康意识的增强，以及人口老龄化和慢性病高发的趋势日益显著，越来越多的人开始关注健康问题，并追求通过科技手段实现个性化、精准化的健康管理。在这一背景下，智慧中医诊断设备具有独特的优势和重要的作用。这些设备不仅能够为慢性病患者提供长期的监测和管理服务，而且能够根据患者的个体情况提供个性化的健康管理建议。通过持续的监测和数据分析，智慧中医诊断设备能够帮助患者及时了解自身健康状况，有效控制病情的发展趋势，从而提高生活质量。这种个性化的健康管理方式满足了人们对健康管理的需求，为他们提供了更加全面、贴心的健康服务，助力他们实现健康、幸福的生活目标。随着智慧中医诊断设备的普及和应用，将进一步推动健康管理模式的创新和完善，为人们带来更加科学、便捷、高效的健康管理体验。

2. 智慧中医诊断设备的瓶颈

（1）技术难题

在智慧中医诊断设备的研究中，技术本身的难题是最直观的挑战。例如，在智慧望诊设备的研发中，舌象与面象的动态识别技术是一个尚未成熟的领域。舌象受到环境、个体差异等多方面影响，其动态识别需要克服光线、姿态等复杂因素带来的干扰，以提高识别的准确性和稳定性。在智慧闻诊设备的研发中，困难主要体现在原始数据的采集与质量、多学科融合解决关键问题的技术等方面。对于闻诊而言，对气味的敏感度和识别能力是关键挑战，如何准确、全面地采集气味数据并进行有效的处理是亟待解决的问题。此外，智慧中医诊断设备在问诊方面也面临着一系列挑战，特别是中医古籍中通假字、一词多义、同义词、歧义词、抽象词等现象与相关术语的标准化问题，对智能模型建立造成了阻碍。此外，多模态数据融合的一体化智能诊断技术也是未来的研究重点，如何将脉、舌、望、闻等多种诊断手段的信息有效地融合起来，构建更加综合全面的智能诊断模型，将是智慧中医诊断设备研究的重要方向之一。这种综合利用多种诊断手段的一体化技术需要克服数据融合、算法优化、模型建立等方面的困难，从而实现智慧中医诊断设备在临床应用中更加全面、准确地辅助医生进行诊断和治疗[29]。

（2）数据安全与隐私保护

智慧中医诊断设备涉及大量的个人健康数据的采集和处理，尤其是望诊所采集的面部图像信息更为特殊敏感，直接涉及个人隐私，可能引发伦理纠纷、肖像权纠纷等问题，因此数据安全和隐私保护显得尤为重要。在数据传输、存储和处理过程中，设备必须采取有效的加密和安全措施，以确保数据不被非法获取和篡改。此外，必须建立健全的相关隐私保护法律法规，明确用户的数据使用权和隐私保护权，以便保护用户的个人隐私不受侵犯。只有这样，才能在确保数据安全的前提下，充分发挥智慧中医诊断设备的作用，为用户提供更加安全可靠的服务。

(3) 技术标准化与行业规范化

目前，智慧中医诊断设备的研发面临着相关技术标准和行业规范尚不完善的挑战。首先，中医传统诊断本身存在着一系列技术标准问题，如进行机器学习四诊标注样本数据的准确性与脉象的客观诊断分类等。这些问题直接影响着智慧中医诊断设备的诊断准确性和可靠性。其次，智慧中医诊断设备的制造涉及多个技术领域，但相关的技术标准和规范尚不统一，这导致了设备之间的兼容性和互通性存在一定的不确定性。这种情况不仅增加了设备研发和生产的难度，而且限制了设备的推广应用和市场竞争力。此外，为了更好地进行市场监管，更统一、更完善的行业规范也亟待推出。目前，智慧中医诊断设备市场缺乏统一的监管标准和行业规范，导致了一些低质量产品的涌现和市场秩序的混乱。因此，制定更加严格和具体的行业规范，加强对智慧中医诊断设备的监管，有助于提高设备的质量和安全性，维护市场秩序，保障用户的权益。

四、智慧中医诊断设备的前景展望

（一）守正与创新

尽管智慧中医诊断设备不断朝着高度智能化的方向发展，但其根本仍然是围绕着中医传统诊断思想展开的。这意味着，无论技术如何进步，设备的本质始终是在中医传统诊断的基础上进行创新。中医传统诊断思想源远流长，蕴含了数千年的历史智慧，强调观察患者的整体状态、倾听身体的声音、感知脉搏的微妙变化等。这些传统方法是智慧中医诊断设备必须尊重和传承的精髓，代代相传，至今仍被视为中医诊断的核心。

然而，随着科技的进步，智慧中医诊断设备也在不断引入现代科技手段和人工智能算法，以应对诊断的挑战和提升诊断的准确性和效率。这一趋势将会越来越明显，现代化与智能化程度也会越来越高。在守正创新的理念下，尽管设备技术日新月异，但其根基始终是建立在对中医传统诊断理论的理解和尊重之上。因此，在设计和开发智慧中医诊断设备时，必须充分考虑传统诊断方法的特点和优势，并结合现代科技手段进行创新，以实现对传统智慧的有效传承和发展。这种传统与现代、技术与智慧的结合，将为中医药产业的发展注入新的活力，为中医诊疗水平的提升做出更大的贡献。这种传统与现代、技术与智慧的结合，既保持了中医传统诊断的深厚底蕴，又拓展了诊断的广度和深度，为中医药产业的发展注入了新的活力。这种持续的融合与创新将成为中医药事业向前发展的重要动力。

在这一发展趋势下，智慧中医诊断设备将不仅是技术的载体，还是中医传统智慧与现代科技的有机结合，为中医药事业的传承与发展注入了新的动力。随着守正与创新理念的深入贯彻，智慧中医诊断设备的发展前景将更加广阔，为中医药产业的繁荣和传统文化的传承作出更为重要的贡献。

（二）一体化与信息化

未来的智慧中医诊断设备将趋向于集成一体化，将传感技术、数据采集与处理技术、人工智能算法等技术融合于一个平台上，实现设备功能的整合和协同，提供更全面、一体化的诊断服务。这种一体化的设备将能够更好地满足临床医疗和健康管理的需求，通过多种信息的综合分析，为医生提供更全面的诊断结果，帮助他们制订更科学的治疗方案。此外，一体化的智慧中医诊断设备还能够实现设备与设备之间的无缝连接和协同工作，从而提高诊断效率和医疗服务水平。这种一体化设备的优势在于它能够将多个功能模块融合在一起，使得医生能够在同一个平台上进行全面的诊断和治疗。传感技术可以实时监测患者的生理参数，数据采集与处理技术可以对采集到的数据进行分析和整理，人工智能算法可以根据分析结果提供智能化的诊断建议。这种集成一体化的设备不仅提高了诊断的准确性和效率，而且简化了医疗流程，提升了医疗服务的水平。

智慧中医诊断设备与互联网、大数据等信息技术的深度融合也是未来的发展趋势之一。通过互联网和大数据技术，智慧中医诊断设备可以实现设备之间和设备与平台之间的信息互联互通，实现医疗数据的共享和交流。通过实现设备间的无缝连接和协同工作，一体化的智慧中医诊断设备还可以实现医疗资源的优化配置。医生可以随时共享和获取患者的诊断信息，为远程诊疗和健康管理提供支持。这种设备的普及应用将极大地提升医疗服务的效率和质量，为人们的健康保障提供更为可靠的支持。这种信息化、智能化的智慧中医诊断设备不仅能够提高诊断的准确性和效率，而且能够促进医疗资源的优化配置和个性化诊疗服务。未来，随着技术的不断进步和应用场景的拓展，智慧中医诊断设备将成为医疗行业的重要支撑，为人们的健康保障提供更加强大的技术保障。

（三）从医院走向家庭

随着技术的不断进步和智慧中医诊断设备体积的持续缩小，我们正处在医疗服务模式转型的关键时期。未来的智慧中医诊断设备将逐渐朝着家庭化方向发展，将医院诊疗的专业性直接带入家庭。患者不再需要频繁地往返医院或诊所，他们可以在家中随时进行诊断检测，实现健康管理的无缝对接。这种趋势将大大提高诊疗的便利性和舒适度，使患者能够更加轻松地监测自身的健康状况，并在必要时采取及时的措施。

此外，智慧中医诊断设备还将进一步整合远程医疗技术，为患者提供更为便捷的医疗服务。利用远程医疗技术，医生可以通过智慧中医诊断设备后台对患者的健康状况进行远程跟踪，从而实时了解患者的病情变化，并及时提供医疗建议与服务。对于居住在偏远地区或医疗资源匮乏地区的患者而言，这种远程医疗功能具有极大的意义。他们无须长途跋涉前往医院，只需通过智慧中医诊断设备与医生进行远程沟通，便能够获得专业的医疗指导和治疗方案。这不仅大大缩短了患者就医的时间和降低了就医的成本，而且为医生提供了更广阔的服务范围和更多的医疗工作机会。这种全新的医疗模式消除了时空的限制，使患者可以随时随地与医生进行沟通和交流，享受到及时的医疗服务。同时，医生也能通过远程医疗技术实时监测患者的健康状况，为他们提供个性化的诊断和治疗方案。这种结合智慧中医诊断设备和远程医疗技术的医疗模式，将进一步提高医疗服务的质量和效率，为患者带来更为便利和舒适的医疗体验。

家庭化的智慧中医诊断设备不仅可以丰富个人健康管理的选择，而且为家庭医疗带来了全新的可能性。这一趋势将推动医疗服务从医院向家庭延伸，为人们提供更为便捷、高效的健康管理体验，助推全民健康事业向前发展。

（四）国际化发展

随着中医药在国际上的影响力不断增强，智慧中医诊断设备也将走向国际化，并在全球范围内发挥重要作用。未来，智慧中医诊断设备将致力于与国际标准接轨，以确保其在国际市场上的竞争力和可信度。这意味着，设备的设计、制造、测试以及运营管理等各个环节都将遵循国际化标准，以满足全球市场的需求，并提升用户体验和信任度。同时，智慧中医诊断设备还将积极开展国际合作与交流。与国际医疗设备制造商、医疗机构和研究机构展开合作，共同推动中医诊疗技术的国际化传播。通过与国际合作伙伴共享经验和资源，智慧中医诊断设备将不断吸取国际先进技术和管理经验，不断提升自身的研发能力和产品质量，以更好地适应不同国家和地区的医疗需求。

这种国际化发展的趋势将为世界各地的患者提供更加全面和先进的中医诊疗服务，推动中医药在国际舞台上的进一步发展和传播，促进全球中医药事业的繁荣与共享。这也将进一步巩固中医药在世界医疗领域的地位，为全球健康事业的进步贡献力量。

参考文献

[1] 国家中医药管理局．推进中医药高质量融入共建“一带一路”发展规划（2021—2025 年）［EB/OL］．（2021 - 12 - 31）．http：//www. natcm. gov. cn/guohesi/zhengcewenjian/2022 - 01 - 15/24182. html.

[2] 国务院办公厅．“十四五”中医药发展规划［EB/OL］．（2022 - 03 - 03）．https：//www. gov. cn/gongbao/content/2022/content_ 5686029. htm.

[3] 国家中医药管理局．“十四五”中医药信息化发展规划［EB/OL］．（2022 - 11 - 25）．http：//www. natcm. gov. cn/guicaisi/zhengcewenjian/2022 - 12 - 05/28427. html.

[4] 郭益雯，楚天舒，朱容钰，等．基于 SWOT 分析的中医人工智能现状与发展研究［J］．世界科学技术——中医药现代化，2022，24（1）：419 - 424.

[5] 文志华，夏帅帅，刘东波，等．中医智能辨证诊断技术的演进与问题探讨［J］．世界科学技术——中医药现代化，2021，23（11）：4298 - 4304.

[6] 中研产业研究院报告：2022—2027 年中国中医理疗行业市场深度调研及投资策略预测报［R］．中国产业研究院，2022.

[7] 中研产业研究院报告：2023—2028 年中国中医特色医疗器械行业市场现状调查研究与发展战略预测报告［R］．中国产业研究院，2023.

[8] 徐佳君，雷黄伟，高新皓，等．人工智能与中医诊断技术［J］．天津中医药，2021，38（5）：560 - 564.

[9] 李思汉，夏淑洁，赵文，等．中医四诊信息采集的方法与原则［J］．天津中医药，2020，37（3）：266 - 269.

[10] 朱蓉蓉，李福凤．中医色诊的客观化研究进展［J］．中华中医药杂志，2023，38（1）：256－260.

[11] 陈佳萍，杜正光，关贝，等．面部色诊客观化研究中的测定技术及其应用［J］．中华中医药杂志，2023，38（7）：3264－3267.

[12] 韩鹏鹏，王天芳，廖结英，等．中医面部色泽望诊的客观量化研究进展［J］．环球中医药，2021，14（4）：749－755.

[13] 夏淑洁，周智慧，李佐飞，等．四诊现代化研究原理与应用［J］．天津中医药，2020，37（3）：259－265.

[14] 张林子，周武，张洪来．自动舌诊技术的研究进展［J］．中国中医基础医学杂志，2023，29（5）：871－876.

[15] 王天芳，李灿东，朱文锋．中医四诊操作规范专家共识［J］．中华中医药杂志，2018，33（1）：185－192.

[16] 宋雪阳，许朝霞，王寺晶，等．中医闻诊客观化临床应用研究概述［J］．中国中医药信息杂志，2019，26（3）：141－144.

[17] 洪静，陈聪，许朝霞，等．中医声诊客观化研究进展［J］．中华中医药杂志，2019，34（11）：5324－5326.

[18] 鄢彬，王忆勤，郭睿，等.231 例中医3 种常见证型患者语音客观化采集与分析［J］．世界科学技术——中医药现代化，2014，16（12）：2586－2592.

[19] 孙乡，杨学智，李海燕，等．成人语音特征与9 种体质的相关性研究［J］．中国中医基础医学杂志，2012，18（4）：447－449，454.

[20] 何庆华，王正国，田逢春，等．电子鼻技术在医学中的应用［J］．中国医学物理学杂志，2010，27（5）：2125－2127，2132.

[21] 李红岩，李灿，郎许锋，等．中医四诊智能化现状及关键技术探讨［J］．中医杂志，2022，63（12）：1101－1108.

[22] 迪盼祺，夏春明，王忆勤，等．基于协同过滤算法的中医智能问诊系统研究［J］．世界科学技术——中医药现代化，2021，23（1）：247－255.

[23] 白逸晨，李海燕．基于中医专家思维的问诊信息模型构建及应用研究［J］．中国卫生信息管理杂志，2023，20（3）：339－345.

[24] 王俊文，叶壮志．人工智能技术在中医诊断领域应用述评［J］．世界科学技术——中医药现代化，2022，24（2）：810－814.

[25] 李本岳，李伟荣，潘华峰，等．人工智能对中医诊断的影响［J］．世界科学技术——中医药现代化，2020，22（5）：1624－1628.

［26］毕珊榕，吕东勇，王汉裕，等．人工智能在舌诊与脉诊中的应用探讨［J］．广州中医药大学学报，2018，35（2）：379－382.
［27］毕锐宇，赵云龙，朱枭龙，等．中医脉诊数字化研究进展及发展趋势［J］．传感技术学报，2021，34（4）：427－433.
［28］伶俐．中医脉诊客观化与数字化研究［J］．辽宁中医杂志，2006（2）：129－131.
［29］赵文，张佳，徐佳君，等．四诊合参智能化发展现状及实现路径［J］．中医杂志，2020，61（1）：58－62，67.

HB.05 智能可穿戴设备在诊前疗后健康监测中的应用与前景分析

肖　波[①]　周　佩[②]　翁　衡[③]　黄友良[④]

摘　要： 本报告旨在全面剖析智能可穿戴设备在诊前疗后健康监测中的应用现状，探讨其发展前景，以期促进其在医疗健康服务中的深度融合发展。通过考察智能可穿戴设备的技术原理、特性、应用场景及分类，本报告从政策引领、学术研究和产业发展等维度深入分析其发展现状，指出其面临的挑战，并提出针对性的策略，进而揭示其未来发展趋势。智能可穿戴设备集成了高精尖传感技术、无线通信、能源管理和人工智能技术，在诊前疗后健康监测中取得显著进展。政策引领、学术研究和产业的进步共同推动了智能可穿戴设备的蓬勃发展，展现出其在提升个体健康管理方面的巨大潜力。然而，目前智能可穿戴设备仍面临生理指标监测范围的局限性、数据的准确与可靠性、隐私与安全、临床应用与效果评估，以及伦理、法律和社会影响等主要挑战。展望未来，技术创新与整合、以用户为中心的设计、数据驱动的决策支持、法规伦理与隐私保护和全球健康与跨文化的适应将引领其持续发展。智能可穿戴设备在诊前疗后健康监测中展现出革命性的潜力，将推动个体健康和公共卫生服务的管理向更高效、智能化的方向发展。为有效应对现有挑战，建议加强技术创新、鼓励跨学科合作、完善法规伦理框架，并整合跨部门资源。

关键词： 智能可穿戴设备；健康监测；技术挑战；数据安全；法规伦理

---

① 肖波，工学硕士，广州中医药大学第二附属医院，研究实习员。研究方向：医学信号与信息处理，临床医学统计，中医药大数据挖掘与分析，中医药发展政策。

② 周佩，工学硕士，中国中医科学院中医药信息研究所，研究实习员。研究方向：中医药大数据挖掘与分析。

③ 翁衡，医学硕士，广州中医药大学第二附属医院，高级工程师。研究方向：数据挖掘与人工智能。

④ 黄友良，工学博士，北京中医药大学管理学院，副教授。研究方向：卫生政策与管理，中医药数智化，智慧医疗，数字人文。

一、引言

随着人口结构的变化，老年人群、慢性病患者以及儿童和青少年的健康需求越发凸显。这一趋势正促使医疗健康服务体系经历一场深刻的变革，从当前以临床诊疗为中心的服务模式逐步向诊前预防和疗后康复并重的综合性健康管理范式转变。在此背景下，信息技术的飞速发展，尤其是大数据、人工智能等前沿技术的融合应用，为数字化医疗平台和社区家庭医疗模式的发展提供了强有力的支撑，开辟了向个性化、远程化及连续性医疗健康管理迈进的道路[1]。这一进程无疑将提升医疗服务的效率与质量，促进医疗资源的优化配置，并最终实现从预防、诊断、治疗到康复、护理、康养的全方位全生命周期的新型医疗健康服务模式。

然而，在现行的临床实践中传统健康监测技术和手段面临诸多限制。常规体检、电子健康记录、实验室检测、医学影像学检查和侵入式监测等方法，无法满足实时、动态的健康数据采集、分析与应用需求，在很大程度上制约了新型医疗健康服务模式的有效执行。常规体检和实验室检测通常缺乏持续监测能力，难以实时捕捉患者健康状况的动态变化；而医学影像学检查尽管能够提供较为详尽的生理结构信息，但其高成本和操作复杂性限制了其在常规监测中的频繁使用；侵入式监测方法则可能带来感染风险，增加患者的身体和心理负担。此外，这些方法在即时性和便捷性方面的不足，进一步限制了它们在个性化健康管理和慢性病监控中的应用范围。

智能可穿戴设备正成为改变现有医疗体系和人类健康管理的新载体。作为可穿戴技术的先进成果，这类设备通过内置传感器、集成芯片等实现信息智能交互，是物联网技术、移动互联网、云存储技术和大数据技术不断融合创新的典范[2]。智能可穿戴设备在学术研究和产业发展方面均展现出显著的潜力和价值。在学术层面，针对这些设备的研发和应用研究，促进了医疗监测技术的创新，极大地丰富了科研人员对人体生理和病理状态的认识，推动了精准医疗和个性化健康管理策略的发展。在产业层面，智能可穿戴设备的普及和应用不仅催生了健康科技产业的新增长点，而且为健康保险精算和公共卫生政策制定提供了坚实的实证基础，支持行业参与者和决策者进行数据驱动的决策，促进了医疗健康产业的整体发展[3]。

鉴于此，本报告旨在全面剖析智能可穿戴设备在诊前和疗后健康监测中的应用现状，并深入探讨其发展前景，以期促进学术研究、产业发展和政策规划的协同发展，加速智能可穿戴设备与医疗健康服务的深度融合，助力全方位全生命周期的新型医疗健康服务模式的早日实现。报告首先对智能可穿戴设备进行综合概述，包括其技术原理与设备特性和应用场景分类等关键信息。其次，报告将从政与标准化、学术研究和产业发展等多个维度深入挖掘智能可穿戴设备在诊前疗后健康监测中的应用现状。再次，报告将揭示智能可穿戴设备在诊前疗后健康监测中可能面临的挑战，并有针对性地提出应对策略。最后，将对本报告进行总结与展望。

二、智能可穿戴设备概述

（一）技术原理与特性

智能可穿戴设备能够实时监测并记录个体的生理及行为数据，助力疾病的早期检测、治疗效果的评估以及治疗后的康复护理，为诊前疗后的健康管理提供了一种持续、动态的解决方案。

1. 技术原理

智能可穿戴设备基于生物物理信号向电信号的转换，并借助于智能分析系统来处理和解释这些信号。其技术框架包括传感器系统、数据存储与传输系统、能源管理系统以及智能软件系统，它们共同构建了一个融合了“感知—存储—通信—计算”功能的集成平台[4]，如图 1 所示。

（1）传感器系统

传感器是智能可穿戴设备的核心，负责收集用户的生理和行为数据。由生物敏感材料（酶、抗体、抗原等生物活性物质）[5-6]、相应的物理或化学换能器（如氧电极[7]、光敏管[8]等）和信号放大器组成，通过将生物物理信号转换为模拟信号（电信号），经模数转换器实现生理信号的数字化。此外，智能可穿戴设备还集成了加速度计和陀螺仪等传感器，以捕捉用户的运动和姿态信息[9]。

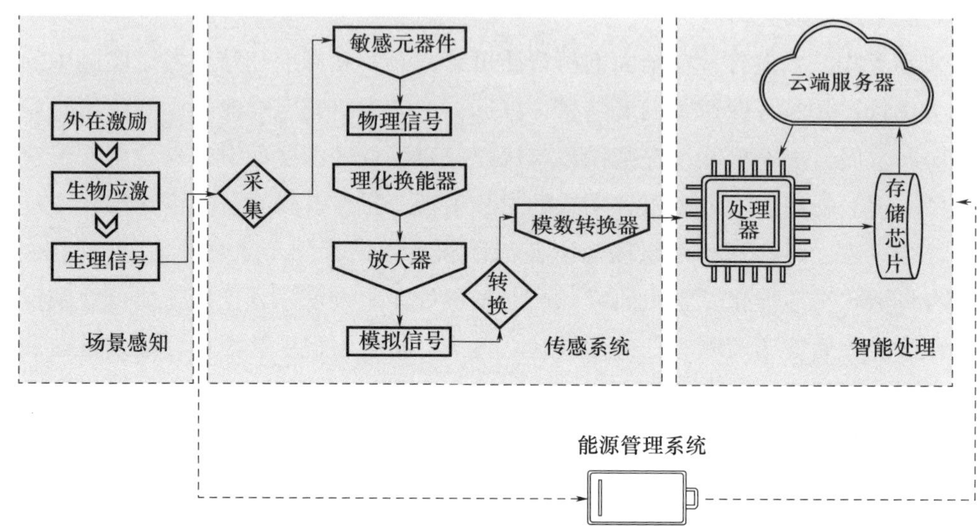

图1　智能可穿戴设备底层技术工作原理

（2）数据存储与传输系统

数据存储与传输系统负责将传感器系统收集的信息进行有效存储并传输至内置微处理器或云端服务器。这一系统通常包括内置的存储芯片和无线通信模块，如蓝牙、Wi－Fi 或 5G 技术。数据传输过程中，会采用加密算法确保信息安全，防止未经授权的访问和数据泄露。此外，数据压缩技术也被用于减少传输过程中的带宽消耗。

（3）能源管理系统

能源管理系统直接影响智能可穿戴设备的续航能力和使用便捷性。智能可穿戴设备通常采用微型、柔性、高能量密度的电池，如锂聚合物电池[10]，并配备电池管理系统以优化能源消耗。此外，一些设备还探索能量采集技术，如利用运动能或太阳能为设备供电[11－12]，以进一步延长设备使用时间。

（4）智能软件系统

智能软件系统是智能可穿戴设备的大脑，负责数据处理、分析和用户交互，由运行在设备上的嵌入式软件和后端云服务组成。嵌入式软件利用机器学习、人工智能等先进的算法，对收集的数据进行实时分析，提供健康监测、运动指导、疾病预警等功能。用户交互界面设计直观易用，允许用户查看健康数据、设置偏好和接收通知。后端云服务则提供数据存储、复杂计算和远程更新等功能，支持设备与用户手机或计算机的无缝连接。

2. 设备特性

智能可穿戴设备的特性体现在便携与舒适性、持续健康监测、个性化服务、多模态传感融合以及数据安全与隐私保护等方面。这些技术特征不仅展示了智能可穿戴设备在提升个体健康管理方面的潜力，也指明了未来发展方向。

（1）便携与舒适性

为实现这一特性，智能可穿戴设备采用先进的轻质材料与微型化电子组件，确保整体重量与体积的最优化[13]。同时，依据人体工学原则，设备的结构与形态经过精心设计，以减少用户在长时间佩戴过程中的不适感。界面材料的选择强调柔性与亲肤性，确保与用户皮肤的兼容，同时根据不同的佩戴部位特性，进行特定的优化处理，旨在减少潜在的压迫和摩擦，从而提升用户的佩戴体验。

（2）持续健康监测

得益于传感器的低功耗特性及电池续航能力的显著进步[14-15]，智能可穿戴设备可持续追踪和记录用户生理参数和行为模式，涵盖了心率、血压、睡眠质量以及日常活动强度等多个维度。通过分析连续收集的数据，智能可穿戴设备不仅为用户提供即时的健康状况反馈，而且能够帮助识别健康趋势和潜在风险，从而在疾病预防和管理方面发挥重要作用。此外，对于慢性病患者，智能可穿戴设备还能提供长期的病情监测，辅助医生进行更精确的治疗方案调整。

（3）个性化健康服务

运用先进的机器学习算法和大数据分析技术，智能可穿戴设备能够分析用户的健康档案、生理参数以及生活习惯，从而生成定制化的健康建议和干预措施。此类个性化服务不仅限于基础的健康指导，还扩展到饮食计划、运动处方和睡眠模式的优化策略[16-17]，以促进用户整体健康状况的提升。

（4）多模态传感融合

在高端智能可穿戴设备的设计中，多模态传感融合技术的应用已成为提升健康监测精度的关键策略[18]。该技术通过集成多种生理传感器，能够同步采集包括皮肤温度、心电图信号和运动加速度在内的多元生理数据。通过对这些异构数据的综合分析，智能可穿戴设备能够更精确地评估用户的压力水平和情绪波动等复杂生理状态。这种融合方法不仅丰富了健康监测的数据维度，而且为实时监测和理解个体健康状况提供了更为全面的视角，从而使智能可穿戴设备在个性化健康管理和精准医疗领域展现出巨大的应用前景。

（5）数据安全与隐私保护

在智能可穿戴设备的设计与实施过程中，为确保用户敏感信息的保密性与完整性，开发者采取了一系列多层次的数据安全措施，包括在本地对数据进行加密存储，在数据传输过程中采用先进的安全协议，以及在云端平台实施严格的数据访问控制机制[19]。此外，部分设备还提供匿名数据共享的选项，旨在促进科学研究的同时维护用户隐私权利。这些措施共同构成了一个综合性的数据保护框架，平衡技术创新与隐私权保护之间的关系。

（二）应用场景与分类

技术的迭代升级和用户需求的多样化，推动了智能可穿戴设备在健康监测及其相关领域的广泛应用。除提供持续健康监测和个性化健康管理等核心服务外，还在运动科学、安全响应以及社交互动等多个领域展现了其独特的应用潜力。在运动科学领域，智能可穿戴设备能够对运动强度、速度等关键指标进行精确测量和分析，从而辅助运动员和健身爱好者制订更为科学和高效的训练计划[20]。在安全响应领域，智能可穿戴设备内置的紧急求助功能能够在用户遭遇摔倒等突发事件时，迅速提供必要的援助[21]。此外，通过社交功能的整合，智能可穿戴设备促进了健康挑战和成就分享，从而增强了用户的参与度，并激励了健康行为的持续实践[22]。这些应用场景共同构成了智能可穿戴设备作为综合性健康管理平台的多元化价值。

依据智能可穿戴设备应用场景和功能特性，可分为消费级和医用级两大类别。消费级设备面向追求健康自我管理的普通用户，侧重于监测日常健康指标，常见的有智能手环、眼镜、服装与鞋类等；医用级设备则专为疾病患者设计，持续跟踪关键生理参数，为疾病风险评估和康复进程监测提供重要信息。此外，根据设备的使用目的、形态和技术特点，智能可穿戴设备还可进一步细分为基于皮肤的可穿戴设备、生物流体型可穿戴设备、可穿戴药物输送系统以及植入式可穿戴设备等，以满足不同用户群体的特定需求。

1. 基于皮肤的可穿戴设备

在智能可穿戴设备的范畴中，基于皮肤的可穿戴设备占据了显著的地位，其通过与皮肤直接接触的方式，实现了对生理状态的非侵入性监测。这类设备主要分为纺织品式和文身式两种形式。纺织品式设备[23-24]又称为电子纺织品，通过将传感器嵌入衣物纤维中，能够对体温、心率等生理指标进行持续监测，具有可伸缩性和大面积皮肤接触的优势。文身式设备[25-26]也称为电子皮肤，通过直接贴合于皮肤表面，能够精确捕获脑电图、肌电图等电生理信号，其高度的伸缩性和透明性使其在贴合和隐蔽方面展现出显著优势。

2. 生物流体型可穿戴设备

生物流体型可穿戴设备代表了健康监测技术的一项创新，其核心功能在于利用集成的微流控技术平台，通过分析汗液、尿液、眼泪等体液中的生物标志物[27]，实施健康监测及疾病诊断。例如，基于汗液的监测设备能够对电解质浓度、葡萄糖水平以及乳酸含量等关键指标进行测定[28]，并通过颜色变化或荧光强度的量化分析结果，为用户呈现精准的健康数据。

3. 可穿戴药物输送系统

可穿戴药物输送系统旨在通过高度集成化的设备为患者提供定制化的药物治疗方案。这类系统通常由药物储存单元、精确的控制单元以及高效的给药单元组成，并可通过多样化的形式实现药物输送，如贴片、智能绷带等可穿戴设备[29-30]。其设计核心在于根据预设的治疗程序或实时采集的健康数据来调节药物的释放速率和剂量。这种智能化的调节机制使得药物输送更加精准，从而显著提高治疗效果并减少潜在的副作用。例如，在糖尿病管理领域，通过监测血糖水平并相应调节胰岛素的释放，为患者提供更为精确和稳定的血糖控制方案。

4. 植入式可穿戴设备

这类设备通过与人体内的生物系统直接交互，提供一种全新的深入治疗和健康监测手段，典型的植入式设备包括脑机接口、心脏起搏器等[31-32]。在设计和实施植入式可穿戴设备时，确保其与生物体的相容性至关重要，这保障了设备能够在人体内长期稳定工作而不引发免疫过激或其他不良反应。此外，无线通信能力保证了设备与外部监测系统之间数据实时传输，使得患者能够在日常生活中保持相对自由的活动，同时接受持续的健康监护。为了克服电池寿命的限制，从而提高设备的使用效率，减少因电池更换而需进行的二次手术风险，研究人员正在探索创新的能量解决方案，如体内能量采集技术。尽管植入式设备具有高精确度的优势，但其植入和维护过程涉及手术风险，这要求医疗专业人员具备精湛的技术专长和丰富的临床经验。

三、在诊前疗后健康监测的应用现状

（一）政策与标准化

近年来，国家高度重视智能可穿戴设备行业的发展，制定了一系列政策与标准（见表1），构建了一个涵盖多层面、全方位的政策框架，为智能可穿戴设备的广泛应用提供了坚实的政策基础，同时也为其产业的健康发展营造了有利的环境。

1. 强化顶层设计

《“十三五”国家信息化规划》明确提出了从医疗救治向健康服务转变的战略目标，并强调了健康医疗相关可穿戴设备及微型传感器等技术与产品在疾病预防、卫生应急、健康保健、日常护理等领域的应用。《“十四五”国家信息化规划》进一步提出要积极开发智能辅具、智能家居、健康监测和养老照护等智能化终端产品，助力构建居家社区机构相协调、医养康养相结合的养老服务体系。在其他重要的政策文件中，也不同程度地强调了智能可穿戴设备在医疗、养老、消费等领域的深度融合，并推动其关键计量测试技术的研究与应用，同时向5G轻量化演进升级。智能可穿戴设备的应用与发展已上升为国家战略，多层次、全方位的顶层设计为其在未来医疗健康服务新态势的发展擘画了新的蓝图。

2. 完善标准化体系建设

中国可穿戴联盟同工信部等政府部门于2015年共同探讨并建立智能可穿戴设备行业标准体系，以确保智能可穿戴设备的安全性、智能性及可穿戴性。2024年3月，市场监管总局等部门在《贯彻实施〈国家标准化发展纲要〉行动计划（2024—2025年）》中进一步强调了健全消费类电子产品标准体系的重要性，着重提出了促进多品种、多品牌智能电子产品、移动通信终端产品、可穿戴设备等产品的互联互通。这些标准体系的建设不仅能够为消费者提供更加可靠的产品，而且为智能可穿戴设备行业的健康发展与持续创新提供坚实的基础和保障。

3. 健全“互联网+医疗健康”新模式

2017年12月，国家中医药管理局发布《中医药局关于推进中医药健康服务与互联网融合发展的指导意见》，强调设计开发适合老年人的健康监测可穿戴设备，并推进产生的相关数据资源规范接入各级中医药信息平台。2018 年 4 月，国务院办公厅颁发《关于促进“互联网 + 医疗健康”发展的意见》强调要加强临床、科研数据整合共享和应用，支持研发医疗健康相关的可穿戴设备等。2021 年 9 月，国家卫生健康委员会和国家中医药管理局在《关于印发公立医院高质量发展促进行动（2021—2025 年）的通知》中，鼓励有条件的公立医院加快应用智能可穿戴设备、人工智能辅助诊断和治疗系统等智慧服务软硬件，提高医疗服务的智慧化、个性化水平。这些政策推动了智能可穿戴设备在医疗健康领域的深化和发展，作为健康大数据应用的优选终端，智能可穿戴设备将在“互联网 + 健康医疗”背景下，不断催生新的应用场景和商业模式，以适应智慧医疗服务新业态。

表 1　智能可穿戴设备相关政策文件和标准

发布时间	发布单位	文件名称	主要内容
2015 年 3 月	中国可穿戴联盟、工信部	《中国可穿戴联盟标准》	建立可穿戴设备行业标准，保证可穿戴设备的安全性、智能性及可穿戴性
2016 年 12 月	国务院	《“十三五”国家信息化规划》	推动健康医疗相关的人工智能、生物三维打印、医用机器人、可穿戴设备以及相关微型传感器等技术和产品在疾病预防、卫生应急、健康保健、日常护理中的应用，推动由医疗救治向健康服务转变
2017 年 12 月	国家中医药管理局	《中医药局关于推进中医药健康服务与互联网融合发展的指导意见》	设计开发适合老年人的智能化产品、健康监测可穿戴设备、健康养老移动应用软件等。推进数字化中医健康辨识设备、可穿戴设备、健康医疗移动应用等产生的数据资源规范接入各级中医药信息平台
2018 年 4 月	国务院办公厅	《国务院办公厅关于促进“互联网 + 医疗健康”发展的意见》	加强临床、科研数据整合共享和应用，支持研发医疗健康相关的人工智能技术、医用机器人、大型医疗设备、应急救援医疗设备、生物三维打印技术和可穿戴设备等
2019 年 8 月	国务院办公厅	《国务院办公厅关于进一步激发文化和旅游消费潜力的意见》	丰富网络音乐、网络动漫、网络表演、数字艺术展示等数字内容及可穿戴设备、智能家居等产品，提升文化、旅游产品开发和服务设计的数字化水平

续表

发布时间	发布单位	文件名称	主要内容
2020 年 11 月	中华人民共和国住房和城乡建设部等	《住房和城乡建设部等部门关于推动物业服务企业发展居家社区养老服务的意见》	鼓励物业服务企业参与研发推广智能可穿戴设备、便携式健康监测设备、智能养老监护设备、家庭服务机器人等智能养老服务产品，推进人工智能、虚拟现实、5G 等新兴技术在居家社区养老智能产品中的应用
2021 年 9 月	国家卫生健康委员会 国家中医药管理局	《关于印发公立医院高质量发展促进行动（2021—2025 年）的通知》	鼓励有条件的公立医院加快应用智能可穿戴设备、人工智能辅助诊断和治疗系统等智慧服务软硬件，提高医疗服务的智慧化、个性化水平，推进医院信息化建设标准化、规范化水平，落实国家和行业信息化标准
2021 年 12 月	中央网络安全和信息化委员会	《“十四五”国家信息化规划》	加快推动互联网、大数据、人工智能等信息技术在养老服务领域深度应用，助力构建居家社区机构相协调、医养康养相结合的养老服务体系。支持适老化智能终端产品的研发、升级和应用推广，积极开发智能辅具、智能家居、健康监测和养老照护等智能化终端产品
2021 年 12 月	工业和信息化部等	《“十四五”医疗装备产业发展规划》	攻关基于新型传感器、新材料、微型流体控制器、新型专用医疗芯片、人工智能和大数据的医疗级可穿戴监护装备和人工器官。 在中医药理论指导下，深度挖掘中医原创资源，开发融合大数据、人工智能、可穿戴设备等新技术的中医特色装备
2022 年 1 月	国务院	《国务院关于印发计量发展规划（2021—2035 年）的通知》	加快医疗健康领域计量服务体系建设，围绕疾病防控、生物医药、诊断试剂、高端医疗器械、康复理疗设备、可穿戴设备、营养与保健食品等开展关键计量测试技术研究和应用
2022 年 11 月	国家中医药管理局	《“十四五”中医药信息化发展规划》	开展云计算、大数据、物联网、人工智能、5G、区块链、智能感知等新一代信息技术在中医药领域的集成应用研究，探索一批中医药数字化应用场景建设
2023 年 10 月	工业和信息化部办公厅	《工业和信息化部办公厅关于推进 5G 轻量化（RedCap）技术演进和应用创新发展的通知》	推动可穿戴、智能家居、移动办公等新型终端向 5G RedCap 演进升级，助力个人应用创新不断涌现

续表

发布时间	发布单位	文件名称	主要内容
2024 年 1 月	国务院办公厅	《国务院办公厅关于发展银发经济增进老年人福祉的意见》	推进新一代信息技术以及移动终端、可穿戴设备、服务机器人等智能设备在居家、社区、机构等养老场景集成应用
2024 年 3 月	市场监督管理总局等	《贯彻实施〈国家标准化发展纲要〉行动计划（2024—2025 年）》	健全消费类电子产品标准体系，促进多品种、多品牌智能电子产品、移动通信终端产品、可穿戴设备等产品的互联互通

（二）学术领域进展

1. 技术创新与发展

在硬件方面，智能可穿戴设备的发展受益于传感技术、材料科学和微型化设计的前沿进展。传感技术的进步尤其关键，其中高灵敏度的压力传感器、电容式传感器以及基于纳米材料的生物传感器代表了当前技术发展的尖端。例如，柔性电子皮肤通过利用压电和压阻效应[33-34]，有效地监测了人体的运动和肌肉活动，而基于纳米材料的传感器展现出对血糖和乳酸等关键生物标志物的高灵敏度检测能力[35-36]。在材料选择方面，智能可穿戴设备的性能和用户体验受到了极大的影响。新型材料，如聚萘二甲酸乙二醇酯和聚对苯二甲酸乙二醇酯[37-38]，不仅因其出色的柔韧性和生物相容性而受到青睐，同时也因其在信号传输性能上的优越表现而被广泛应用。此外，自供电材料的研发，如压电纳米发电机和三电纳米发电机[31,39]，为设备提供了持续的能源解决方案，降低了对外部电源的依赖。微型化设计使得智能可穿戴设备更加轻便和隐蔽。通过微电子和纳米电子技术，传感器和电路板尺寸得以缩小，同时仍保持了高性能。例如，基于微电机系统技术的微型加速度计和陀螺仪已经被广泛应用于运动追踪和姿态监测[40]。

在算法层面，智能可穿戴设备的发展得益于人工智能和机器学习算法的深度集成，使得设备能够高效处理和分析庞大的数据集，并据此实现智能化的医疗健康管理。深度学习技术在这一领域的应用尤为显著，其中卷积神经网络（CNN）和循环神经网络（RNN）在解析复杂的生理信号方面表现突出。CNN在处理视觉数据方面具有天然优势，在智能可穿戴设备中它们被用于从心电图中准确识别心律失常等关键健康指标[41]。另外，RNN，特别是长短期记忆网络（LSTM）[42]，因其在处理时间序列数据方面的能力而受到青睐，能够有效捕捉心率变异性等关键的健康相关特征。强化学习算法，如 Q－learning 和深度 Q 网络（DQN）[43-44]，通过与环境的交互学习来优化策略，为智能可穿戴设备提供个性化的建议。例如，强化学习算法可根据用户的日常活动与生理反应来调整和优化运动计划。自编码器则在异常检测方面发挥作用[45]，它通过训练模型以识别正常的生理模式，并在这些模式发生偏差时触发预警。集成学习方法，如随机森林和梯度提升机[46-47]，通过融合多个模型的预测以提高准确性和鲁棒性，有效地从数据中识别健康风险和疾病模式。支持向量机在智能可穿戴设备中被用于区分正常和异常生理状态，如检测睡眠呼吸暂停事件[48]。迁移学习的应用促进了跨用户和跨设备的数据共享与分析，增强了模型在不同情境下的适应能力和泛化性[49]。联邦学习作为一种创新的协作式学习方法，允许多个设备在保护用户隐私的前提下共同提升模型性能[50]，这对于多用户环境中的智能可穿戴设备尤为重要。

2. 个性化医疗与患者中心化护理

智能可穿戴设备在个性化医疗和患者中心化护理的研究中正逐步实现从概念到临床应用的转变。在个性化医疗方面，研究聚焦于如何通过实时监测患者的生理数据来定制治疗方案。例如，连续血糖监测器为糖尿病患者提供了创新的血糖管理方法，通过持续追踪血糖水平，这些设备能够预测血糖波动，从而帮助患者和医生制定更精确的胰岛素调整策略[22]。

在患者中心化护理模式下，研究着重于如何利用智能可穿戴设备增强患者在自身健康管理中的参与度和主动性。智能可穿戴设备通过其直观的用户界面和实时的健康数据反馈功能，赋予了患者更深入地理解自己健康状况的能力，并在此基础上作出更加明智的健康管理决策。例如，智能接触镜（Smart Contact Lenses，SCL）[51]不仅能够监测泪液中的生物标志物，而且通过集成的电化学传感器能够对眼内压进行有效监测，为青光眼患者提供了一种新型的非侵入性疾病管理工具。此外，SCL 还能够通过电刺激疗法来调节视觉感知，为改善视觉功能提供了一种潜在的非药物治疗手段，体现了患者中心化护理模式在眼科疾病管理中的实际应用价值。

3. 跨学科研究与合作

在学术研究领域，智能可穿戴设备已经成为跨学科研究与合作的重要交汇点，汇聚了医学、工程学、数据科学等多个学科的专业知识和技术专长。这种跨界合作模式不仅推动了智能可穿戴设备在技术层面的创新，还在实时生理信号监测等应用领域取得了显著突破。例如，电子工程与生物工程的融合促进了柔性电子皮肤技术的发展，该技术模拟了人类皮肤的感知功能，为连续健康监测提供了创新的解决方案。数据科学的进步为可穿戴设备收集的大量数据提供了深度分析的能力，实现从数据中提取有价值的健康信息，为用户提供个性化的健康管理和疾病预防策略。

跨学科合作在应对智能可穿戴设备设计、数据安全和用户接受度等方面的挑战中发挥了关键作用[52]。工程学和材料科学的结合不断推动设备朝更轻便、更符合人体工程学的设计方向发展。而计算机科学和信息安全领域的研究则致力于加强数据的加密保护，确保用户隐私不受侵犯。此外，人因工程学和心理学的研究为提升用户体验提供了理论基础和实践指导，从而开发出既符合人体工程学原则又能满足用户心理预期的设备。当前学术研究表明，跨学科合作不仅加速了智能可穿戴设备的技术创新，也为未来的健康监测和疾病管理开辟了新路径。

（三）产业发展现状

1. 市场需求与用户洞察

随着全球人口结构的老龄化趋势加剧以及健康意识的普及，智能可穿戴设备市场的需求呈现出显著的增长态势。该市场的主要消费人群已经扩展至包括从职场年轻员工到中老年个体的广泛年龄段。特别值得注意的是，那些患有慢性疾病的老年群体，他们对实时健康监测技术和远程医疗服务的需求尤为迫切[53]。用户对智能可穿戴设备的偏好集中在其多功能性、便携性、舒适性以及直观的交互设计上。此外，用户对个人数据的安全性和设备的电池续航能力也提出了较高的要求。

在用户认知与使用模式的演变中，可以观察到两个显著的趋势：首先，随着健康知识的广泛普及和个体健康意识的增强，用户对智能可穿戴设备在疾病预防、日常健康管理以及安全响应的关注程度有了显著提升。特别是在全球新冠肺炎疫情背景下，公众对于远程医疗和健康监测的重要性表现出更深层次的理解。其次，技术的持续进步和市场的深入培育共同促进了用户对智能可穿戴设备的接受度。用户逐渐习惯于利用这些设备来跟踪自己的健康指标，并根据收集到的数据调整生活方式。例如，通过智能手环监测睡眠质量和日常活动量，进而从个人健康管理的角度提升自身生活质量。

2. 产业链协同与生态系统构建

智能可穿戴设备的产业链涵盖了从关键原材料供应到最终产品的制造、软件开发、系统集成等多个环节。在原材料供应方面，芯片、传感器、显示器和电池等核心组件构成了智能可穿戴设备的基础。芯片需具备高性能、低功耗、高集成度和强大的安全性能等特性，在这一领域华为海思、紫光展锐、联发科技、高通、英特尔等国内外主要厂商都在不断推动芯片技术的发展。传感器则朝着高精度、无创或微创、高集成度、柔性化设计、低功耗等方向发展，国内外知名的传感器供应商包括歌尔股份、汉威科技、意法半导体、博世、英飞凌、德州仪器等。显示器则追求小型化设计、低功耗和高交互性，主要的制造商有京东方、天马微电子、三星和 LG 等。而电池要求高能量密度、长续航能力、安全性和灵活性，主要供应商包括格瑞普、亿纬锂能、松下、三星 SDI 等。在制造环节，智能可穿戴设备的生产商必须具备精密制造能力和严格的质量控制体系。软件开发环节则涉及用户界面设计、数据处理算法、云端服务等多个方面。系统集成则是指将硬件、软件以及云服务等多方面资源整合，形成一个完整的产品。在这些领域，Fitbit、Garmin、Whoop、Apple、Google、Microsoft、飞利浦、华为、小米、九安医疗、乐心医疗、乐普等国内外厂商都在积极推动产业的发展。

构建一个全面的健康监测生态系统需要医疗、信息技术、通信等多个行业的紧密合作。通过跨行业的合作，可以整合各方资源和优势，提供综合的健康服务解决方案。医疗行业的企业如迈瑞医疗、飞利浦医疗等，可以提供专业的健康数据标准和临床验证，确保智能可穿戴设备监测数据的医学有效性。信息技术行业的公司如阿里巴巴、微软等，可以负责开发高效的数据处理平台和用户友好的应用程序。通信行业的企业如中国移动、美国的 AT&T 等，则提供稳定的数据传输服务，确保健康数据能够实时、准确地传输到用户的移动设备或云端服务器。此外，政府和监管机构在制定相关标准和政策方面也发挥着至关重要的作用。通过建立统一的数据接口和隐私保护标准，可以促进不同设备和服务之间的互操作性，为用户打造一个安全、可靠的健康监测环境。

3. 全球竞争与合作格局

在当前全球化与去全球化交织的背景下，智能可穿戴设备行业在诊前疗后健康监测领域的发展呈现出一种既有竞争又有合作的复杂格局。这一现象源于企业间对于技术创新、市场份额扩张和品牌影响力的争夺，同时也受到全球经济一体化趋势和地缘政治因素的共同影响。

在竞争层面，全球范围内主要的市场参与者如 Apple、华为、Samsung、小米和 Fitbit 等知名智能可穿戴设备制造商，通过不断推出具有先进功能和创新设计的新产品来吸引消费者，以期在激烈的市场竞争中占据有利地位。这些企业不仅在硬件技术上进行竞争，而且在软件服务、用户体验和数据分析等方面展开竞争，力求提供全面的健康管理解决方案，以增强品牌忠诚度和市场占有率。

与此同时，合作成为行业发展的另一驱动力。企业之间的跨国合作促进了技术的共享和互补，加速了新产品的研发和市场推广。具体而言，通过联合研发项目，企业可以共享研发资源，降低研发成本，并缩短产品上市时间。此外，合作还有助于企业更好地适应不同地区的市场需求，实现产品和服务的本地化。例如，高通作为芯片和软件解决方案的供应商，与多家制造商的合作推动了整个行业的技术进步。同时，企业与医疗机构和研究机构的合作也加速了更精准的健康监测技术和服务的开发。例如，瑞士电子与微技术中心（CSEM）与多个国际企业合作，共同研发柔性电子和传感器技术，为智能可穿戴设备的技术进步提供了有力支持。

总体而言，在全球化与去全球化的双重影响下，智能可穿戴设备相关企业需要灵活调整战略，既要保持竞争优势，又要寻求合作机会，以实现可持续发展。

四、面临的潜在挑战与应对策略

（一）监测生理指标有限

在当前的技术发展阶段，智能可穿戴设备在监测心率、血压和血糖等基本生理参数方面已取得一定进展。然而，这些设备在监测更为复杂的生理结构或疾病状态方面的能力尚显不足。这种局限可能会影响健康监测的精确性和完整性，从而对疾病的早期识别、预防措施的及时部署以及治疗效果的准确评估和后续监测产生不利影响。

为了拓宽监测指标的范围，技术创新和科研探索显得尤为重要。研发新型生物传感器，尤其是基于纳米技术和微流控技术的传感器，将有望实现对更多特定生物标志物的有效监测。同时，构建多模态监测系统，整合光学、电化学、机械等不同类别的传感器技术，将有助于获取更为全面的生理数据。此外，通过临床研究深入探索疾病的病理机制和关键生物标志物，可以有针对性地指导更多种类的智能可穿戴设备的研发。

（二）数据精确性与可靠性不足

尽管智能可穿戴设备得益于其提供实时生理数据的能力，但其在精确测量生理参数方面的准确性和可信度仍面临挑战[52]。这些挑战主要源于当前技术的局限以及用户之间存在的个体差异。因此，这些设备在医疗决策过程中的应用受到了一定的制约。例如，心率、血压和血糖等关键生理指标的测量误差可能导致医生对患者健康状况的评估出现偏差，从而影响治疗方案的制订和调整的准确性。

为了克服这一挑战，研发高精度传感器成为一个关键的技术路径。此外，通过整合来自多种传感器的数据，并运用先进的信号处理算法，可以有效地提高数据的综合质量。机器学习和人工智能技术的应用，使得从复杂的数据模式中提取健康信息并准确识别异常状况成为可能。这些技术能够识别和校正数据中的偏差，从而提高监测结果的准确性。同时，建立一套标准化的数据测试和验证流程对于确保数据的精确性和可靠性至关重要。这包括制定统一的数据质量标准、测试方法和验证程序，以确保不同设备和系统之间的数据具有可比性和一致性。

（三）数据隐私与安全急需重视

智能可穿戴设备收集、存储和传输的数据涉及用户的敏感信息，在未来广泛应用的场景中，一旦数据泄露或被滥用，可能严重威胁用户隐私和安全。

确保数据安全性和隐私保护是智能可穿戴设备发展过程中面临的紧迫挑战[52,54]。首先，在设计和实施智能可穿戴设备时，必须考虑数据的加密和安全传输。目前，许多设备依赖无线通信技术，如蓝牙和 Wi－Fi 来传输数据，但这些通信协议可能存在安全漏洞，易受黑客攻击。因此，研究和应用新的加密技术，例如端到端加密和量子加密，对于保障传输过程中的数据安全至关重要。其次，数据存储安全同样关键。智能可穿戴设备通常将数据存储在云端服务器或本地设备上，这需要采取强效的数据保护措施，如采用安全的数据存储解决方案和定期进行安全审计，以防止数据泄露和未授权访问。此外，建立合规性框架同样极为必要。智能可穿戴设备制造商和服务提供商需要遵守相关数据保护法规，这些法规为个人数据处理提供了明确的指导和要求，有助于防止数据滥用。

（四）临床应用与效果评估仍显不足

临床应用与效果评估是衡量智能可穿戴设备发展成效的关键指标，同时也是该领域面临的一项重要挑战[55]。目前，由于缺乏完善的标准规范，设备在临床应用和效果评估方面的指导原则尚不充分，导致了不同研究之间结论的难以比较和验证，对医疗专业人员和患者构成了显著障碍。此外，长期监测的可行性是智能可穿戴设备在临床应用与效果评估的关键先决条件。设备的耐用性确保了长期监测的物理可能性，而用户的持续使用意愿则是实现连续数据收集的心理和社会因素。

为了构建有效的临床应用与效果评估规范，需要医疗人员、技术开发者和政策制定者的相互协作。通过制定严格的临床试验准则，确保智能可穿戴设备的临床测试设计科学、严谨，并能够有效评估设备的实际应用效果。此外，建立标准化的数据收集和分析流程至关重要，这包括对患者选择、监测时间点、数据类型和分析方法等方面进行规范，以确保研究结果的可靠性和有效性。同时，制定相应的评估指标，为设备性能和临床应用价值提供量化的评价标准。

针对长期监测的可行性问题，需要对设备设计进行改进，以增强用户体验，包括提升舒适性、易用性和电池续航能力，确保设备能够更好地融入用户的日常生活。另外，通过用户教育提升对设备重要性的认识，让用户充分了解设备的功能、益处及正确的使用方法。实施激励机制，例如奖励系统，也是鼓励用户持续使用设备的有效策略。

（五）伦理、法律和社会影响不容忽视

随着医疗健康服务模式的演进，智能可穿戴设备在诊前与疗后健康监测领域的应用必然会引发众多伦理、法律与社会层面的挑战[52,56]。在健康监测的

实践中，患者的自主权成为首要关注点。患者应具有对自己健康数据的收集与使用的决定权，这就要求设备供应商和医疗服务提供者保证高度透明度，明确向用户阐明数据收集的目的、范围及使用方式。

技术公平性也是重要议题，智能可穿戴设备的高成本可能导致社会不平等的加剧，使得经济弱势群体难以获得高质量的健康监测服务。智能可穿戴设备的广泛应用还可能对社会结构和个体行为产生深远的影响。例如，设备可能改变传统的医患关系，患者可以直接通过设备获取健康信息，这可能增加患者对医生的质疑或促使患者自主做出医疗决策。同时，设备的普及可能导致过度监测和医疗化，个体可能因为持续的健康数据监控而承受心理压力。社会对健康数据的态度和使用方式也可能随之变化，如雇主或保险公司可能基于这些数据做出决策，引发隐私权和歧视问题。

为确保智能可穿戴设备的负责任使用，必须构建相应的法律和伦理指导框架。这包括制定严格的数据保护法规以确保个人健康数据的安全与隐私，建立伦理审查机制对设备的临床试验和应用进行监督，推动公众教育以提升社会对智能可穿戴设备伦理问题的认识和理解。通过这些措施，可以促进智能可穿戴设备在医疗健康领域的健康发展，同时保护个体的权利和社会的整体福祉。

五、总结与未来展望

智能可穿戴设备在诊前疗后健康监测领域的应用正逐渐展现出其革命性的潜力。从简单的计步器发展到目前能够实时监测心率、血压、血糖等多种生理指标的多功能装置，通过与无线技术、大数据和人工智能的紧密结合，为用户提供了即时的健康反馈与个性化建议。随着技术的不断进步，智能可穿戴设备正朝更专业化、细分化的方向迈进，预示着更加精准和个性化的健康管理时代的到来。然而，智能可穿戴设备的广泛应用也存在着一系列挑战，包括监测生理指标的局限性、数据精确性与可靠性的问题、数据隐私与安全的关注，以及临床应用与效果评估的标准化需求。这些问题的解决需要跨学科合作、技术创新、法规伦理的建立和公众教育的推广。

展望未来，在技术创新的驱动下，智能可穿戴设备将具备更强大的实时监控能力，设备间的整合将更加紧密，物联网技术的应用将使得设备与医疗信息系统实现全面对接，提供全方位的健康管理解决方案。用户中心化设计理念将引导设备的发展，以满足用户的个性化需求并提升使用体验。同时，数据驱动的决策支持系统将成为设备的重要组成部分，利用大数据分析和云计算技术提供深入的健康洞察和预测，支持医疗决策和政策制定。在法规伦理与隐私保护方面，智能可穿戴设备的广泛应用要求制造商和服务提供商严格遵守数据保护法规，并建立伦理审查机制，以防止技术滥用和歧视现象。同时，全球健康与跨文化适应性将成为设备设计的重要考量，确保智能可穿戴设备能够适应不同文化和医疗体系，提供本地化的健康监测和管理方案。国家战略应加强跨部门协作，整合多领域资源，加大对创新技术的投入，推动设备在健康领域的研究和应用。标准化工作与时俱进，以提升智能可穿戴设备在全球市场的竞争力和影响力。

总之，智能可穿戴设备在诊前疗后健康监测领域不仅将革新个体健康管理，而且将推动公共卫生服务体系朝更高效、智能化的方向发展。面向未来，在确保数据安全和隐私保护的基础上，智能可穿戴设备将为实现全面、精准的健康管理提供坚实支撑，助力医疗健康服务体系朝诊前预防和疗后康复并重的全方位全生命周期的综合性健康管理方向发展。

参考文献

[1] Zhang Y, Hong J, Chen S. Medical Big Data and Artificial Intelligence for Healthcare [J]. Appl. Sci., 2023, 13 (6): 3745.

[2] Canali S, Schiaffonati V, Aliverti A. Challenges and recommendations for wearable devices in digital health: Data quality, interoperability, health equity, fairness [J]. PLOS Digit Health, 2022, 1 (10): e0000104.

[3] Dinh - Le C, Chuang R, Chokshi S, et al. Wearable Health Technology and Electronic Health Record Integration: Scoping Review and Future Directions [J]. JMIR Mhealth Uhealth, 2019, 7 (9): e12861.

[4] aghasiya J V, Mayorga - Martinez C C, Pumera M. Wearable Sensors for Telehealth Based on Emerging Materials and Nanoarchitectonics [J]. Npj Flex Electron, 2023, 7 (1): 26.

[5] Kim J, Jeerapan I, Sempionatto JR, et al. Wearable Bioelectronics: Enzyme – Based Body – Worn Electronic Devices [J]. Acc Chem Res, 2018, 51 (11): 2820 – 2828.

[6] Khumngern S, Jeerapan I. Advances in Wearable Electrochemical Antibody – based sensors for Cortisol Sensing [J]. Anal Bioanal Chem, 2023, 415 (18): 3863 – 3877.

[7] Hartel MC, Lee D, Weiss PS, et al. Resettable Sweat – powered Wearable Electrochromic Biosensor [J]. Biosens Bioelectron, 2022, 215: 114565.

[8] Hao J, Zhu Z, Hu C, et al. Photosensitive – Stamp – Inspired Scalable Fabrication Strategy of Wearable Sensing Arrays for Noninvasive Real – Time Sweat Analysis [J]. Anal Chem, 2022, 94 (10): 4547 – 4555.

[9] 孙玉杰. 基于可穿戴传感器的人体运动捕捉与识别技术研究 [D]. 济南：山东大学，2023：90 – 91.

[10] Jabbari V, Yurkiv V, Rasul MG, et al. A Smart Lithium Battery with Shape Memory Function [J]. Small, 2022, 18 (4): e2102666.

[11] Páez – Montoro A, García – Valderas M, Olías – Ruíz E, et al. Solar Energy Harvesting to Improve Capabilities of Wearable Devices [J]. Sensors (Basel), 2022, 22 (10): 3950.

[12] Zhang H, Shen Q, Zheng P, et al. Harvesting Inertial Energy and Powering Wearable Devices: A Review [J]. Small Methods, 2024, 8 (1): e2300771.

[13] Fan X, Zhang X, Li Y, et al. Flexible two – dimensional MXene – based antennas [J]. Nanoscale Horiz, 2023, 8 (3): 309 – 319.

[14] Wu Y D, Ruan S J, Lee Y H. An Ultra – Low Power Surface EMG Sensor for Wearable Biometric and Medical Applications [J]. Biosensors (Basel), 2021, 11 (11): 411.

[15] Zheng Q, Tang Q, Wang ZL, et al. Self – powered Cardiovascular Electronic Devices and Systems [J]. Nat Rev Cardiol, 2021, 18 (1): 7 – 21.

[16] 吴咏霖，陈晨，韩芳，等. 新型传感技术在睡眠呼吸障碍家庭监护的前沿研究进展 [J]. 生物医学工程学杂志，2022，39 (4)：798 – 805.

[17] 赵洁，常红，李佩佩，等. 可穿戴设备在脑卒中危险因素监测及风险预测中的研究进展 [J]. 中华护理杂志，2022，57 (9)：1141 – 1146.

[18] Moon K S, Lee S Q. A Wearable Multimodal Wireless Sensing System for Respiratory Monitoring and Analysis [J]. Sensors (Basel), 2023, 23 (15): 6790.

[19] Ginsburg G S, Picard R W, Friend S H. Key Issues as Wearable Digital Health Technologies Enter Clinical Care [J]. N Engl J Med, 2024, 390 (12): 1118 - 1127.

[20] Strain T, Wijndaele K, Dempsey PC, et al. Wearable - device - measured physical activity and future health risk [J]. Nat Med, 2020, 26 (9): 1385 - 1391.

[21] Kekade S, Hseieh C H, Islam M M, et al. The usefulness and Actual Use of Wearable Devices Among the Elderly Population [J]. Comput Methods Programs Biomed, 2018, 153: 137 - 159.

[22] Kulkarni M B, Rajagopal S, Prieto - Simón B, et al. Recent Advances in Smart Wearable Sensors for Continuous Human Health Monitoring [J]. Talanta, 2024, 272: 125817.

[23] Alizadeh M M, Tian Y, Mahnam A, et al. Multichannel ECG Recording from Waist Using Textile Sensors [J]. Biomed Eng Online, 2020, 19 (1): 48.

[24] Choudhry N A, Rasheed A, Ahmad S, et al. Design, Development and Characterization of Textile Stitch - Based Piezoresistive Sensors for Wearable Monitoring [J]. IEEE Sensors Journal, 2020, 20 (18): 10485 - 10494.

[25] Huh H, Yang X, Shin H, et al. A Multi - Day Wearable Surface EMG E - Tattoo for Fatigue Monitoring [J]. Annu Int Conf IEEE Eng Med Biol Soc, 2023, 2023: 1 - 4.

[26] Mascia A, Collu R, Spanu A, et al. Wearable System Based on Ultra - Thin Parylene C Tattoo Electrodes for EEG Recording [J]. Sensors (Basel). 2023, 23 (2): 766.

[27] Apoorva S, Nguyen N T, Sreejith K R. Recent Developments and Future Perspectives of Microfluidics and Smart Technologies in Wearable Devices [J]. Lab Chip, 2024, 24 (7): 1833 - 1866.

[28] Sempionatto J R, Brazaca L C, García - Carmona L, et al. Eyeglasses - based Tear Biosensing System: Non - invasive Detection of Alcohol, Vitamins and Glucose [J]. Biosens Bioelectron, 2019, 137: 161 - 170.

[29] Joo H, Lee Y, Kim J, et al. Soft Implantable Drug Delivery Device Integrated Wirelessly with Wearable Devices to Treat Fatal Seizures [J]. Sci Adv, 2021, 7 (1): eabd4639.

[30] Khadka B, Lee B, Kim KT. Drug Delivery Systems for Personal Healthcare by

Smart Wearable Patch System [J]. Biomolecules, 2023, 13 (6): 929.

[31] Ryu H, Park H M, Kim M K, et al. Self - rechargeable Cardiac Pacemaker System with Triboelectric Nanogenerators [J]. Nat Commun, 2021, 12 (1): 4374.

[32] Xu C, Xie Y, Zhong T, et al. A Self - powered Wearable Brain - machine - interface System for Real - time Monitoring and Regulating Body Temperature [J]. Nanoscale, 2022, 14 (34): 12483 - 12490.

[33] Meng K, Xiao X, Wei W, et al. Wearable Pressure Sensors for Pulse Wave Monitoring [J]. Adv Mater, 2022, 34 (21): e2109357.

[34] Ullah H, Wahab M A, Will G, et al. Recent Advances in Stretchable and Wearable Capacitive Electrophysiological Sensors for Long - Term Health Monitoring [J]. Biosensors (Basel), 2022, 12 (8): 630.

[35] Li G, Hao J, Li W, et al. Integrating Highly Porous and Flexible Au Hydrogels with Soft - MEMS Technologies for High - Performance Wearable Biosensing [J]. Anal Chem, 2021, 93 (42): 14068 - 14075.

[36] Shen Y, Liu C, He H, et al. Recent Advances in Wearable Biosensors for Non - Invasive Detection of Human Lactate [J]. Biosensors (Basel) . 2022, 12 (12): 1164.

[37] Piro L, Lamanna L, Guido F, et al. Flexible SAW Microfluidic Devices as Wearable pH Sensors Based on ZnO Nanoparticles [J]. Nanomaterials (Basel) . 2021, 11 (6): 1479.

[38] Zhang Q, Liu D, Pan W, et al. Flexible Stretchable Electrothermally/photothermally Dual - driven Heaters from Nano - embedded Hierarchical CuxS - Coated PET fabrics for All - weather Wearable Thermal Management [J]. J Colloid Interface Sci. 2022, 624: 564 - 578.

[39] Das K K, Basu B, Maiti P, et al. Piezoelectric Nanogenerators for Self - powered Wearable and Implantable Bioelectronic Devices [J]. Acta Biomater, 2023, 171: 85 - 113.

[40] Camomilla V, Bergamini E, Fantozzi S, et al. Trends Supporting the In - Field Use of Wearable Inertial Sensors for Sport Performance Evaluation: A Systematic Review [J]. Sensors (Basel), 2018, 18 (3): 873.

[41] Sabor N, Gendy G, Mohammed H, et al. Robust Arrhythmia Classification Based on QRS Detection and a Compact 1D - CNN for Wearable ECG Devices [J]. IEEE

J Biomed Health Inform, 2022, 26 (12): 5918 – 5929.

[42] Khan A R, Manzoor H U, Ayaz F, et al. A Privacy and Energy – Aware Federated Framework for Human Activity Recognition [J]. Sensors (Basel), 2023, 23 (23): 9339.

[43] Hu X, Hsueh P S, Chen C H, et al. A First Step Towards Behavioral Coaching for Managing Stress: A Case Study on Optimal Policy Estimation with Multi – stage Threshold Q – learning [J]. AMIA Annu Symp Proc, 2018, 2017: 930 – 939.

[44] Fan C, Gao F. Enhanced Human Activity Recognition Using Wearable Sensors via a Hybrid Feature Selection Method [J]. Sensors (Basel), 2021, 21 (19): 6434.

[45] Ferrari L M, Hanna G A, Volpe P, et al. One – class autoencoder approach for optimal electrode set identification in wearable EEG event monitoring [J]. Annu Int Conf IEEE Eng Med Biol Soc, 2021, 2021: 7128 – 7131.

[46] Chen M, Sun Z, Su F, et al. An Auxiliary Diagnostic System for Parkinson's Disease Based on Wearable Sensors and Genetic Algorithm Optimized Random Forest [J]. IEEE Trans Neural Syst Rehabil Eng, 2022, 30: 2254 – 2263.

[47] Tsai C H, Chen P C, Liu D S, et al. Panic Attack Prediction Using Wearable Devices and Machine Learning: Development and Cohort Study [J]. JMIR Med Inform, 2022, 10 (2): e33063.

[48] Yeo M, Byun H, Lee J, et al. Respiratory Event Detection During Sleep Using Electrocardiogram and Respiratory Related Signals: Using Polysomnogram and Patch – Type Wearable Device Data [J]. IEEE J Biomed Health Inform, 2022, 26 (2): 550 – 560.

[49] Waters S H, Clifford G D. Comparison of Deep Transfer Learning Algorithms and Transferability Measures for Wearable Sleep Staging [J]. Biomed Eng Online, 2022, 21 (1): 66.

[50] Liu J C, Goetz J, Sen S, et al. Learning From Others Without Sacrificing Privacy: Simulation Comparing Centralized and Federated Machine Learning on Mobile Health Data [J]. JMIR Mhealth Uhealth. 2021, 9 (3): e23728.

[51] Seo H, Chung W G, Kwon Y W, et al. Smart Contact Lenses as Wearable Ophthalmic Devices for Disease Monitoring and Health Management [J]. Chem Rev, 2023, 123 (19): 11488 – 11558.

[52] Canali S, Schiaffonati V, Aliverti A. Challenges and Recommendations for Weara-

ble Devices in Digital Health: Data Quality, Interoperability, Health Equity, Fairness [J]. PLOS Digit Health, 2022, 1 (10): e0000104.

[53] 王卓君，李晨，王娟娟，等. 养老智能穿戴设备发展现状及未来趋势 [J]. 智能建筑与智慧城市，2021 (11): 6-8.

[54] 武冰冰，张韶蕾，王月英，等. 可穿戴式医疗设备发展现状及思考 [J]. 中国医疗器械信息，2024，30 (03): 57-59，72.

[55] U. Hariharan, K. Rajkumar, T. Akilan, et al. Internet of Medical Things, Remote Healthcare Systems and Applications [M]. Switzerland: Springer, 2021: 161-164.

[56] Lu L, Zhang J, Xie Y, et al. Wearable Health Devices in Health Care: Narrative Systematic Review [J]. JMIR Mhealth Uhealth, 2020, 8 (11): e18907.

HB.06 基于人工智能技术驱动的中医证候辅助诊断系统研究现状及前景分析

高慧娟[①]　齐　聪[②]　林宇涵[③]　张建文[④]

摘　要：证候在中医学理论体系中占据重要地位，是中医辨证施治的核心依据，同时也是中医基础研究的重点领域。本报告回顾了国内人工智能中医证候辅助诊断系统的发展历程，剖析了各阶段的技术特性，总结了智能中医证候辅助诊断系统研究主要方法，并对其研究现状面对的难点及挑战进行审视与思考。本报告旨在为人工智能中医证候辅助诊断系统在方法、模型、技术层面的进一步研究提供有益的参考和启示。

关键词：人工智能；中医；证候；研究现状

一、引言

在科技迅速发展的时代，人工智能已成为推动社会进步的重要引擎。中医药作为中华民族的宝贵遗产，蕴含着深厚的文化精髓与独特的医学智慧。在新时代的征途上，如何有效利用人工智能技术推动中医药事业的进步，已成为我们亟待解决的重要课题。《“十四五”中医药发展规划》明确指出，要坚守中

---

① 高慧娟，中医内科学博士，清华大学助理教授。研究方向：中西医结合治疗内分泌代谢病的临床与基础研究。

② 齐聪，中西医结合临床博士，清华大学博士后在站。研究方向：中西医结合防治糖尿病及并发症的机制研究。

③ 林宇涵，北京中医药大学第一临床医学院（东直门医院）中医内科硕士研究生。研究方向：中西医治疗肾病——内分泌免疫的临床研究。

④ 张建文，天津中医药大学中医学院中医内科研究生。研究方向：中医内分泌代谢与免疫。

医药的原创思维，同时积极推动其创造性转化与创新性发展，注重利用现代科学技术和方法，深入发掘中医药精华，在创新中形成特色优势，促进中医药特色发展[1]。“十四五”时期是开启全面建设社会主义现代化国家新征程的重要开端，是信息化创新引领中医药高质量发展的重要机遇期。数字化、网络化、智能化交织的信息化大潮汹涌而来，新一代信息技术如云计算、大数据、物联网和人工智能等正迅猛进步并广泛运用，这些技术的飞速发展，不仅为中医药信息化的发展质量提升注入了强劲动力，打开了广阔的发展前景，同时也对“互联网 + 中医药”的深度融合发展提出了更高的要求，并为其带来了前所未有的巨大潜力[2]。传统中医诊断方法在很大程度上依赖医生的个人经验和主观判断，存在标准化和客观性不足的问题。因此，基于人工智能技术驱动的中医证候辅助诊断系统的研究，不仅符合国家科技创新和中医药发展战略的要求，也是提升中医药服务能力的重要途径。本文旨在梳理当前基于人工智能技术的中医证候辅助诊断系统的研究现状，分析其存在的问题和挑战，并展望其未来的发展前景，以期为推动中医现代化和国际化进程贡献一份力量，推动中医传统智慧与现代科技的深度融合，更好地服务于人类健康事业。

二、中医证候辅助诊断系统的发展历程与现状

在 20 世纪 40 年代，随着计算机的诞生，人们开始积极寻求利用这一新兴技术来替代或扩展人类的部分脑力劳动。这一创新想法不仅展现了科技的巨大潜力，也预示了计算机在未来可能对人类工作方式产生深远影响[3]。1943 年，首次提出“人工神经网络”概念，这一里程碑式的思想标志着人工智能领域的初步萌芽[4]。“人工智能”最初由麦卡锡于 1955 年提出，当时它被界定为专注于创造智能机器的科学与工程领域。然而，随着时间的推移，“人工智能”这一术语被广泛应用于计算机化自动化系统、逻辑编程、概率算法以及现代医学等多个领域[5]。20 世纪 90 年代，中医开始迈向现代化进程，其中系统建模与知识库建设成为中医专家系统研究的主要焦点。21 世纪初，随着中医相关数据的日益积累，机器学习技术迎来了飞速发展的时期，特别是分类算法，如神经网络、决策树、贝叶斯网络等，在中医领域得到了广泛应用，成为推动中医人工智能辨证发展的关键力量。自 2012 年起，样本数量的急剧增加

推动了深度学习算法的发展，而深度学习在中医辨证领域的研究目前仍处于不断探索与完善的阶段。

（一）专家系统的构建与应用

20 世纪 70 年代，随着人工智能技术的不断进步，中医领域也开始展开全新的探索之旅，尝试构建中医证候辅助诊断的专家系统，以寻求更高效、精准的诊疗方法。这些系统基于规则推理的方法，模拟中医专家的诊断思维过程，根据输入的患者信息给出相应的诊断建议。专家系统的出现标志着中医证候诊断开始从经验型向科技型转变。1978 年，北京中医医院的关幼波教授与计算机领域的专家携手并进，共同研发出中国首个具有开创性的医学专家系统——“关幼波肝病诊疗程序”，标志着医学专家系统正式融入中国传统中医领域，为中医的现代化发展开辟了崭新的道路[6]。1979 年 9 月，朱文锋[7]团队与湖南省计算所合作，成功研制出了“中医数字辨证机”，标志着中国在中医智能证候诊断领域取得了重大突破，更是国内首个能够全面覆盖全内科病种的智能辨证诊断系统，这一具有里程碑意义的突破，为中医现代化发展开启了崭新的一章。90 年代前后，40 多个中医专家系统成功通过了鉴定，涵盖了从内科到外科、妇科、骨科以及儿科等多个医学领域，充分展示了中医专家系统在中医学证候诊断中的广泛适用性和巨大发展潜力[8]。1989 年，秦笃烈所著的《中医计算机模拟及专家系统概论》一书，对中医专家系统进行了全面而深入的剖析，不仅梳理了其思维模式，还详尽总结了其技术方法，为我们提供了全方位、系统化的视角，帮助我们更加深入地理解中医专家系统的发展历程[9]。

首先，专家系统具备模拟中医专家诊断思维过程的能力，显著提升了中医证候诊断的准确性和一致性，为中医临床实践提供了有力支持。其次，专家系统具有高效、便捷的特点，能够在短时间内处理大量的患者信息，为医生提供了有力的辅助工具。此外，专家系统还可以应用于中医教学和科研领域，帮助学生和研究者更好地理解和掌握中医知识。然而，专家系统知识库的构建需要大量的中医专家知识和经验，这是一个耗时且复杂的过程。并且，专家系统的推理过程是基于预设的规则和逻辑推理进行的，缺乏像人类专家那样的灵活性和创新能力。此外，专家系统在处理复杂、模糊的中医证候时可能存在一定的困难[10-11]。尽管如此，专家系统的构建与应用仍然为中医证候诊断的现代化进程做出了重要贡献。随着技术的不断进步，现代专家系统在知识表示、推理

贰 科技进步篇

机制、机器学习应用、多领域集成、人机交互以及实时性等方面进行了显著的升级和改进，使其能够更好地应对复杂且多变的任务需求。杨亚利[12]构建了一个中医数量化诊断体系，其核心模型为“证候—证素—证名—病名”，并据此精心设计了针对中医内科常见病的专家系统。江启煜[13]创新性地提出了建立“辨证元”模型思想，并基于这一独特思想，成功构建了相应的数学模型和算法，最终研发出了中医临床诊疗系统。

（二）机器学习时代

随着机器学习技术的蓬勃发展，人工智能医学诊断系统迎来了全新的机器学习算法时代，如支持向量机（Support Vector Machine，SVM）、贝叶斯网络、决策树、随机森林以及人工神经网络等先进算法被广泛应用于探索名老中医专家的辨证论治方法和规律，为中医现代化进程注入了蓬勃的生机与活力[14]。许明东[15]构建了基于 SVM 的高血压中医证候诊断系统，该系统以常见症候、舌体、舌苔、脉象等量化数据作为输入，高血压证型为输出信息，采用了 419 例样本进行模型训练，并利用 130 例样本进行模型的测试与验证，最终，该模型展现出了高达 90.0% 的整体准确率。瞿海斌[16]运用决策树算法深入分析包含 35 个变量的 290 例血瘀证病例后，成功提炼出了血瘀证的诊断规则。张华[17]结合了聚类分析与决策树模型，对中风病因中的风、火、痰、瘀、气虚、阴虚阳亢这 6 个证候因素进行了深入且直观的描述，深入探讨了它们如何动态地影响病情变化。Wang[18]的研究显示，随机森林方法和一致性预测器在中医慢性疲劳综合征的证候诊断中均展现出了卓越的性能，能够为慢性疲劳辨证提供有效的置信度评价。丁亮[19]利用极限学习机网络，以“中医证候 + 体征 + 舌诊信息 + 脉诊信息”为输入，以原发性肝癌证候为输出的神经网络证候分类预测模型，贝叶斯网络的模型分类准确率为 85.84%。温宗良等[20]基于共轭梯度学习算法，以高血压中医症状和舌脉为输入，高血压分级为输出信息，建立结构为 24 – 9 – 3 的反向传播（Back Propagation，BP）神经网络，运用 65 例样本进行训练，对 12 例样本进行测试，BP 网络模型的平均识别率达到 75%。

在机器学习时代，中医证候诊断系统取得了显著进步，中医证候诊断系统能够有效地整合和处理大规模的中医临床数据；首先，通过数据清洗、特征提取和标准化处理，系统能够更准确地捕捉证候的特征和规律；其次，利用机器学习算法，中医证候诊断系统能够自动化地进行证候识别和分类，提高了诊断效率，并减少了人为因素导致的诊断差异；此外，机器学习模型能够根据患者的历史数据和当前症状，预测疾病的发展趋势和可能的治疗方案，为医生提供更具价值的参考信息，有利于制订更精确的治疗方案。虽然机器学习时代为中医证候诊断系统带来了许多进步和解决方案，但仍存在一系列尚未解决的问题需要深入研究和探索，如缺乏大规模、高质量训练数据、模型的泛化能力不佳、决策过程缺乏可解释性等[21-22]。

（三）深度学习与多模态信息的融合应用探索

近年来，深度学习技术的蓬勃发展为中医证候辅助诊断系统的进步注入了新的动力。深度学习是机器学习领域中至关重要的一个分支，它主要依赖人工神经网络的算法和技术进行工作。深度学习通过整合低层次的特征信息，逐步构建出更高层次、更抽象的表示属性或特征，从而揭示数据中隐藏的分布式特征表示，其核心思想在于发掘数据的内在规律和表示层次，从而赋予机器类似人类的分析与学习能力[23]。通过不断增加神经网络的深度，即增加隐藏层的数量，深度学习能够提升模型的表达能力，为中医证候诊断提供更为精准与高效的辅助。这使得深度学习模型能够处理更复杂的输入数据，并学习更高级别的抽象概念，包括图像处理、机器人视觉、计算机处理、语音识别以及生物信息学等领域。深度学习模型，如卷积神经网络（Convolutional Neural Networks，CNN）和循环神经网络（Recurrent Neural Network，RNN），能够从海量的数据中自动学习深层次的特征表示，使得中医证候的诊断更加精确和高效[24-25]。同时，随着多模态信息融合技术的不断发展，中医证候辅助诊断系统开始尝试融合文本、图像、声音等多种类型的信息，以提供更加全面和准确的诊断支持[26]。Liu 等收集 919 份中医药查询诊断表，建立了基于多标签模型，结合中医整体证候分化的分类约束，构建了慢性胃炎中医证候诊断深度信念网络[27]。Chen 等融合了双向转换编码器（Bidirectional Encoder Representations from Transformers，BERT）与 CNN 模型，利用症状输入和证候输出，成功实现了中医整体证候文本的端到端分类任务，TCM－BERT－CNN 模型的精密度（0.926）、召回率（0.9238）和 F1 评分（0.9247），症状特征可视化表明 TCM－BERT－CNN 模型能够有效识别不同综合征症状的相关性和特征，相关性较强，符合中医证候的诊断特征[28]。Gu[29]采用卷积神经网络、递归神经网络和全连接神经网络对 540 名受试者的舌头和面部图像、触诊脉搏波和健康信息等多模态数据构建了特征融合和决策融合多模态深度学习模型来分类中医体质。虽然深度学习在某些方面表现出色，但它并不适用于所有问题。对于一些简单或特定的问题，传统的机器学习方法可能更加有效和高效。因此，在选择使用深度学习或其他机器学习方法时，需要根据具体问题的特点和需求来进行权衡和选择。

综上所述，中医证候诊断系统的发展历程经历了从传统方法到人工智能技术的深度融合与应用的过程。随着技术的不断进步和应用需求的不断变化，未来的中医证候辅助诊断系统将继续发展创新，为中医临床提供更加智能化、个性化的诊断支持。

三、基于人工智能技术的中医证候辅助诊断系统应用

（一）证候识别与分类系统

人工智能的应用能够大幅度提高四诊信息采集的精确性和效率，传统的中医四诊，即“望、闻、问、切”，主要依赖医生的经验和感官判断，这在一定程度上限制了诊断的准确性和一致性，基于人工智能技术的图像识别、语音识别和自然语言处理、传感器技术等，可以实现对患者面色、舌苔、声音、语调、脉象等信息的精确捕捉和分析，从而提高诊断的可靠性[30]。张建峰教授团队[31]创新性地利用基于 YCbCr 颜色空间的椭圆肤色模型来定位人脸，随后结合主动外观模型（Active Appearance Model，AAM）对皮肤感兴趣区域（Region of Interest，ROI）进行精准分割，在特征提取阶段，团队综合考虑了颜色与纹理特征，并通过 SVM、极限学习机（Extreme Learning Machine，ELM）以及 BP 神经网络进行识别评估，实验结果表明，该模型识别率高达 89.5%。宋雪阳[32]借助现代声诊技术采集了肺结节患者及正常组的语音信号，并重点提取了语音共振峰频率参数，从而深入分析了肺结节患者及其不同中医证型的声诊特征。李淑娟[33]教授致力于脉诊技术的创新，她设计了一种高灵敏度的触点式光纤布拉格光栅（Fiber Bragg Grating，FBG）动态压力传感器，该传感器系统结合了相位产生载波的干涉式波长解调技术，能够精准探测脉象波形信息，为客观化脉诊和脉动理论的研究提供了可靠的技术支持。

（二）中医智能辅助诊断系统

该系统内置了大量的中医理论、病证知识和药物方剂等信息，能够全面涵盖中医学科的各个领域。通过分析患者的症状和体征，系统能够迅速生成初步的诊断结果，并提供个性化的诊疗方案。此外，通过持续积累临床数据，该系统能够逐步优化诊断模型，从而进一步提高诊断的准确性。中医传承辅助系统是由中国中医科学院中药研究所匠心独运打造的一款基于人工智能技术的应用软件，可以详尽地记录诊疗资料；同时，可以凭借先进的数据挖掘技术，深入剖析药物配伍规律、处方与症候的关联性，以及药物的精准用法用量。通过这一系统，能够总结出用药规律，发现潜在的新药方，为临床实践提供有力指导[34-36]。除了这一系统，市面上还存在其他同类软件，如WF-Ⅲ中医诊疗系统[37]和中医辅助机器人[38]等，它们共同推动着中医现代化的进程。

（三）区域化一体中医人工智能共享服务平台

这类平台利用人工智能技术，将中医诊断、治疗、健康管理等服务进行整合，实现区域范围内的医疗资源共享和优化配置的创新平台。平台通常包含多个功能模块，如中医智能诊断系统、电子病历管理系统、远程会诊系统、健康管理系统等。这些模块能够助力中医药服务实现现代化、信息化和智能化升级，进而提升中医药服务的整体水平。此外，借助远程会诊系统，医生得以突破地域限制，实现跨区交流与协作，共同为患者提供更好的医疗服务，实现医疗资源的共享和优化配置，解决基层医疗机构资源不足的问题，提升医疗服务的普及性和均衡发展水平[39-40]。由南开大学、福建中医药大学创立的国际中医远程会诊平台，可远程开展中医体质辨识、四诊合参、实时脉象传输，推动中医药人才实现国际化传承与创新发展[41-42]。

（四）智慧型健康管理工具

中医健康管理融合了中医学的核心理论——治未病、核心理论和辨证论治，以及现代健康管理学的理论方法。通过系统采集、分析和评估健康、亚健康及患病人群的信息，以维护个体与群体的健康状态。在这一过程中，我们提供中医健康咨询、指导及健康教育，并依托现代科技手段（如智能手环、健康监测仪等），实时监测用户的生理指标（如心率、血压、睡眠质量等），以便进行个性化的中医健康干预，从而达到促进健康、预防疾病的目的，并通过人工智能技术分析这些指标与证候的关系，实现证候的动态监测[43]。

这些基于人工智能技术的证候辅助诊断系统产品，不仅提高了中医诊断的准确性和效率，还为个性化治疗和预防提供了有力的支持。然而，需要注意的是，虽然人工智能技术在中医诊断领域具有广阔的应用前景，但目前市场上的产品仍存在一定的局限性。因此，当使用这些产品时，医生需要综合自身的专业知识和丰富经验来做出判断和决策，以确保诊断的精准性。

四、当前中医证候辅助诊断系统存在的问题与挑战

（一）数据获取与质量问题

中医诊断依赖对患者多维度信息的综合把握，包括症状、体征、病史以及环境因素等。在实际应用中，中医证候辅助诊断系统所需的数据往往难以完整、准确地获取。一方面，中医临床数据的收集标准不统一，不同医疗机构或医生可能采用不同的记录方式和术语，导致数据之间存在差异和难以整合。另一方面，由于中医证候的主观性和复杂性，数据的准确标注也是一个难题。不同医生对同一患者的证候判断可能存在差异，这直接影响数据的质量和系统的学习效果。

（二）算法与模型的局限性

目前，中医证候辅助诊断系统主要依赖深度学习等人工智能技术构建算法模型。然而，这些模型在实际运用中常出现某些限制。首先，深度学习模型的训练依赖大量的标注数据，而在中医领域优质且规模庞大的标注数据集较为稀缺。其次，中医证候的多样性和复杂性使得模型难以学习到全面的诊断规则，导致在面对新病例或复杂情况时泛化能力不足。同时，深度学习模型的可解释性同样是一个亟待解决的关键问题。中医诊断强调医生的经验和直觉，而这些往往难以通过算法模型进行完全解释和模拟。

（三）系统交互与用户体验不佳

中医证候辅助诊断系统作为辅助工具，应该为医生提供便捷、直观的操作体验。然而，在实际应用中一些系统存在交互设计不合理、操作烦琐等问题，医生在使用过程中感到不便。同时，由于中医理论的深奥性和术语的专业性，系统还需要提供易于理解的解释和说明，以帮助医生更好地理解和应用诊断结果。然而，目前一些系统在解释和说明方面做得不够充分，导致医生对系统的信任度和接受度不高。

（四）隐私保护与伦理挑战

在中医证候辅助诊断系统的应用过程中涉及大量的患者个人信息和隐私数据，如何保障这些数据的安全与隐私，防止信息外泄与不当使用，是系统所面临的一大重要难题。同时，还需要考虑系统在辅助诊断过程中的伦理问题，例如，当系统出现误诊或误判时，责任应该如何归属？如何保障患者的权益和安全？这些问题在系统的设计与实施阶段必须得到充分的考虑与规划。

（五）与中医理论的融合不足

中医理论独具思维体系与诊断方法，其核心在于强调整体观念和个体化的辨证论治。然而，目前的中医证候辅助诊断系统在模拟中医辨证思维方面仍存在局限性，难以完全体现中医理论的精髓和特点。这主要表现在系统对中医证候的理解不够深入和全面，以及对中医辨证方法的模拟不够准确和灵活。因此，如何将现代科技手段与中医理论深度融合，提高系统的辨证准确性和个性化治疗方案的制订能力，是未来发展中需要解决的重要问题。

五、中医证候辅助诊断系统的未来展望与改进建议

（一）技术更新，诊断更精

随着科技的日新月异，人工智能、机器学习、深度学习等尖端技术正在逐步渗透到各个领域，医学领域尤为引人瞩目。中医证候辅助诊断系统作为基于

大数据、机器学习等技术构建的一种智能化诊断工具，随着技术的不断进步，在未来还将得到进一步提升。例如，通过人工智能、大数据等技术，以及机器学习、深度学习算法的不断进化，中医证候辅助诊断系统也可以随之不断学习和进化，使计算效率更高的同时，也让诊断模型不断优化，使其更加符合中医临床实际。此外，随着中医临床数据的不断积累、中医药大数据库的建设与发展，中医证候辅助诊断系统的诊断范围也将进一步扩大，通过训练之后覆盖更多的中医证候类型，满足更多临床需求。

（二）中西结合，博采众长

在现代医学体系中，中西医结合治疗正日益凸显为一种不容忽视的发展态势，其融合传统中医理论与现代医学技术，展现出独特的优势和潜力。中西医结合治疗便是将两者的优势相结合，旨在为患者提供更为全面、准确的医疗服务。在这一过程中，中医证候辅助诊断系统发挥了重要作用。该系统能够结合中医的宏观辨证和西医的微观检查，通过数据分析和处理，为医生提供更全面的诊断信息。例如，在中医证候辅助诊断系统的帮助下，医生可以更加准确地判断患者的体质类型、脏腑功能状况等，从而为患者制订更为个性化的治疗方案。同时，该系统还能够结合西医的检查结果，为医生提供更为精准的诊断依据，有助于医生对疾病进行更深入的认识和理解。

（三）内助基层，外传世界

基层医疗机构承担着为广大患者提供基本医疗服务的任务，但由于医疗资源有限，医生在诊断过程中往往面临时间紧、任务重等挑战。中医证候辅助诊断系统能够通过智能化的分析和处理，为医生提供快速、准确的诊断支持，协助医生迅速进行精准诊断，从而提升诊断工作的效率与准确性。这对于基层医疗机构来说，无疑是一种重要的助力。为持续提升基层防病治病和健康管理能力，2024 年 1 月国家提出了《“优质服务基层行”活动和社区医院建设三年行动方案》，发展基层医疗的决心可见一斑。方案中特别强调了“强化基层中医药服务能力，并增进中医医师的配置”这一项[44]。在政策的支持与基层中医医师缺乏的现状下，未来在基层医疗机构，中医证候辅助诊断系统有望成为一种重要的诊断工具，为医生提供更加快速、准确的中医诊断支持，进一步推动基层医疗的建设，缓解基层医疗压力，有助于中医药事业的蓬勃发展，还体现了对传统文化的深度挖掘与传承。中医证候辅助诊断系统的应用，除了促进中医药的现代化，还能够提升中医药在全球健康领域的影响力，进而推动形成中医药与国际医学交流融合的新格局。通过与现代科技相结合，中医证候辅助诊断系统能够将传统的中医诊断方法转化为数字化的信息，便于数据的存储、分析和传播。这不仅能够提高中医诊断的准确性和可靠性，还能够为中医药的现代化和国际化提供有力的支持。

但是，人工智能技术证候辅助诊断系统的发展还需要综合考虑加强数据获取与质量控制，确保数据的准确性和可靠性；不断优化算法模型，以增强其精确度和泛化性能，从而实现对证候诊断的更高准确性；促进跨学科合作与交流，与计算机科学、数据科学等领域合作，共同推动人工智能技术在证候诊断中的应用发展；强化隐私安全保护机制并严格伦理监管，旨在防止数据泄露和滥用现象的发生，进而保障人工智能技术的合规运用。

综上所述，随着人们对中医认可度的提高和基层医疗机构对快速、准确诊断工具的需求增加，中医证候辅助诊断系统的市场前景十分广阔。未来，随着技术的不断进步和市场的不断扩大，中医证候辅助诊断系统有望在基层医疗机构中发挥更大的作用，为中医药事业的蓬勃发展注入源源不断的新动力。同时，我们也需要不断加强对中医证候辅助诊断系统的研发和应用，提高系统的智能化水平和诊断准确性，从而更好地服务于广大患者与基层医疗机构，进一步推动中医药事业的繁荣发展。

六、结论

中医文化汇聚了中华民族数千年的医学智慧与传统，是民族医学的瑰宝。中医证候的智能辨证诊断是推动中医现代化进程的关键一环。目前，中医证候辅助诊断系统已在技术领域取得了令人瞩目的成果。研究人员运用数据挖掘、机器学习、深度学习等先进技术，成功构建了一系列中医证候辅助诊断系统模型。中医证候辅助诊断系统的应用场景也在不断拓展，如电子病历分析、舌象与面色识别、疾病风险评估、远程医疗咨询等，这些应用不仅大幅提升了中医临床决策的精准度和效率，更让患者在享受医疗服务时感受到前所未有的便捷与个性化关怀，优化了整体的医疗体验。

随着人工智能技术日新月异地发展和创新应用领域的不断拓展，中医证候辅助诊断系统将在技术创新、数据融合、标准化进程、用户体验及国际化合作等多个方面迎来显著的进步与发展。借助先进的人工智能和大数据技术，系统将进一步实现智能化和自动化，提供更精准的辅助诊断结果。同时，通过数据融合和标准化进程，系统将整合更多维度的诊断信息，提升可信度和可靠性，促进其在临床实践中的广泛应用。此外，优化用户体验和加强国际化合作也将为中医证候辅助诊断系统的发展注入新的活力，促进中医在全球舞台上的广泛应用，进而为中医药的传承与创新事业贡献积极力量。

参考文献

[1] [1] 国务院办公厅．“十四五”中医药发展规划．国办发〔2022〕5 号［EB/OL］．（2022－03－29）［2024－04－03］https：//www. gov. cn/zhengce/content/2022－03/29/content_ 5682255. htm.

[2] 国家中医药管理局．“十四五”中医药信息化发展规划，国中医药规财函〔2022〕238 号［EB/OL］．（2022－11－25）［2024－04－03］https：//www. gov. cn/zhengce/zhengceku/2022－12/06/content_ 5730292. htm.

[3] Feng C，Shao Y，Wang B，et al. Development and Application of Artificial Intelligence in Auxiliary TCM Diagnosis. Evid Based Complement Alternat Med 2021；2021：6656053 DOI：10. 1155/2021/6656053.

[4] Abraham T H.（Physio）logical circuits：the intellectual origins of the McCulloch－Pitts neural networks. J Hist Behav Sci 2002；38（1）：3－25 doi：10. 1002/jhbs. 1094.

[5] El－Hassoun O，Maruscakova L，Valaskova Z，et al. Artificial intelligence in service of medicine. Bratisl Lek Listy 2019；120（3）：218－22 doi：10. 4149/BLL_ 2019_ 028.

[6] 王瑞，潘志强，陈杰，等．面向智能诊断探讨中医证素知识框架体系的构建［J］．中医杂志，2024，65（4）：341－346.

[7] 朱文锋．《中医数字辨证机》研究技术报告（医理部分）［J］．湖南中医学院学报，1980（1）：1－11.

[8] 陆志平，李媛媛，魏方方，等．人工智能、专家系统与中医专家系统［J］．医学信息，2004（8）：458－459.

[9] 秦笃烈，鲍亦万．中医计算机模拟及专家系统概论［M］．北京：人民卫生出版社，1989.

[10] 黄欣荣，钟平玉，马纲，等．人工智能与中医智能化［J］．中医杂志，2017，58（24）：2076－2079，2106.

[11] 文志华，夏帅帅，刘东波，等．中医智能辨证诊断技术的演进与问题探讨［J］．世界科学技术——中医药现代化，2021，23（11）：4298－4304.

[12] 杨亚利．面向中医内科常见病的专家系统设计与实现研究［D］．秦皇岛：燕山大学，2016.

[13] 江启煜．“辨证元”模型在中医临床诊疗系统的应用［D］．广州：广州中医药大学，2010.

[14] 夏淑洁，杨朝阳，周常恩，等．常见机器学习方法在中医诊断领域的应用述评［J］．广州中医药大学学报，2021，38（4）：826－831.

[15] 许明东，马晓聪，温宗良，等．支持向量机在高血压病中医证候诊断中的应用［J］．中华中医药杂志，2017，32（6）：2497－2500.

[16] 瞿海斌，毛利锋，王阶．基于决策树的血瘀证诊断规则自动归纳方法［J］．中国生物医学工程学报，2005，24（6）：4.

[17] 张华．使用决策树从中医证候量表评分判断缺血性中风神经功能缺损程度［J］．辽宁中医杂志，2008（9）：1317－1319.

[18] Wang H，Liu X，Lv B，et al. Reliable multi－label learning via conformal predictor and random forest for syndrome differentiation of chronic fatigue in traditional Chinese medicine. PLoS One 2014；9（6）：e99565 doi：10. 1371/journal. pone. 0099565.

[19] Ding L，Zhang X Y，Wu D Y，et al. Application of an extreme learning machine network with particle swarm optimization in syndrome classification of primary liver cancer. J Integr Med 2021；19（5）：395－407 doi：10. 1016/j. joim. 2021. 08. 001.

[20] 温宗良，岳桂华，杨靖，等．基于共轭梯度算法的 BP 神经网络在高血压证候诊断中的应用［J］．山东中医药大学学报，2012，36（3）：183－184.

[21] 佘楷杰，袁芳君，马庆宇，等．机器学习驱动中医诊断智能化的发展现状、问题及解决路径［J］．中国中医基础医学杂志，2024，30（3）：398－406.

[22] Chen H，He Y. Machine Learning Approaches in Traditional Chinese Medicine：A Systematic Review. Am J Chin Med 2022；50（1）：91－131 doi：10. 1142/S0192415X22500045.

[23] Erickson BJ. Basic Artificial Intelligence Techniques: Machine Learning and Deep Learning. Radiol Clin North Am 2021; 59 (6): 933 – 40 doi: 10. 1016/j. rcl. 2021. 06. 004.

[24] Ding Z, Shi H, Zhang H, et al. Gastroenterologist – Level Identification of Small – Bowel Diseases and Normal Variants by Capsule Endoscopy Using a Deep – Learning Model. Gastroenterology 2019; 157 (4): 1044 – 54 e5 doi: 10. 1053/j. gastro. 2019. 06. 025.

[25] 关菀，马志龙，徐春，等．深度学习技术在中医领域中的应用［J］．中国卫生信息管理杂志，2022，19（2）：281 – 285，292.

[26] 王俊文，叶壮志．人工智能技术在中医诊断领域应用述评［J］．世界科学技术——中医药现代化，2022，24（2）：810 – 814.

[27] Liu G P, Yan J J, Wang Y Q, et al. Deep learning based syndrome diagnosis of chronic gastritis. Comput Math Methods Med 2014; 2014: 938350 doi: 10. 1155/2014/938350.

[28] Chen Z, Zhang D, Liu C, et al. Traditional Chinese medicine diagnostic prediction model for holistic syndrome differentiation based on deep learning. Integr Med Res 2024; 13 (1): 101019 doi: 10. 1016/j. imr. 2023. 101019.

[29] Gu T Y, Yan Z Z, Jiang J H. Classifying Chinese Medicine Constitution Using Multimodal Deep – Learning Model. Chin J Integr Med 2024; 30 (2): 163 – 70 doi: 10. 1007/s11655 – 022 – 3541 – 8.

[30] 王忆勤．中医诊断技术发展及四诊信息融合研究［J］．上海中医药大学学报，2019，33（1）：1 – 7.

[31] 陈梦竹，岑翼刚，许家佗，等．基于图像处理的望诊面色自动识别研究［J］．中国中医药信息杂志，2018，25（12）：97 – 101.

[32] 宋雪阳，许朝霞，王寺晶，等．121 例肺结节患者的语音共振峰初探［J］．世界科学技术——中医药现代化，2019，21（12）：2904 – 2908.

[33] 李淑娟，张发祥，倪家升，等．基于 FBG 的触点式动态压力传感器及其在脉象信息测量中的应用［J］．光电子・激光，2016，27（10）：1017 – 1022.

[34] 卢朋，李健，唐仕欢，等．中医传承辅助系统软件开发与应用［J］．中国实验方剂学杂志，2012，18（9）：1 – 4.

[35] 车萍，黄海量，任正肖，等．基于中医传承辅助系统探讨中药方剂治疗癫痫的用药规律［J］．中国中医药现代远程教育，2023，21（22）：34 – 36.

[36] 杜梦凡，陈灿，陈一仁，等．基于中医传承辅助系统挖掘三期辨证指导下中医治疗骨质疏松性骨折的用药规律［J］．中国医药导报，2023，20（20）：37.

[37] 朱咏华．WF 文锋－Ⅲ中医（辅助）诊疗系统的研制［J］．中国中医药信息杂志，2002（11）：59.

[38] 周丽娜，杨依玲，肖蒙，等．机器人辅助腹腔镜下泌尿外科术后腹胀机理及中医康复研究现状与展望［J］．长春中医药大学学报，2023，39（6）：694－698.

[39] 张坤，张震江，彭芳，等．人工智能在远程医疗中的应用进展［J］．中国数字医学，2024，19（1）：68－75.

[40] 姚涵，孟晓阳，卢涛，等．智能化技术趋势下医院信息化建设研究［J］．中国医院管理，2023，43（12）：60－63.

[41] 陈建洪．“互联网＋中医＋海外远程平台”建设的实践与探索［J］．福州大学学报（哲学社会科学版），2022，36（6）：48－54.

[42] 吴虹，苏冰倩，王国萍，等．中医远程诊疗系统的软件设计［J］．南开大学学报（自然科学版），2019，52（5）：33－37.

[43] 梁超，王华，汤立许．智慧主动健康服务框架构建与应用策略研究［J］．中国工程科学，2023，25（5）：30－42.

[44] 国卫办基层发．“优质服务基层行”活动和社区医院建设三年行动方案．国卫办基层发〔2023〕22 号［EB/OL］．（2023－12－11）［2024－04－03］https：//www.gov.cn/zhengce/zhengceku/202401/content_6928131.htm

贰 科技进步篇

HB.07 数智时代中医药精准诊疗与声光电磁热技术的应用

袁清洁[①] 葛 维[②] 李步满[③] 高 维[④] 卢天戈[⑤]

摘 要： 本报告主要介绍了声光电磁热技术在中医药诊疗中的实践应用及其带来的诊疗优势，分析了这些技术在提升中医药诊疗精准度方面的重要作用，强调了数智时代与声光电磁热技术融合对中医药创新的影响，并对智能化中医辅助诊断设备进行了介绍。数智时代与声光电磁热技术融合下的中医药创新前景广阔，个性化精准诊疗的普及、智能化诊疗系统的完善将成为未来智能中医发展的重要趋势。

关键词： 数智中医；精准诊疗；医工结合；声光电磁热

近年来，随着数智技术的飞速发展，数智医疗的概念逐渐登上时代的舞台，随着人工智能、大数据、物联网等前沿技术的引入，系统化、全面化、精准化、个体化的全新医疗模式快速成形。中国传统医学从整体观念出发，重视个体化差异，辨证论治，一人一方，在多学科、多病种当中发挥着重要作用，其治疗追求与现代医学精准医疗理念不谋而合。基于当前数智融合发展的环境背景下前沿技术的创新、结合，是传统医学整体性、动态化、个体化的诊疗理

---

① 袁清洁，医学博士，博士后，清华大学玉泉医院（清华大学中西医结合医院）健康管理中心（治未病），主治医师。研究方向：中医药防治脑病，中医治未病。

② 葛维，医学硕士，北京优联眼耳鼻喉医院内二科，主治医师。研究方向：神经科疾病的基础与临床。

③ 李步满，医学博士，清华大学玉泉医院（清华大学中西医结合医院）健康管理中心（治未病），科室副主任，主任医师。研究方向：中医药防治内分泌代谢病，中医治未病。

④ 高维，医学博士，清华大学玉泉医院（清华大学中西医结合医院）精神卫生科，主治医师。研究方向：中医药防治精神卫生科疾病的基础与临床。

⑤ 卢天戈，医学博士，清华大学玉泉医院（清华大学中西医结合医院）神经外科，主治医师。研究方向：中医药防治神经科疾病的基础与临床。

念得以更加突出体现的途径，同时也是实现传统医学精准治疗的重要契机。

一、数智时代背景下的中医药发展

（一）数智时代对中医药行业的影响

在当今这个以数据和智能技术为驱动的时代，中医药这一传统而深厚的领域也正悄然焕发新生。随着数智技术的日新月异，中医药行业不仅保持了其原有的魅力和价值，还融合了现代科技的精髓，逐渐走向了一个新的发展高峰。

我们可以看到，在数据大潮的冲刷下，中医药行业的每个角落都在发生着翻天覆地的变化。那些昔日依靠传统经验进行的诊断和治疗方法，正在被更加精确、科学的数据驱动模式所替代。借助先进的大数据分析工具，中医师能够更加全面地掌握每位患者的病史、体质和病情变化，进而为他们制订出更加精准的治疗方案。这不仅极大地提升了中医药的疗效，也让患者感受到了前所未有的个性化和贴心服务。

与此人工智能的兴起也为中医药研究带来了新的突破口。那些耗时费力的药物成分筛选、优化工作，如今在计算机的帮助下变得轻松快捷。机器学习算法的广泛应用，使得中医药研究人员能够在海量的数据中迅速找到最有价值的信息，进而加快新药的研发速度。这一变化不仅缩短了药物从实验室到市场的时间，还为亟待新药救治的患者带来了希望的曙光。

在远程医疗服务领域，数智技术的助力也让中医药的魅力跨越了地理和空间的限制。过去，想要寻求名中医的帮助往往需要跋山涉水、耗费大量时间和金钱。如今借助互联网和移动设备的普及，人们只需轻点屏幕就能随时随地享受到优质的中医药服务。无论是身处偏远乡村还是繁华都市，每个人都能够平等地获得健康的机会。这种变化不仅体现了科技带给我们的便利，更是对中医药"普世救人"理念的最佳诠释。

在这一系列的变革中，我们可以看到，数智技术已经成为推动中医药行业发展的强大引擎。它不仅提升了中医药服务的效率和质量，还为中医药文化的传承和创新注入了新的活力。更重要的是，随着科技的不断进步和应用场景的不断拓展，我们有理由相信，中医药行业将迎来更加灿烂的未来。这个未来是充满无限可能的。也许在不远的将来，我们会看到更加智能化的中医诊疗设备走进寻常百姓家；也许我们会见证中医药与现代医学的更加深度融合，创造出更多前所未有的治疗奇迹；又或者，在科技的助力下，中医药的智慧和经验能够更好地服务于全人类的健康和福祉。

在这个充满变革和创新的时代，数智技术为我们揭开了中医药行业新的篇章。在这个篇章里，有对传统智慧的传承和发扬，有对现代科技的探索和应用，更有对未来发展的憧憬和期待。我们有理由相信，在这个时代成长起来的中医药行业，必将以更加开放、包容和创新的姿态走向未来。它将不仅是一个治疗疾病的手段，还是一种传承文化、服务社会、联结人与自然的重要纽带。

数智时代背景下中医药行业迎来的发展机遇是前所未有且影响深远的。从精准诊疗到智能药物研发再到远程医疗服务，数智技术正全方位地渗透到中医药行业的各个环节之中，为其注入了新的生命力。我们有理由相信，在未来的日子里，数智技术将与中医药更加紧密地结合在一起，共同书写出人类健康事业的新篇章。

（二）中医药在数智时代的创新与发展

在数字化与智能化技术日新月异的今天，中医药领域正迎来一场前所未有的变革。这场变革不仅是对传统中医药理论的深入挖掘与传承，更是在数智技术的赋能下，对中医药诊疗方式、治疗方案制订以及与现代医学融合的一次全面升级。我们可以清晰地看到，智能化诊疗系统正逐渐成为中医药发展的新引擎。这一系统深度融合了人工智能、大数据等尖端科技，通过对海量数据的分析挖掘，不仅能够实现中医药诊疗的自动化，更能提升其智能化水平。这意味着，未来的中医药诊疗将更加高效、准确。

与此同时，个性化治疗方案的制订也成为中医药发展的新趋势。在传统的中医药诊疗中，医生往往需要根据患者的体质、病情等因素进行辨证施治，这一过程在很大程度上依赖医生的个人经验和主观判断。现在，借助数智技术的力量，医生可以为每位患者量身打造治疗方案，让治疗更加精准、个性化，这不仅提高了治疗效果，也更好地满足了患者的需求。

中医药与现代医学的深度融合也成为数智时代下的重要发展方向。过去，中医药和现代医学往往是两条平行线，各自发展，鲜有交集。在数智技术的推动下，中医药正积极探索与现代医学的契合点，寻找两者之间的共同语言。通过数据挖掘、机器学习等先进手段，可以更深入地揭示中医药的作用机理，为其创新发展提供有力支撑。

在这场数智化的变革中，中医药展现出了强大的生命力和广阔的发展前景。智能化诊疗系统的研发，让中医药诊疗更加高效、智能；个性化治疗方案的制订，让治疗更加精准、贴心；与现代医学的深度融合，则为中医药的创新发展提供了无限可能。这三大发展方向共同勾勒出了中医药在数智时代的美好蓝图。

（三）数智时代中医药面临的挑战与机遇

在数字化与智能化浪潮席卷全球的今天，中医药领域正面临着前所未有的变革。这一传统行业不仅承载着千年历史的积淀，也必须在现代科技的冲击下寻找新的生存与发展之道。其中，数据安全与隐私保护问题显得尤为突出，成为中医药现代化进程中必须跨越的一道坎儿。

众所周知，中医药诊疗过程中涉及大量患者的个人信息，包括病历、诊断、用药等敏感数据。这些数据的安全性一旦受到威胁，不仅可能导致患者隐私泄露，进而损害其合法权益，还可能影响中医药行业的整体声誉。建立健全的数据安全保护体系，确保患者信息不被非法获取和滥用，已成为当下中医药行业刻不容缓的任务。

数智技术的应用正在深刻改变中医药行业的面貌。通过人工智能、大数据分析等先进技术，中医药可以实现更加精准的诊断和治疗，提高临床效果和患者满意度。例如，利用大数据挖掘技术，中医药研究者可以对海量病例数据进行分析，发现新的治疗规律和药物作用机制；借助人工智能辅助诊断系统，中医师可以更加准确地判断病情和制订个性化治疗方案。这些数智技术的应用不仅提升了中医药服务的质量和效率，也为行业的创新发展注入了强大动力。

数智技术的推广和应用并非一帆风顺。当前，中医药行业在数智技术方面的人才储备和技术实力还存在一定差距。为了更好地应对数智时代的挑战，中医药行业必须加大人才培养和技术培训力度，努力提升从业人员的专业素养和技能水平。中医药从业者只有通过不断学习和实践，才能逐步掌握数智技术的精髓，并将其有效应用于临床实践和科研工作。

值得一提的是，数智时代也为中医药的国际化进程提供了有力支持。随着全球范围内对传统医学的关注度不断提升，中医药作为中华文化的瑰宝之一，正逐渐走向世界舞台。在这个过程中，数智技术发挥着重要作用。例如：通过远程医疗和国际合作平台，中医药可以更加便捷地与世界各地分享经验和资源；利用智能翻译和多语言服务系统，中医药可以更好地与不同国家和地区的患者沟通交流。这些数智技术的助力不仅拓展了中医药的国际市场空间，也提升了其在全球健康领域的影响力。

展望未来，数智时代背景下的中医药发展将迎来更加广阔的前景。随着科技的不断进步和应用场景的不断拓展，数智技术将为中医药行业带来更多创新和突破。中医药行业也需要不断加强自身建设和管理，提高服务质量和安全水平，以更好地满足人民群众的健康需求。相信在不久的将来，数智化与中医药的深度融合将催生出更加璀璨的火花，为人类的健康事业作出更大贡献。

在数智时代的洪流中，中医药如同一艘古老而坚韧的航船，正借助现代科技的风帆破浪前行。面对挑战与机遇并存的未来，中医药行业必须坚定信心、保持定力、积极作为，努力书写新时代下的辉煌篇章。而其中，每一个中医药从业者都将是这段历史的见证者和参与者，他们的努力和奉献将共同铸就中医药事业新的辉煌。

二、声光电磁热技术与人工智能赋能中医药精准诊断与治疗

随着科技的不断进步，中医药学与现代科技的结合，尤其是与声、光、电、磁、热等物理疗法以及人工智能技术的结合，为中医药的精准诊断与治疗开辟了新的路径。下面将探讨这些技术在中医药精准诊断中的应用。

（一）声技术在中医药精准诊断中的应用

声波诊断，这一基于声波传播原理的技术，已经成为探寻人体内部秘密的重要工具。当声波在人体组织中传播时，其反射、折射等物理现象，恰如一面镜子，映照出人体内部的结构和功能状态。在中医理论中，人体发出的各种声音是生命活动的征象，可以反映脏腑功能和气血津液的盛衰。因此，声波诊断技术，如听诊、语音识别等，可以通过分析人体发出的声音来评估人体的健康

状况，利用声波对穴位或人体组织进行探测，可以获取有关病变部位的结构和功能信息。利用人工智能技术对这些声波信息进行分析和处理，可以提高诊断的精准度。声波疗法，如超声波治疗，则可以利用声波的振动效应，促进局部血液循环，加速新陈代谢，达到消炎、止痛的效果。

（二）光技术在中医药精准诊断中的应用

光技术如红外线、激光等，在中医药诊断中同样具有应用潜力。通过光照射人体，可以观察到病变部位的光学特性变化，如血流情况、炎症程度等。光学成像技术以其直观、精准的特点，为中医药诊疗提供了前所未有的视觉支持。借助先进的光学设备，中医师能够观察到人体内部细微的组织结构，这不仅加深了他们对人体生理病理的理解，还为后续的药物治疗和针灸等疗法提供了精确的定位。光疗法可以用于消炎止痛、促进血液循环。借助人工智能技术，可以精确调整光疗的波长、功率和治疗时间，以达到最佳的治疗效果。

（三）电技术在中医药精准诊断中的应用

电技术主要体现在电生理检测和电刺激等方面。通过检测人体的生物电信号，如心电图、脑电图等，可以了解人体的生理状态。而电刺激技术，如针灸电疗，可以通过刺激穴位或神经，调节人体的气血运行和生物电活动，从而达到治疗疾病的效果。在中医理论中，穴位是气血运行的交汇点，通过刺激穴位，可以调整人体的阴阳平衡，改善气血运行，从而达到治疗疾病的目的。电刺激技术可以模拟传统针灸的效果，且具有更高的安全性和可控性。

（四）磁技术在中医药精准诊断中的应用

磁技术在中医药诊断中主要体现在磁共振成像（MRI）等方面。MRI 可以高分辨率地显示人体内部的结构和病变情况，为医生提供丰富的诊断信息。结合人工智能技术，可以对 MRI 图像进行深度分析，提高诊断的精准度。磁技术主要用于磁疗和磁刺激。磁疗是利用磁场对人体产生的作用，如磁效应、电磁感应等，来促进局部血液循环，加速新陈代谢，达到消炎、止痛、消肿的效果。还可以通过刺激神经或肌肉，调整人体的生物电活动，改善肌肉功能和神经功能。

近年来磁技术在神经外科领域取得了长足的进步。众所周知，随着中国传统医学在国家的大力支持下逐渐振兴，各现代医学专科逐渐踏上中西医结合道路，神经外科作为一门起源于英国的高、精、尖学科，虽然在 20 世纪 30 年代才传入中国，但是在漫长的历史长河中，中国传统医学也留下了不可磨灭的笔墨。如果说三国时期华佗拟为曹操进行开颅手术治疗头风病无据可考，那么 1974 年、1995 年等时间节点，在中国各地发现的头骨遗骸则可以证实，早在 5000 年以前我们的祖先就已经涉足成功的颅骨钻孔、颅骨骨折去骨瓣等手术[1]。

由于中国的历史与时代发展特点等多方面原因，中国本土传统医学在外科手术方面的传承较为薄弱，加之以西方循证科学为主导的现代医学体系飞速发展，时至今日，传统医学基本退出外科手术的舞台。然而，传统医学与现代医学相结合的诊疗模式在当今社会仍具有不可替代的优势与巨大的挖掘空间，借由当前数智技术与传统医学理念的契合性，传统医学得以乘上时代的顺风车，革故鼎新，焕发新的生命力。在此之中，神经外科的中西医结合工作仍在起步阶段，虽然神经外科在数据、神经网络、人工智能等医工结合前沿领域独占鳌头，但中医方面的研究鲜有所闻，故基于当前数智技术现状以及未来发展趋势，传统医学在神经外科大有作为。

1. 功能磁共振成像与传统医学神经调控

随着医学影像学的进步，基于血氧合水平依赖的脑功能成像（functional magnetic resonance imaging，fMRI）以其可视化、高空间分辨力、无创性等多种优点应用于传统医学研究，成为针刺、艾灸、中药汤剂等传统医学治疗手段的重要参照与评估手段，广泛应用于传统医学脑科学方面的临床与研究。

神经调控是神经科学与生物医学工程学交叉学科的发展成果，其主要分为植入式和非植入式，在神经外科中主要应用植入式，包括脑深部电极刺激术、迷走神经刺激术、骶神经刺激术、脊髓电刺激术，以及其他各类植入人体内部的电刺激、磁刺激、超声刺激、光刺激、药物泵等[2]。近年来，随着研究的不断深入，相关研究证实传统医学针刺、艾灸、药物等治疗方法存在着相应的与临床疗效相关的脑功能网络效应机制。

2000 年，Hui 等[3]基于 fMRI 探究正常人经针刺后脑边缘系统和皮质下灰色结构，研究初步证实，通过针刺可以调节边缘系统及皮质下结构的活动，奠定了针灸治疗具备中枢神经系统效应基础的研究基调。无独有偶，在后续的研究中，采用艾灸[4-5]、耳电针[6]、中药[7-8]、推拿[9-10]等方法干预患者的相关研究，分别证实了多种传统医学治疗对于脑功能具备调控作用，为传统医学的有效性提供了循证医学方面证据的同时，也为传统医学治疗作用机制、传统医学理论的分子生物学实质的探究夯实了基础。

在神经外科方面，由于其基础治疗涉及手术治疗，如颅内、脊髓内电刺激器置入术等，在概念上与针刺、针灸有类似之处，但传统医学治疗多基于患者症状、体征制订治疗计划，治疗以刺激外周为主，通过 fMRI 可以观测到外周刺激后颅内功能相所发生的变化；而神经外科电刺激器置入则更多是根据 fMRI 观测到的颅内功能相变化制订手术计划，置入电极开启电刺激后观测患者症状、体征的改变。故基于 fMRI 观测的大脑深部电刺激器置入术可以作为印证传统医学理论的另一途径，通过将患者大脑深部电刺激器置入术前、术后 fMRI 所表现出的影像学改变与患者术前、术后症状、体征、证候等中医四诊信息相对比，进而分析脑组织与传统医学核心概念如脏腑、气血、经络等之间的对应关系，一方面为进一步地深入研究打下基础，另一方面为传统医学脏腑、经络、气血、津液提供客观评估指标。同时，对于长期调控的患者，对比其参数变化前后症状、证候等方面的改变，并辅助传统医学药物、非药物疗法，也是有效辅助缓解患者各种相关症状、改善患者生活质量的重要治疗手段。

2. 中枢神经系统肿瘤的中西医结合数智诊疗

脑和其他中枢神经系统肿瘤是 0～14 岁儿童中常见的癌症，也是 15～19 岁青少年中第二常见的癌症[11]，其死亡率位列 15 岁以下儿童肿瘤的首位[12]。在中国大陆，中枢神经系统恶性肿瘤占儿童肿瘤整体的 14%～23%[13]，严重危害中国儿童心身健康的同时，为社会带来不可忽略的经济负担。综观国内外肿瘤的主流治疗方法，其主要包括手术治疗、放化疗、靶向治疗以及免疫治疗等，对于肿瘤的预测多从遗传学角度入手。

中国传统医学素来秉承着未病先防、既病防变、瘥后防复的治疗理念，《黄帝内经》中“上工治未病，不治已病，此之谓也”和 2017 年国务院印发的《新一代人工智能发展规划》中对数智健康在疾病预防、辅助诊断等方面的描述不谋而合。当前，数智辅助预测、诊断多是基于科学数据进行大样本训练，并综合多重信息得出的结果，其模型训练所需数据中较少涉及传统医学相关指标[14]。

故对于中枢神经系统肿瘤，数智医疗的诊断、预测模型可以与中医体质学说相关联。对现有肿瘤患者的证候要素、临床症状、病理结果、治疗方案、预后进行收集、归纳，逐步形成遗传因素外的其他评估体系，以期能够预测肿瘤高危人群，并针对肿瘤高危人群制订“未病先防”的治疗方案。

（五）热技术在中医药精准诊断中的应用

热技术在中医药诊断中主要体现在热成像技术方面。通过检测人体表面的温度分布，可以了解人体的代谢和血流情况，为医生提供诊断依据。人工智能可以对这些热成像数据进行处理和分析，提高诊断的精准度。热技术在中医药诊疗中主要包括热疗和艾灸等。热疗是利用热能对人体产生的作用，如促进局部血液循环、加速新陈代谢、消炎止痛等。艾灸则是利用艾叶燃烧产生的热能和药性，通过刺激穴位和经络，来调整人体的气血运行和阴阳平衡，达到治疗疾病的目的。热疗法在中医药中常用于促进血液循环、缓解肌肉疼痛。通过人工智能技术，可以精确控制热疗的温度、时间和治疗部位，避免过度热疗导致的皮肤损伤，提高治疗的安全性。

声光电磁热技术的引入和应用，无疑为中医药诊疗领域带来了革命性的变革。它们不仅提高了诊疗的精准度和效率，还使得传统中医药学在与现代科技的融合中焕发出新的光彩。这种融合不是简单地相加，而是一种深度的整合和创新。在这个过程中，传统中医药学的智慧和经验得以传承和发扬，而现代科技的力量则为这一古老医学体系注入了新的活力和发展动力。

人工智能技术，如深度学习、机器学习等，可以对上述声、光、电、磁、热等技术获取的数据进行分析和处理，提高诊断与治疗的精准度。这种现代化的诊疗方式不仅为中医药的发展注入了新的活力，也为患者带来了更好的就医体验。

三、声光电磁热技术助力智能中医诊疗设备的研发及实践应用

2019 年 4 月，《人工智能蓝皮书：中国医疗人工智能发展报告》正式发布。人工智能前沿技术正在快速融入医疗，开启了数字智能化诊疗的新时代。

从经验性诊断到智能化诊断，基于声光电技术的数字智能化中医药精准诊疗技术正逐步显示出强大的生命力。

智能诊疗设备是人工智能在医学领域应用的主要表现形式，在医学领域有着广阔的应用前景和巨大的潜力。随着人工智能与医学技术领域的深入结合，智能中医学也得到进一步的发展。智能中医学是建立在智能中医标准化体系建设的基础上，通过深度学习等人工智能方法实现对中医文本数据、影像数据等信息标准化的采集与分析，通过构建训练模型实现中医临床智能辅助决策。声光电磁热技术与人工智能的结合极大地推动了智能中医诊疗设备的研发。

中医实现智能化、现代化很重要的一个方面是辅助中医药精准诊疗设备的研发与使用，这些都需要建立在基于声光电磁热技术的人体多维度数据的客观化、精准化的采集与分析。众所周知，西医学之所以能在近几个世纪中得到长足的进步，与受益于现代科技日新月异的快速发展密切相关。中医诊疗装备研发起步晚、发展慢，但由于国家的重视及相关中医药扶持政策的出台，越来越多的医工结合背景下的智能化中医诊疗设备不断涌现，对于促进中医药现代化，提高中医药国际影响力具有关键的作用[15]。

当前，医工交叉融合的大趋势越加明显，生物、信息、智能、材料等学科与现代医学的交叉合作提供了多样化的观测、解构与分析手段，极大地推动了医疗诊疗能力的提升。近年来，在中医智能化过程中，一系列围绕中医临床辨证施治、贯穿“理、法、方、药”全过程的智能中医辅助诊疗设备的研发，促进了智能中医学科的形成和发展。其中，中医四诊信息的智能化主要以四诊信息的标准化、定量化采集为主，以舌诊、脉诊、色诊为代表的科学测量技术逐渐成熟形成了舌诊仪、脉诊仪、面诊仪等系列智能中医诊断设备[16]。

声光电磁热技术的发展将信息进一步细化、精准化，极大地提高了事物的识别能力。中医诊疗四诊作为一个传统的信息采集手段，进一步采集现代科学技术之精华，逐步形成了各种数据采集系统，使中医现代化、标准化迈上新台阶。中医四诊数据采集是将望诊、闻诊、问诊、切诊所获得的信息通过数据采集系统转换为机器学习可识别的数据，为智能诊疗提供数据基础。“望诊”主要观察患者的神色、形态、舌象、头面、五官、四肢、二阴、皮肤以及排出物形态等信息，为视觉信息。“闻诊”既包括患者的语言、呼吸、咳嗽、呕吐、嗳气、肠鸣等听觉信息，又包括患者发出的异常气味、排出物的气味等嗅觉信息。“问诊”主要是采集患者有关疾病情况、自觉症状、既往病史、生活习惯等信息，可简单归为听觉信息和文本信息。“切诊”主要包含脉诊和按诊，通过触压获取脉搏、皮肤相关信息，多为触觉信息。因此，智能中医的四诊数据采集首要任务是将视觉、听觉、嗅觉、触觉等各类信息转换为识别的信号保存为图片视频音频、文本等，通过规范化和标准化的信息采集，为采用机器学习等方法训练疾病模型做准备。

望诊的基本内容包括望全身和望局部。在中医望诊的诊断领域，常见的中医特色的客观化诊断数据采集技术为计算机视觉技术。计算机视觉是人工智能的一个领域，是指让计算机和系统能够从图像、视频和其他视觉输入中获取有意义的信息，并根据该信息采取行动或提供建议。如果人工智能赋予计算机思考的能力，那么计算机视觉就是赋予发现、观察和理解的能力。计算机视觉的工作原理与人类视觉类似，只不过人类起步更早。人类视觉系统的优势是终身可以在适当的环境下训练分辨物体、物体距离、物体动静与否以及图像是否存在问题等能力。计算机视觉训练机器来执行这些功能，它们依靠摄像头、数据和算法在更短的时间内完成工作，而不像人类那样依靠视网膜、视神经和视皮质。其更偏重视觉模拟，更直观，也更多地与环境相关。基于望诊技术的中医诊疗设备主要有面诊仪、舌诊仪、目诊仪等。

面诊仪模拟传统中医面部神、色、形、态望诊合参的思维模式，采用统一设备、标准光源的技术方法，基于面部神情、色泽、形貌、动态等多源融合面部特征，为辨体、辨证、辨病及“治未病”等提供依据，广泛应用于辨体质、辨疾病、辨证候等方面。中医面诊仪的研发经历了“早期识别方法”和“计算机识别方法”两个发展阶段。早期是以面色为主要研究内容，通常预先设置一个固定模式，然后采用一个普通的摄像头采集面色图像。目前，随着现代计算机信息科学及人工智能的发展，在中医理论指导下，将计算机技术中的图像采集与处理技术、模式识别技术和全息医学中的面诊技术创造性地结合起来进行中医面诊仪现代化研究，已成为中医面诊仪研究的发展趋势[17]。

舌诊仪是实现中医舌诊客观化的重要仪器，但尚缺乏统一的使用与研发标准。随着数字图像处理技术的普及，舌诊仪作为中医舌诊现代化与客观化的产物，它的研发为舌象信息的量化奠定了基础，符合舌诊客观化的发展要求，有利于中医走向世界，使其能更好地为人类健康事业作贡献[18]。舌诊仪的研制已被纳入国家重点科研项目。舌诊仪主要有二维舌诊仪和三维舌诊仪两大类。二维舌诊图像可得到颜色、纹理、形态、润燥等生理信息，在一定程度上能反映病例情况；但由于深度信息的缺失，不能反映舌表面的齿痕、点刺、裂纹等细节信息，极大地约束了舌象信息的全面性，妨碍了医生的正确诊断。三维舌象蕴含了真实舌的所有信息，可为疾病的正确诊断和早期发现提供保障，已成为当今舌诊客观化的研究热点。目前常见的舌诊仪设备主要有中国中医舌诊 AI 开放平台、中医舌象数字化辅助诊断系统、舌脉象采集分析仪（JKYL－1202－7B 型）、中医舌诊仪/摄像采集分析仪/中医舌象智能辅助诊断系统、道生便携式舌象仪、中医舌诊仪（高级版、基础版、便携式）、医疗版中医舌诊仪。

目诊是通过观察患者眼睛的神、色、形、态和眼球血管脉络等的变化来判断病因、病位、病性和疾病预后的诊断方法，是中医望诊的重要组成部分。近几年人工智能图像识别技术的发展促进了中医学与现代科学的接轨，博奥生物集团有限公司暨生物芯片北京国家工程研究中心利用人工智能技术，对含有丰富信息的中医眼象进行智能图像特征识别，量化输出，利用机器学习算法研制出了“目诊仪及其分析系统”（简称“目诊仪”）。目诊仪是以中医目诊实践和西医球结膜微循环理论为基础，采用无影成像和人工智能技术，对白睛眼象特征进行高清采集、特征提取、综合分析，自动生成基于眼象的健康评估报告，使目诊信息获取更客观、分析更精准、结果更稳定，并在临床上得到了广泛应用，反馈良好，推动了中医诊疗朝客观化、标准化方向发展。目前该设备已经在中医临床、科研、综合体检、健康筛查、健康管理、政府服务等方面显示出了其新型、客观、无创、便捷、经济的应用价值。

在中医闻诊、切诊的诊断领域，常见的中医特色的客观化诊断数据采集技术为传感器技术，常见的传感器有压力式脉象传感器、光电式脉搏传感器、电子鼻、红外传感器及经络腧穴阻抗传感器。闻诊包括听声音和嗅气味。听声音包括听辨患者的语声、语言、呼吸、咳嗽、呕吐、呃逆、嗳气、太息、喷嚏、呵欠、肠鸣等各种声响。听声音不仅可以诊察与发音有关器官的病变，还可以诊察脏腑的病理变化。基于闻诊技术的中医诊疗设备主要有声诊仪、电子鼻等。

中医五脏相音诊断系统是一款创新的健康管理工具，采用声音信号的处理和分析技术，结合中医理论，为用户提供个性化的养生调理方案。该系统通过采集人声信息，辨识经络健康状态和脏腑功能状态。该系统具有多项强大的功能，它可以建立个性化的健康档案，持续跟踪用户的健康状况，为用户提供定制化的健康服务。采用中医五音（宫、商、角、徵、羽）与人体五脏对应的原理，通过声音的特征提取和分析，准确判断脏腑功能状态，及时发现潜在的健康问题。

电子鼻主要是通过检测挥发性有机化合物以进行分析诊断，通过收集样品中挥发性有机化合物的气味分子，进行分析比对，产生所谓的“气味指纹”，从而得出结论，与人类的鼻子相当。研究表明，电子鼻能够区分正常人和患有炎症性肠病或糖尿病的人（分离率为97%），目前电子鼻技术已在肺系疾病、病原微生物检测、糖尿病的气味检测和慢性胃炎的气味检测方面有所应用。

有团队基于某一种特定疾病研究不同的声音对疾病证候诊断的提示意义，如陆洲等[19]通过研究肺结节患者的语音信号诊断特征，探讨不同中医证候肺结节患者语音信号指标的差异，发现肺结节患者的语音信号具有一定特征，不同中医证型、不同结节大小患者的语音信号特征存在差异，可以为肺结节的病证诊断提供依据。未来可能将肺结节声诊特征与舌象、脉象、面色、问诊等信息融合，建立中医肺结节病证智能诊断系统及风险预测模型，以期为今后肺结节中西医协同全程诊疗管理体系的建立提供信息化支撑。以上这些基于中医闻诊的研究探索都在一定程度上推动了疾病中医精准诊疗的步伐。

中医的问诊通常采用问答的形式来完成医生对患者疾病信息的采集。借助语音识别技术实现对中医问诊信息的采集，语音识别是自然语言技术的重要组成。实现问诊信息的采集，首先需要通过搜集大量临床病例和医生的临床经验建立病例数据库，同时要考虑上下文语义选择基于关键词和关键词组合方式进行自然语言处理模型的训练，最后建立自动问答的问诊系统，使计算机代替医生完成对患者的问诊信息采集。此外，采用机器学习方法、深度学习算法和大数据技术等人工智能技术实现对古今医案、临床指南、名医经验、养生方法、适宜技术等文本数据深度挖掘并提取特征信息，通过模型训练的方法建立智能中医诊疗模型，实现对中医临床智能诊疗的决策支持。目前已有研究者研发出中医心系及脾系闻诊采集系统，正尝试实现中医心系及脾系问诊信息采集的程序化及数字化。

切诊是医者通过手的触觉（用手指或手掌对患者的脉和全身特定或相关部位进行触、摸、按、叩）及患者的反应状态，了解病情、诊察疾病的方法。在中医切诊的诊断领域，中医的脉诊客观化数据采集中用到了压力、光电等多种传感器，以模拟人的触觉，获取复杂的脉象诊断指标。基于切诊技术的中医诊疗设备主要有脉诊仪、经络检测仪等。

传统的脉搏测量采用诊脉方式，中医脉象诊断技术就是脉搏测量在中医上卓有成效的应用。但是，受人为因素影响较大，信号精度不高。为了克服上述测量方法的不足，脉搏测试不再局限于传统的人工测试法或听诊器测试法。利用血液是高度不透明的液体，光照在一般组织中的穿透性要比在血液中大几十倍的特点，可通过光电传感器对脉搏信号进行检测，并通过计算机的数据处理，实现智能化的脉搏测试技术。利用现代成熟光电技术采集脉诊信息，提高标准化诊疗信息，推动中医标准化推广。另外，基于超声信号传感器的脉诊仪除能够检测脉搏信息外，还可观察管腔容积、血流速度、脉管三维运动，表征脉象的相对位置、长短、大小、运动轨迹的直观信息。

经络检测仪从早期研发到现在应用于临床，经历了多年的技术提升与创新。随着现代科技大数据、云计算、AI 等发展，中医经络检测仪也随之不断地提升与创新。目前主要有电导法穴位测评中医经络检测仪和掌型全自动采集中医经络检测仪。前者主要通过依次检测人体十二经络位于手足的 12 个穴位（多为原穴）的导电量，经计算机转换为经络能量指数，以实时反映人体经络脏腑变化的趋势，为中医师提供临床参考。后者是唯一基于百位名老中医辨证经验，百万级中医临床数据的智能中医诊断设备，被誉为“中医 CT”，可对人体进行全面的中医体检，是目前国内最先进的全自动中医经络检测评估设备，也是国家中医药管理局重点推荐、中医“治未病”能力建设项目诊疗专业设备。检测仪根据双手手指十二穴位、二十四个监测点的信息采集，以及中医经络诊断、生物电原理和良导络理论，通过计算机数据辨证分析得出的中医诊疗结论，是临床医生辨证分析、辨证论治、分级诊疗信息共享、学术交流的重要辅助设备。

中医辅助诊断设备的发展可以使中医医生获得更多客观化、标准化的检测数据，并由此积累更多的中医药临床有效性的证据，也必将促进新型设备的研发，推动中医药经验传承、远程医疗及临床智能辅助决策等的发展，使中医临床也能受益于各种先进的诊断装备，以更好地服务于临床。

参考文献

[1] 韩康信，谭婧泽，何传坤．中国远古开颅术［M］．上海：上海复旦大学出版社，2007.

[2] 张迪，于猛，刘霞．神经调控技术简述［J］．山东大学学报（医学版），2020，58（8）：50-60.

[3] Hui K K，Liu J，Makris N，et al. Acupuncture modulates the limbic system and subcortical gray structures of the human brain：evidence from fMRI studies in normal subjects. Hum Brain Mapp. 2000；9（1）：13-25.

[4] Xingjie LI，Qiqi L，Rui X，et al. Moxibustion modulates working memory in patients with amnestic mild cognitive impairment：a functional magnetic resonance imaging study. J Tradit Chin Med. 2023 Aug；43（4）：801-808.

[5] Wong KKL，Xu J，Chen C，et al. Functional magnetic resonance imaging providing the brain effect mechanism of acupuncture and moxibustion treatment for depression. Front Neurol. 2023 Mar 21；14：1151421. doi：10.3389/fneur. 2023. 1151421.

[6] Wang L，Zhang J，Guo C，et al. The efficacy and safety of transcutaneous auricular vagus nerve stimulation in patients with mild cognitive impairment：A double blinded randomized clinical trial. Brain Stimul. 2022 Nov-Dec；15（6）：1405-1414.

[7] 俞璐，郁志华，汤伟军，等．基于静息态功能性磁共振探讨中医辨证治疗重度阿尔茨海默病脑功能改变的临床研究［J］．北京中医药大学学报，2020，43（6）：508-515.

[8] 谭赛，方继良，黄世敬，等．开心解郁方治疗血管性抑郁症脑机制 fMRI 初步研究［J］．中国中西医结合影像学杂志，2017，15（3）：261-266+273.

[9] 谭文莉，王炜，姜宏宁，等．推拿治疗慢性下腰痛的即时脑效应研究［J］．中国中医骨伤科杂志，2019，27（1）：11-16.

[10] 何天翔，孔令军，周鑫，等．基于静息态功能磁共振探析腰痛中医推拿镇痛起效机制［J］．中华中医药杂志，2023，38（08）：3887-3890.

[11] Ostrom Q T，Patil N，Cioffi G，et al. CBTRUS Statistical Report：Primary Brain and Other Central Nervous System Tumors Diagnosed in the United States in 2013-2017. Neuro Oncol. 2020 Oct 30；22（12 Suppl 2）：iv1-iv96.

[12] Girardi F，Allemani C，Coleman M P. Worldwide Trends in Survival From Common Childhood Brain Tumors：A Systematic Review. J Glob Oncol. 2019 Oct；5：1-25.

[13] Zheng R，Peng X，Zeng H，et al. Incidence，mortality and survival of childhood cancer in China during 2000-2010 period：A population-based study. Cancer Lett. 2015 Jul 28；363（2）：176-80.

[14] 杨凯涵，王旭亚，冯晓彬，等．肿瘤数智诊疗研究的现状及前景［J］．中国

肿瘤临床，2023，50（16）：855－860.
[15] 王俊文，智能中医辅助诊断技术与装备［M］. 北京：中国中医药出版社，2023.
[16] 田贵华，商洪才. 智能中医学概论［M］. 北京：人民卫生出版社，2021.
[17] 张治霞. 四诊合参辅助诊疗关键技术在新型医疗模式中的应用价值与意义［D］. 北京：北京中医药大学，2016.
[18] 庄淑涵，李馨，田之魁，等. 基于文献计量学的舌象仪研究［J］. 世界科学技术（中医药现代化），2020，22（5）：1545－1552.
[19] 陆洲，沙娇娇，江涛，等. 肺结节中医证候与语音信号诊断特征研究［J］. 上海中医药杂志，2024，58（2）：46－51.

叁

应用创新篇

HB.08 中医药与人工智能结合在慢性病治疗和管理中的实践与展望

童宏选[①] 张佳乐[②]

摘　要：研究人工智能在慢性病管理中的应用，以及中医药与人工智能结合在慢性病诊疗和管理中的实践。通过综合文献回顾和案例分析，阐述了人工智能技术在慢性病早期筛查、病情监测、用药管理、健康教育等方面的应用，以及中医药数据信息化和结合人工智能的实践。人工智能技术已经在慢性病管理中展现出重要作用，如机器学习在疾病风险预测、监测设备在病情监测、智能算法在用药管理和健康教育等方面的应用。同时，中医药与人工智能结合在慢性病诊疗和管理方面也取得了一定成果，如中医药数据信息化、四诊资料客观化、智能诊断和治疗等方面的实践。尽管人工智能技术与中医药在慢性病管理中取得了一些进展，但仍存在一些问题和挑战，如模型构建和临床需求之间的差距、病证多样性和不统一性等。然而，随着技术的不断发展和数据的积累，人工智能结合中医药在慢性病管理中的潜力巨大，有望为慢性病诊疗与管理提供更有效的决策支持和个性化服务。针对存在的问题和挑战，建议加强临床需求与技术应用的结合，统一和规范慢性病的诊断和治疗方案，促进中医药大数据的规范化和智能化处理。同时，继续深入研究人工智能与中医药结合在慢性病管理中的应用，不断优化算法和模型，提高诊疗效果和管理水平。

关键词：中医药；人工智能；慢性病治疗；慢性病管理

---

① 童宏选，中西医结合博士，中国中医科学院中医基础理论研究所助理研究员。研究方向：中医药发展战略。

② 张佳乐，中国中医科学院中医基础理论研究所博士研究生。研究方向：中医证候标准和宏微观结合诊断。

人工智能（AI）是一门致力于模拟和拓展人类智慧的新兴技术科学。该领域的研究范围广泛，涵盖机器人开发、语音识别、图像识别、语言处理以及专家系统等方面。近年来，AI技术与医疗健康领域的融合日益深化，其发展成熟程度不断提升，已成为影响医疗行业发展和提升医疗服务水平的重要因素。慢性病因其长期性和难以治愈性已成为威胁患者健康的重要公共卫生问题之一，严重影响着患者的生活质量并增加医疗成本[1-2]。随着大数据时代的来临，AI技术的兴起为中医药事业的发展提供了有力支持，引领医疗健康产业的新变革，同时也为中医药的发展带来前所未有的机遇。本文将分析中医药结合人工智能在慢性病诊疗和管理中的机遇与挑战，并提出相关建议。

一、人工智能在慢性病中的应用

2017年，国务院发布了《新一代人工智能发展规划》，以推动人工智能在医疗领域的应用，明确指出需要加强各级群体智能健康管理，并将人工智能上升到国家战略层面。借助人工智能制定符合时代发展趋势的慢性病管理模式，可以提高中国医疗资源的配置效率和质量，进一步改善慢性病患者的生存质量。目前，人工智能在慢性病的治疗和管理中涉及多个方面，包括早期筛查、风险评估、临床诊疗、综合管理等各个诊前、诊中和诊后环节。

慢性病风险预测对于降低患病率至关重要，在慢性病管理中起着关键作用。机器学习能够基于样本数据进行智能化预测，从而支持临床决策并提供有效的管理手段[3]。机器学习算法在疾病风险预测方面表现出良好的预测效果，如糖尿病早期筛查、高血压风险预测以及心血管疾病风险预测模型，成功实现了对慢性疾病的有效预测。尽管人工智能在不同系统疾病的早期筛查和风险预测方面发挥着重要作用，但其精准预测能力仍然依赖海量数据特征的提取和归纳，因此对于特殊、罕见疾病的预测存在一定局限性。

作为慢性病管理中不可或缺的一环，病情监测通过硬件设备和高端算法的分析辅助监测，能够持续追踪患者的症状和疾病状态。随着人工智能技术的不断发展，监测工具从可穿戴设备、移动应用程序逐步演进到智能化监测设备，新型生物传感技术也被广泛应用于慢性病人群的居家生理信号监测。例如，利用 XGBoost 算法监测Ⅱ型糖尿病患者的葡萄糖代谢情况及早期症状，能够实时了解糖尿病的进展[4]。研究人员还利用非干扰式呼吸监测设备监测慢性阻塞性肺疾病患者的夜间呼吸情况，医护人员可以根据监测的呼吸变化调整诊疗和护理方案，以防止疾病的恶化[5]。将人工智能用于疾病监测可以全面收集健康参数，分析个体疾病情况，精准把控慢性病的发展趋势，预警危急情况并指导就医，但监测后智能反馈的准确性仍然需要进一步验证和优化。此外，医护人员也可以借助人工智能监测实现对患者自我管理情况的远程督导，推动高效的远程双向交流。

在用药方面，长期服药对慢性病患者往往造成依从性不佳的问题。据统计，中国慢性病患者的用药依从性仅为 50%[6]；而老年慢性病患者中，有 60% 需要服用多种药物，但由于老年人功能和认知方面的限制，其用药依从性更为低下。人工智能在慢性病全周期用药管理方面具有明显优势，并将成为未来的发展趋势[7]。针对脑卒中及高血压患者，采用人工智能实现居家用药管理。前者通过算法识别患者口服抗凝药物的名称和剂量，并定时发送用药提醒；后者基于语音交互技术鼓励和提醒患者按时、定量口服降压药物，并定期监测血压。这两种方式均能有效识别并预警药物延误、漏服或误服情况，并进行闭环处理。相比之下，后者更加人性化。

在健康教育方面，人工智能可以整合海量文献、临床指南和专业知识，构建慢性病健康教育本体知识库，并通过网络本体语言实现多模态人机交互，包括自然语言处理、语音识别和语义理解等技术，从而实现对患者咨询反馈和健康教育的语音输出。借助这种健康教育体系，不受情绪和工作时长的影响，可以随时在线提供同质化的健康宣教，但在实际应用中可能会由于地域口音、语言习惯等因素影响交互质量。此外，人工智能还可以指导各项生活行为，包括饮食习惯、运动习惯和吸烟等不良生活方式，这些行为不仅能诱发慢性病，还能加重其病情[8]。借助人工智能，可以实现生活方式的优化，延缓慢性病的进展。例如，利用决策树算法可以远程评估糖尿病患者的代谢情况，并自动开具健康饮食处方，根据血糖水平为患者提供胰岛素需求建议，并给出运动和饮食方面的建议，从而优化患者的生活习惯，较好地控制血糖波动水平[9]。基于人工智能的监测和督导，可以促进慢性病患者不良生活方式的转变。

二、中医药与人工智能结合在慢性病治疗和管理中的实践

（一）中医药慢性病相关数据的信息化

在慢性病治疗方面，中医药积累了丰富的经验，从古至今具有极其庞大的文字记载信息。将这些临床信息，尤其是老中医的经验和有效的医案等数据，按病种、证型等规律进行分门别类归纳，通过人工智能找出这些慢性病中医药的病证分别、演变规律、配伍组合等特点，有助于研究者发现不同中医药治疗慢性病数据之间的潜在关联，挖掘出人工难以发现的规律。目前，通过 AI 技术将个性化、碎片化的中医典籍和临床经验转换为电子数据形式，使历代中医药知识得以充分挖掘并以更科学的方式表达出来。基于此，一方面方便了医生查找相关资料，可以通过数据库搜索引擎完成资料查询，这是人工智能应用于医学文献领域最简单且应用最广泛的技术之一；另一方面，通过挖掘数量庞大的方药组成，可以找出各种慢性病治疗的辨证选方、药物配伍规律等，进而搭建相关分析平台，例如中医方剂分析系统等[10]。

（二）中医药结合人工智能慢性病诊治和管理的实践

在诊疗方面，结合中医药与人工智能主要可分为两类：一类是前端智能设备用于收集四诊资料；另一类是基于四诊资料的智能诊断和治疗。这两种应用既可以相互结合，也可以单独使用。中医注重“望、闻、问、切”，这是中医诊疗技术的核心。传统中医诊疗主要依赖主观感觉，缺乏客观依据，而现代中医诊断技术正在逐步改变这种主观依赖性，提高中医诊疗的客观性。针对这一问题，已经开始了中医脉诊、舌诊等诊法的客观化和仪器化研究，为诊断技术信息化应用奠定了重要基础。由于慢性疾病的病程长、病情反复，并常伴有多种合并症，因此病情复杂多变，四诊资料也会有所不同，证型变化多样。因此，更需要客观的四诊资料来确定明确的证候。通过四诊信息的客观化和标准化表达，并在脉诊仪、舌诊仪等多种仪器上获取客观信息，甚至开发小型便携仪器，如手表等，能够随时获取慢性病的中医信息，实现随时监控和指导调养方案。目前已经有许多相关产品问世，例如北京工业大学信号与信息研究室开发的中医舌象分析

仪，以及厦门大学与上海中医药大学联合研制的 WZX 舌色分析系统等[11]。

另外，当四诊信息齐备时，如何统合这些信息以获取慢性病的中医诊断是一个重要问题。目前，在中医领域已经有一些成熟的人工智能算法应用研究，主要包括聚类、支持向量机（SVM）、决策树、人工神经网络和知识图谱等。许明东等[12]在高血压病的中医证候判别中探索了支持向量机的应用，其 5 类证候判别结果的总体准确率达到了 90.0%。此外，他们还将高血压病常见症状与血脂、血尿酸等指标组合起来作为支持向量机的输入，其输出证型的总体准确率达到了 90.8%[13]，显示了支持向量机在中医证候诊断中的可行性。决策树是一种表征分类过程的树状结构，韩东燃等[14]整合了 661 篇与中医诊疗糖尿病相关的临床研究文献，提取了 21 个证候类型、99 个主观症状、13 个中医脉象表现、23 个中医舌象、232 种中草药和 20 个中医穴位，比较了使用支持向量机、决策树、K 近邻算法和逻辑回归构建的“症状—证候”预测模型的准确性，结果显示，决策树是预测糖尿病中医证候分类的最佳算法。张秀婷等[15]以糖尿病下肢血管病变患者的临床数据为依据，采用 CHAID、CRT 以及 QUEST 算法构建了决策树模型，并采用多层感知器和径向基函数算法构建了神经网络模型，综合分析了各个证候预测的准确性，具有一定的临床意义。人工神经网络是一个高度参数化的非线性模型，能够以较小的误差近似观测结果。覃裕旺等[16]采用人工神经网络算法研究了高血压中医证候和危险分层关系，表现出较好的识别率。刘超等[17]利用神经网络建立了冠脉临界病变的血色、气滞等 7 种证候要素的中医辨证诊断模型，证明了人工神经网络在多维复杂模型构建中的一定价值。

在中医健康管理领域，基于中医理论，运用中医治未病、整体观念和辨证论治的思想，结合现代健康管理学的方法，对慢性病人群进行全面的中医信息采集、监测、分析和评估，提供中医健康咨询指导、中医健康教育以及对危险因素进行中医干预[18]。借助 AI 技术和大数据统计，以系统工程原理为支撑，实现对人体状态信息的规范、连续性地采集、储存、整合和分析，随后进行状态辨识，并自动匹配干预方案，最终对干预效果进行反馈评价。整个过程通过不断的深度学习来修正和优化，从而建立规范化、智能化的中医健康管理体系，实现对人体健康状态全周期的整体、动态、个性化把握[19]。中国逐渐步入老年化社会，慢性病的医疗费用比重逐渐增加，通过 AI 技术结合中医养生保健观念，指导慢性病患者的中医特色康养方案，不仅可以大幅减少医疗费用，还能改善医疗资源匮乏的状况。

三、面临的问题和展望

尽管人工智能技术在中医诊治和管理慢性病领域的应用已经取得了许多卓有成效的探索工作，但不难发现既往的研究仍停留在模型构建和理论探讨方面，计算机系统主要被用作存储数据、融合信息和可视化工具，而未真正实现智能化决策支持。虽然人工智能结合中医药在慢性病的诊治和管理上展现了很好的潜力，但是应用实践与临床需求之间尚存在很大的差距，诊治方案和管理方案的有效性等衍生问题为现有的诊断、治疗和管理带来了巨大挑战。脱离临床医生的指导是否具有有效性仍然存在巨大争议，特别是在慢性病漫长的疾病周期中需要不断关注疾病状况的情况下，以及疾病相对稳定时如何恰当地平衡人工智能和临床医生的关系。

慢性病作为中医药的优势病种，决定了其人工智能结合中医诊治和管理应用的可行性，然而，在病证结合下，证型多样性和不统一性，选择哪种病证结合临床大样本数据往往使证型诊断不完全一致，进而导致方药的不同。因此，统一和规范慢性病种的四诊数据、证型数据，从而使得人工智能下数据的规律化可追溯。随着人工智能技术的发展和中医药慢性病大数据的不断积累和规范，这种新的诊疗和管理模式的探索已经展现了无穷的潜力。应用人工智能技术将中医药大量理法方药数据进行智能化处理，为中医临床诊治和管理提供决策支持，可以最大限度地发挥人机结合的优势。因此，以中医辨证论治理论为核心、依托中医药慢病大数据，借助人工智能技术和远程网络，通过病证结合构建的临床诊断、治疗方案、疗效评价和对中医特色慢病管理方法的研究，最终建立具有中医特色的诊、治、养、护中医决策和指导系统，进一步促进中医药的普及和应用，使全国人民乃至世界人民都能从中医中获益。

参考文献

[1] 范利．中国老年人慢性病防控迫在眉睫［J］．中国临床保健杂志，2019，22(4)：433－434.

[2] 孙柳，王莹，梁嘉贵，等．老年人应对慢性病共病体验的 Meta 整合［J］．中华护理杂志，2022，57（6）：748－755.

[3] Asma A ，Osama M ，Zubair S . Artificial Intelligence in Predicting Cardiac Arrest：Scoping Review. ［J］. JMIR medical informatics，2021，9（12）：e30798－e30798.

[4] Goldenhersch E，Thrul J，Ungaretti J，et al. Virtual Reality Smartphone－Based Intervention for Smoking Cessation：Pilot Randomized Controlled Trial on Initial Clinical Efficacy and Adherence［J］. J Med Internet Res，2020，22（7）：e17571.

[5] Erik V ，Raul I ，Inmaculada P . Sensing Systems for Respiration Monitoring：A Technical Systematic Review［J］. Sensors，2020，20（18）：5446－5446.

[6] 毛佳伊，谢莉玲．老年慢性病病人口服药智能化管理研究进展［J］．护理研究，2021，35（15）：2706－2709.

[7] Midão L ，Giardini A ，Menditto E ，et al. Polypharmacy prevalence among older adults based on the Survey of Health，Aging and Retirement in Europe［J］. Archives of Gerontology and Geriatrics，2018，78 213－220.

[8] 孙宏玉，孙玉梅，孙敬怡，等．基于智能健康监测系统的社区居民健康状况及影响因素分析［J］．中华护理杂志，2020，55（12）：1836－1843.

[9] Caballero－RuizE ，García－Sáez G ，Rigla M ，et al. A web－based clinical decision support system for gestational diabetes：Automatic diet prescription and detection of insulin needs［J］. International Journal of Medical Informatics，2017，102 35－49.

[10] 崔骥，许家佗．人工智能背景下中医诊疗技术的应用与展望［J］．第二军医大学学报，2018，39（8）：846－851.

[11] 孟晓媛，张艳，陈智慧．人工智能在中医药领域的应用与发展［J］．吉林中医药，2023，43（5）：618－620.

[12] 许明东，马晓聪，温宗良，等．支持向量机在高血压病中医证候诊断中的应用［J］．中华中医药杂志，2017，32（6）：2497－2500.

[13] 许明东，马晓聪，岳桂华，等．基于支持向量机的高血压中医证候与血脂、血尿酸、空腹血糖关系的研究［J］．时珍国医国药，2016，27（12）：3063－3065.

[14] 窦智丽，孙浩南，刘一星，等．中医治疗Ⅱ型糖尿病证候预测模型的建立［J］．湖南中医杂志，2023，39（8）：135－140.

[15] 张秀婷．基于决策树及神经网络构建证候要素对糖尿病下肢血管病变预测模

型的研究［D］. 济南：山东中医药大学，2023.
［16］覃裕旺，张爱玲，岳桂华，等. 基于 BP 神经网络的高血压病中医证候与危险分层关系研究［J］. 中国中医基础医学杂志，2013，（4）：464－466.
［17］刘超，高嘉良，董艳，等. 基于 BP 神经网络的冠状动脉临界病变患者证候要素及其常见组合中医辨证诊断模型研究［J］. 中国中医药信息杂志，2021，28（3）：104－110.
［18］白书忠. 健康管理概念与学科体系的初步专家共识；浙江省医学会健康管理学分会第二届学术年会，中国浙江温州，F，2009［C］.
［19］夏淑洁，杨朝阳，李灿东. 智能化中医“治未病”健康管理模式探析［J］. 中华中医药杂志，2019，34（11）：5007－5010.

HB.09 数智技术在中医治未病中的运用现状与前景

李显筑[①] 范明明[②] 朱胜红[③] 马振旺[④] 李英兰[⑤]

摘 要： 随着人工智能、大数据等5G技术不断发展，中医治未病迎来了新的发展机遇。数智技术逐步渗透到中医治未病的实践中，展现出广泛的应用前景。当前，人工智能、大数据、云计算等数智技术已被应用于中医健康管理中，通过数据挖掘与分析，实现了对个体健康状况的精准评估与预测，为中医治未病提供了有力的技术支撑。数智技术可助力中医实现患者健康数据的智能化收集与处理，提高诊断的准确性和效率。同时，通过智能推荐系统，医生能够更精准地为患者提供个性化的预防保健方案，促进中医治未病的个性化与精准化。目前，数智技术已应用于中医治未病的多个方面，如健康评估、疾病预测、个性化治疗方案等。本报告对数智技术在"健康态""失康态"及社区的运用与前景进行总结和分析，从人体体质入手，重点关注"健康态"的养生保健，"失康态"的身体调养，进一步推动数智技术与中医治未病的深度融合。

关键词： 数智技术；中医药；治未病；健康态；失康态

从数字化到数智化再到数智技术应用，科技的不断进步使得传统应用得到更新和发展，数智技术与医疗业务深度融合，助力医疗健康数智化新发展。中

① 李显筑，医学博士，主任医师，黑龙江省中医药科学院教授，全国老中医药专家学术经验指导教师。研究方向：中西医结合诊疗内科疾病。

② 范明明，医学博士，博士后，主任医师，黑龙江省中医药科学院教授，全国老中医药专家学术经验继承人。研究方向：中西医结合诊疗内科疾病。

③ 朱胜红，副高职称，黑龙江省总工会医院副院长。研究方向：中医治未病与健康管理、中医康复。

④ 马振旺，医学博士，博士后，副主任医师，全国老中医药专家学术经验继承人。研究方向：中西医结合治疗脑病的研究。

⑤ 李英兰，医学硕士，主任医师，黑龙江省中医药科学院教授。研究方向：社区慢病管理。

医数智化是一种集现代科技与中医传统理论于一体的医学模式，通过创新应用，如加入线上国医、远程脉诊、健康 AI 管理等方式，助力技术产业化，从而提高整个行业的运营效率，创新行业发展模式。

一、数智技术在“健康态”的运用与前景

随着科技的迅速发展，生命健康与医疗服务的数智化已成为全球大健康发展主流科技方向。数智技术在中医治未病“健康态”领域的运用前景十分宽广。《健康中国行动（2019—2030 年）》提出从前端入手，把“预防为主”的理念落到实处[1]。《健康中国行动中医药健康促进专项活动实施方案》要求促进中医治未病健康工程升级[2]。数智技术的引入，不仅可以提高这些环节的效率，还可以提供更精准、个性化的服务，概括起来主要集中在健康检测、健康评估、健康干预和健康养生等环节。

（一）数智技术在健康检测方面的运用与前景

健康体检是预防疾病、早期发现和治疗的关键步骤。传统的体检方式主要依赖医生的主观判断和经验，而数智技术可以通过大数据和人工智能技术对体检数据进行自动分析，提高诊断的准确性和效率。例如，通过智能化的图像识别技术，可以自动识别 X 光片、CT、MRI 等影像学数据，辅助医生进行疾病的诊断。同时，数智技术还可以通过对人体生理数据的监测和分析，提供更精准的健康评估结果。

2009 年，首台中医四诊仪样机诞生，引领了中医现代化发展。该技术基于现代信息技术的智能化将中医舌诊、面诊、脉诊、问诊等系统整合，记录、分析、保存四诊图像原始数据，为中医辨证、健康状态辨识提供依据，并支持辅助医生辨证开展个体化中医健康管理[3]。中医体质辨识系统、中医经络检测系统、医用红外线成像系统、中医智能体检系统等中医检测设备的投入应用，使中医数据采集、存储客观化、智能化、标准化，通过 API 接口服务，实现中医远程会诊，为互联网医院平台、医联体、App、小程序等提供中医智能健康体检，满足互联网医药模式下患者对中医特色服务的需求。2020 年 4 月，上海中医药大学附属龙华医院的互联网医院正式开通。此后，各中医类医疗卫生

机构陆续开放智慧平台，不断提升中医药诊疗服务质量[4]。

（二）数智技术在健康评估方面的运用与前景

在“中医治未病理念融入健康促进全过程”的指导思想下，数智技术赋能中医诊断评估，可对特定群体如老年人、慢性病人群、女性、儿童进行独有量表智能分析。在儿童、备孕、绝经期和老年等不同群体或生长阶段，数智技术通过对生长发育数据的监测和分析，提供个性化的健康评估和建议；对于备孕和怀孕期的女性，提供营养、运动等健康建议，帮助她们顺利度过孕期；对于老年人，通过对身体机能和生活习惯的分析，提供针对性的健康评估和建议，帮助他们延缓身体机能的衰退，应对老龄化社会危机。此外，依据《黄帝内经》中“五态人”“五行人”经典论述，数智技术采用特定量表可以进行中医心理测评，对应生成健康状态测评报告及个性化调养方案。

2021 年 5 月 29 日，“天舟”二号货运飞船发射成功，航天中医四诊仪入驻空间站，持续采集空间站航天员数字化舌面脉象数据，天地连线，全方位监测保障宇航员身体健康[5]。此外，北京冬奥村、中国国际进口博览会、中医 AI 健康体检服务的应用，已开启在更多领域应用智能健康监测评估的案例。可以预测，未来，在特殊职业选择、特殊行业人才选拔培养等领域，数智技术仍有很大的拓展空间。例如：在体育竞技领域，数智技术可以通过对运动员的训练数据进行分析，为教练员提供选材依据；在教育领域，数智技术可以通过对学生学习数据的分析，为教师提供个性化的教学方案；在科研领域，数智技术可以借助现代先进的科学认知与方法，开拓科学研究的思路，积累大数据，提供分析决策依据[6]。

（三）数智技术在健康干预方面的运用与前景

健康干预是维护和提升健康的重要手段。数智技术通过智能化的健康干预方案设计，为个体或群体提供个性化的健康干预措施。例如：通过智能化的运动监测和评估系统，为个体或群体提供个性化的运动方案和建议；通过智能化的营养监测和评估系统，为个体或群体提供个性化的营养建议、药膳指导。此外，数智技术还可以通过对个体生活习惯的分析，为个体或群体提供针对性的健康干预建议，帮助人们养成良好的生活习惯，预防和控制疾病的发生。

（四）数智技术在健康养生方面的运用与前景

通过大数据分析，数智技术可以利用经络进行体质辨识，提供个性化的健康养生建议，指导“治未病”临床实践[7]。例如，通过智能化的中医体质辨识系统，为个体开具中医健康处方，在营养膳食、合理运动方式、情志调节、音乐调养、节气养生保健等方面指导人们自我健康维护。通过社交媒体和移动互联网等渠道，数智技术还可以为个体或群体提供健康养生的知识分享和交流平台，帮助人们更好地理解和实践健康养生。

二、数智技术在“失康态”中的运用与前景

（一）“失康态”的定义与特点

失康态是指人体的健康稳定状态被内因或外因干扰所出现的失衡状态，进而导致疾病尚处于萌芽状态（欲病状态）的一种阶段。“生之本，本于阴阳”，健康人属于“阴平阳秘”的“健康态”。《黄帝内经》中提到的“平人者，不病也”是指正常的、没生病的、健康的人。平人因外感六淫、劳逸失节、情志失常及饮食起居等因素，影响机体阴阳平衡内环境，人体阴阳、气血、脏腑呈现失衡状态，谓之“偏态”。

仝小林院士秉持守正创新的理念，创造性地提出了“态靶辨证”体系。在这一体系中，“态”特指疾病某一阶段所呈现的整体状态与特征，不同于传统“症”“证”“候”的大概念，其有状态、动态、态势三层含义[8]，以“病”为纬，以“态”为经。这一表述不仅丰富了中医辨证论治的内涵，也体现了对疾病发展过程细致入微的观察与分析，有助于更精准地把握疾病本质，指导临床实践。不同疾病具有不同病理特征和发展趋势，体现纬之五行势态；同一疾病具有不同分期，具有经之阴阳时态[9]。人体阴阳气血失衡，因先天禀赋和后天得养不同，对阴、阳、气、血的偏态各有不同。体质异常是从“健康态”转向“失康态”过程。

本文参考王琦教授的九种体质分型[10]提出更详细的十六种体质类型[11]，分别为平和质、气虚质、阳虚质、阴虚质、痰湿质、湿热质、血瘀质、气郁

质、特禀质、阴寒质、阳热质、津亏质、动风质、气滞质、血虚质和蕴毒质，具体见表 1。

表 1 “失康态”体质类型

体质类型	四诊合参
平和质	体态适中，面色、皮肤润泽，目光有神，唇色红润，不易疲劳，精神充沛，不恶寒热，睡眠佳，食纳可，二便正常。舌淡红，苔薄白，脉和缓有力
气虚质	平素气短懒言，易疲乏无力，面色㿠白，精神不振，易感冒出汗，动则尤甚，病则症状加重，或心悸，或咳喘无力，或脱肛、子宫脱垂。舌淡苔白，有齿痕，脉弱
阳虚质	平素恶冷，形寒喜暖，四肢不温，面色青白，病则四肢厥冷，畏寒蜷缩，或腹部绵绵作痛，喜温喜按，或下利清谷，或身体浮肿，小便不利，或宫寒不孕，阳痿滑精。舌淡胖嫩脉沉迟
阴虚质	平素体形偏瘦，手足心热，口燥咽干，喜冷饮，心中时烦，病则症状加重，或潮热盗汗，干咳或有痰，或失眠多梦或腰膝酸软，骨蒸潮热，眩晕耳鸣，遗精经少，大便干燥，小便黄。舌红少津，脉细数
痰湿质	平素体形肥胖，腹部丰满松软，皮肤油脂多，口中粘腻，喜食肥甘厚味，痰多，病则胸脘痞闷，食少，或恶心呕吐，大便溏薄，或身体困重，关节疼痛重着，或白带多，小便不利或浑浊。舌体肥大，苔白厚腻，脉滑
湿热质	平素易生痤疮，面垢油光，身重困倦，口干口苦，病则症状加重，或阴囊潮湿，白带多，或生疮疖，或小便淋漓不尽，疼痛，或巩膜发黄，小便黄。舌红，苔黄腻，脉滑数
血瘀质	平素皮肤晦暗，色素沉着，局部皮肤甲错，或有出血点，口唇青紫，病则胸胁、少腹刺痛，固定不移，或有癥瘕积块，或经血色黑，成块，痛经，崩漏。舌紫黯有瘀点，舌下脉络紫黯，脉涩
气郁质	平素敏感多虑，情绪不稳，神情抑郁，烦闷不乐，病则患脏燥，或梅核气，或百合病，或郁证。舌淡红，苔薄白，脉弦
特禀质	一般无特殊，先天禀赋异常者或有畸形，或有生理缺陷，或因冷空气、花粉、灰尘及药物等诱因，发作哮喘、荨麻疹，或胎传性疾病如五迟、五软、解颅、胎惊、胎痫等
阴寒型	平素四肢不温，面色晦暗，病则恶寒，腹中冷痛拒按，或关节遇寒疼加剧，痛处固定不移，或阴囊冷痛，或呕吐清水，小便清，大便溏。舌淡苔白腻，脉紧或沉迟有力
阳热型	平素喜凉恶热，面赤时烦，身体壮实，声高气粗，口渴多饮，病则高热，大汗，口渴喜冷饮，或咳吐黄痰，或口舌生疮，口臭，或目赤肿痛，甚至狂躁，小便黄，便秘。舌红苔黄，脉洪数
津亏质	身体消瘦，口燥咽干，病则症状加重，唇焦口干，皮肤干燥，毛发不荣，或干咳少痰，甚至痰中带血，危重者眼窝塌陷，皮肤干瘪无汗，四肢无力小便少，排便困难。舌干少津，脉细数或细

叁 应用创新篇

续表

体质类型	四诊合参
动风质	平素性情暴躁，常眩晕耳鸣，头痛头胀，面红目干涩，腰膝酸软，病症状加重，伴肢麻震颤，语言不利，步履不正，甚者出现不省人事，手脚抽搐，半身不遂，舌强，口眼歪斜。舌红，脉弦数
气滞质	平素喜怒不节，胸胁不舒，常太息，呃逆嗳气，病则胁肋、乳房胀痛，月经不调，甚者痛经，或咽中有异物感，或胃部胀痛，吐酸水。舌淡红苔薄白，脉弦
血虚质	平素脸色苍白无华或萎黄，唇淡甲白，头晕目眩，失眠健忘，月经量少。病则心悸怔忡，甚至手足麻木拘挛，或经闭不孕。舌淡，脉细弱
蕴毒质	素易发疮疡痈肿，身热烦躁，小便黄。病则易发高热，头痛剧烈，甚至神昏谵妄，肢厥，斑疹，或疔疮走黄，或胸痛咯吐腥臭脓血，或下痢脓血。舌红绛，苔黄厚腻或焦黑，脉洪数或数疾

失康态虽未达到疾病状态，但若不及时调护保养或调养不恰当，则存在不同程度疾病发生的潜在危险，对人体的健康及生活质量造成严重威胁。《素问·四气调神大论》曰：“圣人不治已病治未病。”传统医学早已认识到疾病在失康态就应“未雨绸缪，防患未然”，在疾病尚未形成之时，即疾病的潜伏期或早期阶段，就开展积极的调理工作。调理的方法包括调整饮食结构、增加运动锻炼、改善生活习惯等，旨在恢复人体的阴阳平衡，增强机体的抵抗力。保养正气，避其邪气，防微杜渐，治未病，使处于失康态的人们防病于萌芽之中。

（二）数智技术在“失康态”诊断中的运用

数字智能技术在中医诊断领域的应用主要包括智能辨证系统和智能诊疗技术两大类[12]。智能辨证系统是数智技术应用于中医四诊的体现，中医四诊信息是中医诊断治疗中最关键的临床信息，与数智技术的结合是中医走向智能化的关键步骤。

1. 望诊

舌诊作为中医独具特色的诊法之一，是望诊的一个重要内容。患者自主判断体质存在主观性，而辅助中医体质辨识模型，通过结合患者舌象信息和体质特征，能够客观有效地辨别患者的体质，有助于医生更客观地了解患者的体质状况，从而制定更为精准的治疗方案[13]。除图像技术分析外，还可以利用高光谱图像[14]、颜色空间技术[15]，对舌象的客观化数据进行提取，为舌诊提供客观化的诊断依据。在面诊研究方面，通过采用先进的面象仪等设备，可以采集到更为准确的面部图像和参数指标[16]。还可以采集不同年龄和性别的面色特征，对其进行数字化分析，建立健康态面色数据库，形成健康态面色诊断标准，为中医面色的诊断与识别提供数字化依据[17]。通过红外成像技术对九种体质进行人体区域温度分析，也为中医体质辨识提供了新的途径[18]。同一体质类型，不同年龄、不同季节在红外热成像技术的分析下，也表现出年龄和季节的热成像差异，这表明红外成像检测技术能够对人体的状态进行客观化分析，具有较高的临床参考价值[19]。这一技术的应用将进一步丰富中医体质辨识的手段，提高辨识的准确性和客观性。

2. 闻诊

闻诊作为中医诊断学中的四诊方法之一，通过听声音和嗅气味来推断疾病，是中医临床实践中不可或缺的一部分。在听声音方面，肺部疾病患者的声音信号通过现代声学技术进行采集和分析，能够进一步对肺系疾病的诊断提供依据[20]。这种方法不仅提高了闻诊的准确性和客观性，还为中医声诊的分类识别提供了新的思路和方法。嗅诊通过定性定量分析样品中的无机气体分子或挥发性有机物（Volatile Organic Compounds，VOC）等，再经过数据处理，对疾病及中医证型进行诊断。以呼出气分析为代表，目前可用于数智中医闻诊的主要分析技术，包括色谱、质谱（Mass Spectrometry，MS）、光谱、离子迁移谱（Ion Mobility Spectroscopy，IMS）、电子鼻等[21]。随着新技术方法的不断发展，大数据与人工智能的日臻成熟，基于国产精密仪器制造业与中医嗅诊理论深度融合的数智中医嗅诊即将迎来实现客观化、智能化的时代，这不仅有利于中医诊断技术的传承，也必将促进中医现代化发展。

3. 问诊

相较望、闻、切诊而言，问诊所获取的信息更为直接和具体，且在一定程度上更为客观。通过问诊，医生能够详细了解患者的病史、症状、生活习惯等信息，为后续的诊疗提供重要的参考。已有研究者研究开发智能人机交互中医问诊训练系统，极大提升了临床工作中问诊的规范化[22]。基于协同过滤算法的中医智能问诊系统，通过智能问诊患者所反馈的关键症状实现中医辨证[23]。此外，如何进行有效的提问、反问来提取患者的关键信息也是问诊过程中需要考虑的问题，而基于深度神经网络的反问生成方法的产生，能够有效解决智能问诊中医生反问生成的问题[24]。

新冠肺炎疫情期间，人们就医受到疫情影响，互联网医疗咨询服务量激增，传统线下医疗咨询具有一定的局限性。中医智能问诊不仅能把握关键信息，还能消除部分患者主观情绪的影响，从而实现更为准确的诊断。利用人工智能技术进行中医问诊，不仅可以提高诊断的准确性和效率，还能为中医临床研究和实践提供更为丰富和客观的数据支持。随着技术的不断进步和应用场景的不断拓展，相信中医智能问诊将在未来发挥更为重要的作用，为人类的健康福祉做出更大的贡献。

4. 切诊

脉诊作为中医四诊中的重要一环，确实存在主观性较强、经验传承困难等问题，这使得脉诊的客观化、信息化、智能化变得尤为重要。智能舌脉诊断手环的应用，实现了脉诊脉象信息的采集与辨别，展现出了良好的应用前景[25]。这种设备的小型化、标准化特点，使得脉诊的客观性得到了显著提升，同时也为临床经验较少的年轻医生提供了有力的辅助工具。通过对脉象生理信号的采集与提取，甚至能进行三部九候的脉象辨识。这种技术的应用，不仅提高了脉诊的准确性和客观性，还为中医临床提供了更为丰富的诊断信息[26]。

中医智能诊断技术不断进步，但是距离真正实现中医诊断辨证思维，仍存在一定的技术短板，四诊信息作为诊断的重要依据，其收集过程中的全面性和准确度存在一定的问题，例如在脉诊或舌诊的收集过程中，仪器自身存在技术缺陷或受到外界因素的影响，容易收集到错误的脉诊或舌诊信息；在记录相关描述诊断时，中医术语相对复杂多变，在建立智能辨证模型时，不容易被识别建立。尤其“失康态”诊断过程中，病人病理表征相对不明显，对数智技术和系统的要求就更高，因此中医智能诊断在“失康态”的应用研究与开发需要更深的学习与挖掘。

（三）数智技术在“失康态”治疗中的运用

“失康态”是指“欲病未病”的状态。此状态为躯体有异常症状或检查指标有异常数值，却尚未引起疾病的状态，因此“失康态”为对疾病进行治疗的最好时机之一。目前，数智化工具多为在中医“治未病”思想指导下制定的包含中医养生、生活起居管理、运动状态的具有个人针对性的健康管理模式，目的为实现真正意义上防治结合[27]。现有治疗“失康态”的数智化工具包含多元化中医健康管理新模式、综合医院中医健康管理服务、个人健康管理服务和5S9H中医健康管理服务等[28]。这些数智化工具包含建立个人健康档案、评估健康状态、干预疾病诊疗、跟踪健康状态、评价干预效果等，还包含血糖、血压、血脂、体质监测、生理特点测评、疾病风险因素分析、食疗药膳调配、个人心理状态评估等。综合医院中医健康管理服务是在医院成立全新的职能部门，主要负责开展中医体质检测、健康管理，以及代茶饮、药膳、按摩等其他特色中医服务，采取中医健康管理与“互联网+”深度融合的模式，构建多种互联网信息服务平台，实现高效性和便捷化，保证健康状态管理服务的连续性。多元化中医健康管理新模式提出要从多方面着手，如心理状态、应激状态以及日常生活方式等环节，其中日常生活方式包含饮食、起居、运动等。此模式从多角度切入加强对个体的影响，通过中医辨证论治对人体“失康态”实施状态调整，最终实现全流程线性治疗[29]。“波克城市”是一款以电脑游戏的形式治疗人体视力“失康态”——弱视的游戏数字疗法，该系统具有通过对比评估视力的结果来调整训练难度的作用。这款游戏将红光刺激、条纹刺激及精细目力训练等多种光刺激疗法巧妙融合，辅以配套的眼罩设备，能够实时进行注意力检测与AI智能姿势纠错。这使得弱视人群在享受娱乐的同时，也能有效完成视力康复训练，实现了娱乐与治疗的双重目标，充分展现了其在视力康复领域的专业性与实用性。术康App是一款以肌肉骨骼、心肺功能、营养状态综合评估为核心的作用于心衰患者的数智化工具。该App与胸戴式心率检测设备等便携式硬件设备相结合，形成生活方式、营养、运动、药物、心理状态五大处方，实现智能远程评估、视频远程指导康复、全程数据监控、智能量化随诊等多种功能同步管理。

数智化工具具有更智能、更便捷的特点，但还是存在一些需要改进的地方。数智工具的认可度及普及性需要得到提高，目前相关研究集中于视觉康复训练、精神类疾病治疗、慢性疾病康复治疗的管理中，同质化程度较严重，需要针对更多适应证并结合更多的治疗理论和方法进一步开发数智化产品。

（四）数智技术在“失康态”预防中的运用

数智技术在“失康态”的预防中同样能起到关键作用，既能预防人体从“健康态”向“失康态”的转变，也能预防“失康态”进一步进展至“疾病态”。依据《黄帝内经》“有诸内必形诸外”的原理，失康态可通过舌象、脉象等外在表征表现出来。数智技术下的“治未病”健康管理模式，通过大数据和一系列新兴的健康检测设备能够更加广泛全面地收集人体的身体健康数据，并通过神经网络等人工智能技术构建状态辨识模型，对人体的状态进行实时识别，最后通过人工智能技术和大数据挖掘，针对患者的日常生活（饮食、作息、运动），给出代茶饮、针灸、推拿等多方面的个体化建议[30,31]。李梢教授团队研发的中西医药分子网络导航系统——UNIQ 系统，通过大规模的临床病例采集和检测，从系统的角度发掘表征疾病风险的中西医特征与客观指标，实现了对胃健康风险的精准筛查，能够使胃癌发生的预判提前 10 个月并进行及时的中药干预，便可能延缓甚至阻止其癌变[32]。陈鑫教授[33]提出一种创新的抑郁症防治策略，该策略基于人工智能技术，整合多种模态的抑郁健康数据，旨在对评估为抑郁高危的个体进行精准预警与及时干预。通过构建抑郁症治未病与健康管理服务模式，不仅能有效预防健康人群中抑郁症的发生，还能促进抑郁症高危人群的整体健康水平。这一模式不仅拓宽了抑郁症防治的视野，也为健康管理提供了新的思路与方法，符合现代医学对个体化、精准化治疗的需求。南方医科大学的侯金林医生发起的“小贝壳”项目，由杭州兰芝健康有限公司给予技术支持研发出“小贝壳”移动应用程序用于预防乙肝疾病母婴传播。“小贝壳”通过采集试验报告和抗病毒治疗信息等数据，为医生提供即时的高危患者动态提醒和分析建议，用数字化的方式对患者进行健康教育及干预管理，从而阻断乙肝母婴传播，阻断成功率提升至 99.7%[34]。

目前，数智技术在“失康态”中的运用主要体现在大数据分析和机器学习模型等相关技术上。这些技术的运用有助于分担医疗资源的拥挤问题，节约用户就医的时间和精力，提高用户健康管理的效率，并确保用户达到“失康态”健康管理中“未病先防”与“既病防变”的目的。

（五）数智技术在“失康态”运用的前景展望

近年来，随着科技的迅猛发展，中医药领域与信息技术的结合日益紧密，为中医药的传承和创新发展灌注新的活力。2019 年《关于促进中医药传承创新发展的意见》提出促进中医药传承创新，以信息化支撑服务体系建设，实施“互联网 + 中医药健康服务”行动，对中医智能辅助诊疗系统进行智能开发，线上线下一体化服务和远程医疗服务推动开展。这一举措的实施，提高了中医药服务的便捷性和效率，使更多患者享受到高质量的中医药服务。2022 年《“十四五”中医药信息化发展规划》明确提出，中医药信息化的目标是推动其高质量发展。规划强调要加强中医药数据资源治理，逐步推动与完善中医药信息平台的建设与统计数据开放共享。这些举措的实施将有助于提升中医药信息化水平，为中医药行业的发展提供有力支撑。2023 年《中医药振兴发展重大工程实施方案》进一步强调在未来要推动中医药传承创新与现代化发展。方案中提出了中医治未病能力建设、中医药数字便民和综合统计体系建设等多项重要内容，旨在通过加大投入和体制机制创新，推动中医药数智技术的快速发展，提升中医药服务的整体水平，推动中医药行业的转型升级和高质量发展。

1. 助力中医体质诊断辨识（中医四诊客观化）

传统的体质辨识方法分为医者人工辨识和体质量表辨识，人工辨识属他评，由医者根据所学与经验进行具体诊断，体质量表辨识由被测者对自身情况进行判断。两者的辨识方式都具有一定主观性[35-37]，亟待确立客观、规范的中医体质标准，准确辨识体质[38]。中医学守正创新的深厚内涵，涵盖了多学科的交融与渗透，展现了跨学科的综合性特征，人工智能作为现代科技的杰出代表，也呈现出类似的交叉学科属性，二者在思维模式与动态演进等方面均呈现出显著的相似之处，共同体现了科学发展的多元性与互动性[39]。将人工智能与中医四诊相结合将会带来巨大的发展与变革[40]。四诊的发展不仅为疾病带来客观规范诊断，同样促进体质辨识的标准制定。

将中医四诊与现代医学手段相结合，通过对个体生理指标的提取（如心率、呼吸、脉搏、血压等指标），利用机器对数据的学习进行中医体质辨识数据进行挖掘和分析，以形成海量大数据，进而不断推动人工智能在中医四诊及体质辨识方面的准确性。这种综合性的诊断方法，不仅能够提高诊断的准确性和效率，还能为中医临床提供更加全面和客观的诊断依据[41]。

2. 数智技术下推动中医治疗领域发展

（1）大力推进发展名老中医经验数智化传承新技术

中医文化源远流长、博大精深，领域内流派纷呈，形成了不同学术体系，临床诊疗思维多种多样，且发展比较孤立，形成分离性数据。目前，在名老中医数字化传承领域，大部分采用了常规做法，将名医经验纸质化，纸质文字电子化，通过特殊搜索技术，将所面对的临床现有问题与电子化后的“专用医案”进行配对。这种方法使名老中医宝贵经验永久保存，免于失传，但存在一定的技术瓶颈。多维度人工智能技术对症状、疾病、药物、医案等各种临床数据对比、处理，将临床中多维度数据形成统一、规范的模型。由中医专家层层筛选，最大限度地保留和还原真实病案信息。例如，脉景人工智能，基于此模型，将名老中医的循证思路、辨证思维、用药规律等抽象信息，转化为统一化、立体化的数据。

（2）中医经典文献经验数字化集合运用于治疗

现有山东“博览医书”项目[42]：当前，社会所宣扬的首个基于祖国传统医学古籍数字化的中医大数据平台“博览医书——祖国传统医学知识信息服务系统”，其作为首套扎根于中医文献的“互联网”产品，填补了祖国医学信息市场的空缺。它以题名化、数字化的祖国医学图书文献数据库为基础，依托中医词网，以祖国医药词典为工具，落实了祖国传统医学经典图书的碎片化阅读，大大提高了祖国医学传统古典医籍利用效率，使“古老”的祖国传统医学古籍借助“现代”大数据的数智化孕育出新的生机，成为中国健康大数据的必要一环，为“推动祖国传统医药”全球化发展保驾护航。

（3）器械治疗的精准化

近年来，国内已有许多学者团队着力于研发智能针灸推拿机器人，目前研究的热点是将中医经络穴位理论实现客观化、定量化应用的智能针灸推拿机器人，以推动中医诊疗技术的发展[43-45]。有关研究研发的自动化针灸机器人系统，包含更深层次的学习人体部位检测器、英寸测量网格、坐标变换和机器人控制等；其在 Nvidia DGX 2 系统中使用 Tensorflow 框架进行训练，令患者将上肢静止放置于干净的环境中，并允许机器人识别图像，当识别的图像准备好后，深度卷积神经网络开始分析和检测其中的人体部分，然后基于输出边界框采用英寸测量法生成网格，网格生成后机器人对定位的相应穴位进行针灸治疗[46]。现研制的针灸机器人先利用 Kinect 深度相机对人体进行关节点定位，完成人体骨架信息采集，然后再分部位锁定，通过深度学习等方法，结合骨度分寸法对穴位点进行定位，为人工智能器械的操作提供准确无误的目标穴位位置信息[47]。现有研制的艾灸机械手采用基于三维视觉系统和 CNN 融合的三维穴位定位方法，构建了一个由手部 RGB 图像和深度图像集合的三维穴位数智库，用于训练、验证和测试网络，更加向前地证实了该方法的合理数智化，提升了针刺、艾灸治疗的精度和安全[48]。当前，浙江省某医院在针刺、艾灸数智化领域迈入新步伐，首先地打造针刺和艾灸数智化协助诊疗平台，实现国内第一个针刺、艾灸数智诊室。平台应用类模型化针灸处方，设立通用化针灸处方病种，完成应用单位针刺，艾灸诊治方案通用化、整齐化。应用数智电针仪，完善祖国传统医学望、闻、问、切的非主观记录，同时在处置上的电针参数智化巩固。近期，医生在此平台上共开出中医处置单4000余张，建立了10多个单一疾病类别的智能匹配和20多个证候类型的智能抉择，完善了针灸处方系统，强化了在现有诊治方面的应用。该体系能够改善医疗服务大环境，并将在科研应用、名医经验数智传承、针灸国际化领域发展多个方面大步向前。国内某中医药大学针灸科研团队研发的数智化针灸机器人，拥有自主识别定位穴位、数智化配对穴位、针刺、仿真人操作针灸手法等功能[49]。“智能机械手”上配有多种高科技传感器，以调节针刺深度和速度，并匹配相适应的手法。

（4）数智技术下推动中医健康领域发展

中医药学作为中华文明的瑰宝之一，展现了中华民族的深厚智慧。随着数字化时代的推进，互联网与中医的结合为人们的健康带来了更便捷、高效和智能的解决方案，打破了时空和地域的局限。中医智能诊疗大模型的构建方式主要有两种：一是原始训练，需从零开始利用大量数据训练，对样本数量和计算资源要求极高；二是基于已训练好的开源大模型，如Chat GLM、LLaMa、Alpaca等，利用中医诊疗数据进行适配微调。大数据与人工智能相伴相生，AI技术在中医辨证模型和体质辨识模型等方面得到了广泛应用[50]。

《膳食一度“智能中医食疗”整体解决方案》[51]案例中，膳食一度建立基于中医理论的饮食健康数据库，并搭建管理系统、推荐系统和食品商城平台。融合中医理论与农业，将农副产品升级为功能性食品，解决健康饮食问题。

“数智化抑郁症诊疗关键技术研究与应用”项目在云南省开展，为医工交叉研究。该项目针对抑郁症诊断、干预和治疗中的实际问题，从数据库建立、算法创新和产品研发等方面入手，旨在产出高水平科研成果，制定行业标准和规范，并在医院和高校心理辅导中心等地推广应用。

北京中医药大学东方医院与北京声智科技有限公司签署“基于壹元中医大模型的抑郁症AI自助诊疗平台研究”合作项目。此次合作将充分发挥中医诊疗特色与人工智能大模型的优势，共同致力于推动抑郁症自助诊疗领域的创新发展，为用户提供更为便捷和智能的健康服务[52]。该项目对预防抑郁症和气郁质体质调理具有重要意义。

“数智岐黄”中医药大模型[53]由华东师范大学、上海中医药大学、华理工大学、海军军医大学等联合开发，涵盖中医经典等海量中医药基础数据，具备知识智能问答、健康咨询和中医药知识图谱动态交互三大核心功能，是同类大模型中规模最大的一款。

华为研发的“神农大脑”大模型[54]，整合中医药理论与诊疗方法，实现诊断辅助、智能开药等功能，提升医学智能化水平。此外，华为推广智能诊疗裙装，摆脱传统医院束缚，提供贴心中医药服务。这种创新体验有望吸引更多年轻群体，拓展中医药受众面。

百度健康与固生堂[55]联合发布了岐黄问道·大模型，包含疾病诊疗、症状体征和中医养生调理大模型三个子模型。使用养生功能时可以在中医养生调理大模型中输入症状信息，就能得到包含中药、穴位、药膳、代茶饮等多维度的养生方案。

神农中医药大模型[56]是华东师范大学智能知识管理与服务团队的研发项目，目标是促进大型语言模型在中医药领域的实践和提升其相关知识及回答医学咨询的能力。项目以开源中医药知识图谱为基础，使用以实体为中心的自指令方法，整合了 Chat GPT 得到的 11 万多的中医药指令数据。用户可通过输入症状和需求，获得个性化的养生或治疗方案。

仲景中医大语言模型[56]由复旦和同济共同研发，旨在提升对中医方药数据和诊断思维的推理能力。与文心一言、星火等大语言模型相比，CMLM - Zhong Jing 在基于 300 条中医方药数据构建的多样化诊疗指令数据集上展现了优秀的泛化能力。

本草［原名：华佗（Hua Tuo）］大模型由哈尔滨工业大学健康智能组合研发，利用医学知识图谱和文献，结合 Chat GPT API 构建中文医学微调数据集，对各种基模型进行微调，提升医疗领域问答效果。哈尔滨工业大学研发的智能机器人“小火宝”可通过穿戴设备进行健康筛查与监测，支持子女远程掌握老人健康情况，从而达到预防养生，减少患大病、慢性病的风险[57]。

“甘草医生”团队与浙江中医药大学合作，研发了“轩岐问对”——在中医药经方领域中首个基于大语言模型的 AI 对话系统[58]。该系统可以整理病案、提取信息、辅助诊断和问答，同时像 Chat GPT 一样迅速回答中医药相关问题，实现中医智慧和人工智能的学习共创。

张君冬团队[59]建立了 Huang - Di 大语言模型，源自中医古籍奠基之作——《黄帝内经》中的上古名医“黄帝”。该模型可以通过自然语言对话的形式向用户提供各类古籍知识解答、中医问诊、治疗建议、预防养生等知识服务，不仅可以深层次挖掘古籍中已有的知识价值，同时还为中医古籍知识的研究与利用提供新的范式[60]。

目前已有可通过对面色、面部光泽和唇色的智能化识别来进行体征分类的智能面诊仪，可根据舌色、舌形和舌苔来进行中医诊断的智能舌诊仪，可根据眼球的斑点、血脉等进行智能分析并完成健康评估的智能目诊仪等[61]。中山大学罗锦兴团队[62]致力于脉象仪的相关研究，完成了第一代脉诊仪设计并参与了中医脉诊标准平台的标准脉研究。

此外，中国在人工智能领域还有诸多令人瞩目的研究成果，如左医 GPT、医联 Med GPT、砭石、京东 JDH 京医千询、明医（MING）、扁鹊（Bian Que）、孙思邈中文医疗大模型、启真医学大模型、关怀 GPT、Soul Chat 灵心健康大模型、Mind chat 漫谈中文心理大模型等，据了解，部分大型模型仅见诸报道，尚未向公众开放体验或开源代码。这些大模型无疑为广大科研工作者和开发者提供了更多想象空间，也让中国在人工智能领域的发展更具潜力。

三、数智技术在社区中医治未病中的运用

（一）运用场景

1. 数智技术应用于科普宣传

目前，社区居民甚至部分医护人员对中医治未病理念认知模糊，重视不够，针对这些问题，利用全国性网络电视平台、微博、微信公众号等媒体发布中医养生知识、健康小贴士、中医药科普电视作品等内容大力宣传中医治未病优势，同时提供在线咨询、问答等互动方式，方便居民随时了解自己的健康状况并获得专业的建议和指导。这些举措有助于增强居民治未病意识和自我健康管理习惯，降低疾病的发生风险。引导居民养成良好的生活习惯和健康观念，将治未病的理念传播到社会大众，发挥各种网络新媒体在中医治未病健康理论的普及与推广方面的优势[63]。提高社区居民的知晓率，使预防为主的理念深入人心[64]。

同时，通过开展相关科普读物如《中医治未病丛书》《中医治未病与亚健康调理》《中医治未病健康指导》等的宣传与健康教育讲座，提升社区居民对中医治未病模式的认知程度，提高中医药在治未病中的利用率，广泛增加居民

在治未病方面的受众面，营造良好中医药治未病健康文化氛围。

2. 数智技术应用于健康档案

随着中国人口老龄化以及人民群众对健康的重视，以“预防”为核心思想的中医治未病健康工程在医疗－互联网时代，迎来了前所未有的机遇和挑战。

社区居民有着相对固定的生活环境、共同的社区传统文化和较密切的社会交往，服务对象的依从性依靠现有卫生服务保障政策有明显提高，使得社区健康管理得到更好的普及与发展。中医治未病理论应用及健康保健方法的社会需求随着全民健康意识的增加越来越高，从社区层面予以引导与推动，是目前最有效、最方便、最经济的一种健康管理模式。目前中国社区医疗机构给社区登记人员建立健康档案已经成为中国进行健康管理的实施载体，大量的登记工作不但烦琐且有诸多弊端，社区应用互联网技术及5G移动网络技术建立中医社区健康管理服务平台，应用于人员登记，便于工作人员查找，避免重复等问题的发生[65]。将原有的健康管理模式注入中医治未病理论，将健康基本信息的采集、中医体质的辨识、制订健康干预方案、执行健康干预方案动态追踪和管理情况、社区人群反馈与评估服务的流程形成完整体系。平台既可以辅助医师开展中医治未病健康管理工作，同时满足原有的社区全科医疗服务内容，将中医治未病健康管理智能化落到实处[66]。

3. 数智技术应用于体质辨识

中医通过“望、闻、问、切”采集足够多微小征象来判断人体健康状态，如观察舌象、脉象、气色，并通过问诊获得寒热虚实等信息来诊断疾病。培养合格的中医师需要足够长时间的沉淀，随着人民群众对中医药认识的提升，对相关服务需求也随之增加，凸显出中国中医药专业人才的短缺问题。

人工智能机器人研发成功后，在一定程度上解决了中医发展过程中长期缺乏人才、缺乏标准、缺乏诊断工具及治疗手段的问题。此项科技的发展推动中国中医体质辨识治未病技术快速进步。新一代的人工智能体质辨识机器人可以直接实现传统四诊望、闻、问、切，并客观、公正、高效、低成本检测被测人的体质。一望神形态、舌象，二闻辨识语言气息，三问精准匹配问诊，四切智能脉象，四诊信息的全方位采集，及时输出体质辨识，给出调理食疗建议，以及对体质进行纠偏的针灸按摩、穴位指导。通过互联网平台，中医四诊信息可实现客观化、定量化、可视化，更有利于中医治未病的现代化科学研究[67]。

此外，以红外线检测技术为基础，结合中医经络、舌象、脉诊、声诊及西医的双臂血压、血氧等指标数据的采集，运用 CNN 图像识别技术、大数据合参分析及算法技术，快速实现中医体质、中医证候的自动化辨识，并有效评估人体整体健康状况及各类常见疾病的发病风险因素等，并将相关检测数据与传统中医的诊断经验进行关联，自动输出标准化中医健康评估报告，为社区卫生服务中心等基层医疗机构解决人员短缺及医师经验不足的问题。

4. 数智技术应用于就诊记录

在数智技术助力社区中医服务的初步阶段，数据收集是至关重要的。数据不仅来自社区居民的健康档案，还包括患者就诊时中医四诊（望、闻、问、切）所获取的信息，以及社区居民的生活习惯、环境因素等多维度数据。确保数据的准确性和有效性，需要设计一套科学的数据收集流程，利用数智技术，如移动应用、智能穿戴设备等，实现数据的自动化采集。

社区工作人员面对疑难杂症问题诊治时，应用互联网医院平台，与远程专家打通、与中医知识库打通，同时基于相关检测结果、医生处方、服务数据的互联互通，可进一步通过远程赋能的方式为基层患者提供处方签署、报告解读、在线医生答疑等服务，进而全面提升基层医生的中医诊疗服务能力。

智能化平台收集病例后，通过数据分析得出个体健康报告，基于个体健康状态评估的结果，数智技术可以为个体制订个性化的预防和调养方案。这些方案不仅考虑到个体的生理状况，还结合了中医的预防和调养理念，为个体提供全方位、全周期的健康管理服务。以此，建立中医药特色的大数据库，为中医药的发扬、维护全民健康、实现中医药创新提供前沿途径[68]。

5. 数智化可穿戴设备的应用

在“互联网 +”5G 时代背景下，可穿戴设备的创新与发展将成为社区治未病研究中的有力帮手。可穿戴设备可以实现动态实时检测和数据收集，设备能够实时记录个人的位置、身体状态和健康数据，比专业检测设备更便携，比智能手机更准确、专业。可穿戴设备可以协助改进医疗技术。[69]虽然治疗效果不及专业医疗仪器，但用户可以不受时间地点限制方便地进行保健和治疗活动，首先设备方面，与智能手机进行连接的智能产品已经问世，对血糖血压、脉搏血氧、心电图等方面的数据都有相关仪器进行检测。利用血糖无创连续监测设备及时掌握糖尿病患者的血糖指标。血压监测仪的动态监测功能，可以实时地监测患者的血压。动态心电可以实时监测被测者的心率及心脏供血情况。设备小巧，可随身穿戴，不会影响用户的日常生活。监测时间由用户自己控制。监测数据同步传输，可以通过蓝牙设备连接到电脑、智能手机，或者发送给医生。接收到的信息数据具有实时更新，并且数据连续存储多个时间段的信息数据，读取出来的数据可以传输和保存。这就给医生提供了连续的数据，让医生能够更好地及时发现异常的潜在问题[70]。在疾病预防、评估、监测及治疗方面，可穿戴设备有很大优势[71]。其次技术方面，使用电离子透入贴片缓解头痛症状，利用骨传导技术让听力受损的患者恢复听觉，利用智能眼镜改善老年痴呆症患者日常生活。这些可穿戴设备和技术将治未病服务在社区中得以落地实施。

（二）实施方案

1. 明确目标人群

（1）健康平人态和未病潜病态[72]

目前，中国正在大力发展和推广中医药事业，中国治未病服务体系经过近十年的研究与实施取得了颇有成效的成绩。但迄今为止，治未病服务体系尚未形成完整、全面的治未病健康管理服务流程与体系，也缺乏将各项治未病适宜技术在社区场景中执行落地的实践经验[73]。

社区健康管理将社区居民的健康管理需求逐步形成规范化、系统化、科学化的居民健康管理体系，针对健康平人态和未病潜病态人群，在精准辨识体质的基础上，数智技术还可以结合中医的养生理论，为每个个体制订个性化的健康方案。例如，根据个体的体质类型和健康状况，为其推荐适合的饮食、运动、作息等养生方法，帮助个体调整生活习惯，改善体质，预防疾病的发生。这种个性化的健康方案不仅更加符合个体的需求，也更能提高健康管理的效果，使社区人群对中医药健康管理成果表示认同，从而使更多人群纳入健康体系智能系统内，根据居民的体质分析情况，给予养生保健方案，以达到“未病先防”的目的。

（2）病前微萌态、已病未传态、病愈未复态

社区针对上述三类人群就诊情况，若这些疾病得不到有效控制，将引发对心、脑、肾、眼、神经等器官、组织造成的慢性损伤，并可引起相关的并发症，甚至危及患者生命。数智化技术可以通过提取患者既往病史数据、治疗数据及日常饮食、作息规律等数据，进行整理、分析，从而实现全面对比，及时调整治疗方案等[74]。定期向社区居民提供周期性健康报告，帮助他们了解自

己的健康状况和变化趋势。健康建议则可以根据个人的健康状况和需求，提供个性化的指导。预警提示则可以在发现健康问题时，及时向社区居民和中医医师发送预警信息，以便他们及时采取相应的措施。通过构建完善的数据收集与处理流程、数据分析方法和反馈机制，数智技术在社区中医服务中的应用框架将能够充分发挥其作用，为社区居民提供更为精准、个性化的中医未病治疗服务，从而达到“既病防变”“瘥后防复”的目的。

2. 制定完善社区治未病服务内容和形式

目前，社区人群存在较高的健康服务需求。中国社区医生签约已经在多地全面开展，签约服务中，将治未病与门诊诊疗活动相结合，成立中医治未病小组，建立各个群体治未病社区化分层模块，通过个体化家庭医生签约服务，提升基层医患的互动性和参与性，建立健全基层社区保健养生服务新模式。同时，加大宣传推广，倡导各社区举办相关的中医疾病义诊活动或培训班，让中医文化走进百姓心中。在建立健全基层社区卫生服务中，引进互联网模式、拓宽渠道、分类指导，利用中医药在疾病预防、防病传变、愈后康复等方面，提升社区居民整体对治未病服务的认识，不断建立与完善“治未病”公共卫生项目服务体系的模式[75]。

3. 多元主体共同参与，着力强化“治未病”服务

近年来，以 AI、5G、第三代互联网等前沿技术为动力，以健康医疗大数据为基石的数智健康成为卫生健康领域的研究热点，学界纷纷探索构建数字化、规范化、科学化、精准化的数智健康服务模式，实现社区居民全方位健康服务。社区利用数智健康，依靠先进技术，聚焦威胁人民身心健康的重大疾病探索服务模式的优化，构建疾病高危人群风险评估模型，利用大数据技术设计体检报告智能交互系统，从不同角度监测、评估、干预、指导，实现中医药治未病健康管理的“五早”（早宣传、早筛查、早评估、早诊断、早干预），充分发挥社区辐射面大的绝对优势[76]。

4. 加强完善“治未病”人才队伍的建设

社区中医治未病服务需要具备一定的中医药知识和实践经验的专业人才，但目前社区医疗机构中这类人才相对匮乏，影响了服务的质量和效果。

加强专业人才的培养和引进，提升社区中医治未病服务的质量和水平；积极拓展健康管理、营养养生、信息化管理等专业，为预防保健、养生康复、社区中医治未病等学科培养全面型中医药社区治未病专业人才[77]。此外，还应优化服务资源配置，确保社区居民能够享受到普遍的中医治未病服务。同时，探索数智技术在社区中医治未病的应用，为提升社区医疗服务水平和解决现有挑战提供新的路径。

发挥三甲医院高端人才优势，三甲医院社区医疗部门应着手于强化中医治未病思维培养，开展各种形式的培训（如开展中医药确有专长培训课程），鼓励社区全科医生、护士、技师等非中医专业人才考取相关证书，增加社区中医执业人才。为定点社区的居民进行中医诊治服务，建设社区健康教育与健康促进阵地，提高当前现有人才的继续教育水平，加强全科医生及社区医技人员的中医药知识技能储备。提高治未病工作人员的医务水平，有效把控患者健康风险，为患者提供专业化的指导，使患者认同治未病社区健康管理模式。

在互联网时代，社区要不断推进治未病健康管理新模式。广泛地应用数智技术将中医的理论、技术、方法应用到社区健康管理服务中，让中医治未病的中国健康管理的特色发扬光大。

参考文献

[1] 健康中国行动推进委员会. 健康中国行动（2019—2030年）[EB/OL]（2019-07-15）[2024-03-27] https://www.gov.cn/xinwen/2019-07/15/content_5409694.htm.

[2] 健康中国行动推进办，国家卫生健康委办公厅，国家中医药局办公室.《健康中国行动中医药健康促进专项活动实施方案》（国健推委办发〔2022〕5号）[EB/0L]（2022-09-08）[2024-03-27] https://www.gov.cn/zhengce/zhengceku/2022-09/22/content_5711192.htm.

[3] 张浩文，刘华东，李开平，等. 中医治未病学课程知识体系构建探析：以南京中医药大学为例 [J]. 中国中医药图书情报杂志，2022，46（2）：64-67，70.

[4] 黄蓓. 空间站来了位“坐堂医”[EB/OL]（2021-08-25）[2024-03-27] http://image.cntcm.com.cn/www/news.html?aid=179328.

[5] 赵逸赫，朱锦怡. 人工智能助力中医药 开启现代化发展新篇章 [N]. 兵团日报，2024-01-03（06）.

[6] 郭文茜，姚海强．多组学视域下的中医体质学研究［J］．中华中医药杂志，2022，37（2）：581－585.
[7] 李甘露．基于“治未病”理论中医体质类型与经络检测相关研究［D］．广州：广州中医药大学，2021：42－43.
[8] 仝小林．态靶医学：中医未来发展之路［J］．中国中西医结合杂志，2021，41（1）：16－18.
[9] 舒茂宇，赵阳，姜依琳，等．仝小林院士态靶结合理论临证思考［J］．光明中医，2023，38（20）：3923－3925.
[10] 王琦，朱燕波．中医体质分类与判定［J］．世界中西医结合杂志，2009，4（4）：303－304.
[11] 田代华，吕明伟．论体质与证候［J］．山东中医学院学报，1983（1）：7－11.
[12] 王谦，吴宏妍，彭文文，等．运用中医方法论解决人工智能中医诊断的发展瓶颈［J］．中华养生保健，2023，41（20）：77－80.
[13] 陆冠龙，黄益栓，张琦，等．融合舌象和形体特征的辅助中医体质辨识模型研究［J］．时珍国医国药，2019，30（1）：244.
[14] 张冬，张俊华，孟昭鹏，等．基于高光谱图像技术的中医舌诊客观化研究展望［J］．中国中医基础医学杂志，2019，25（9）：1324－1326.
[15] 夏雨墨，高慧，王庆盛，等．颜色空间在中医望诊客观化研究中的应用进展［J］．中国中医药信息杂志，2021，28（4）：135－139.
[16] 任琦，唐斐斐，周旋，等．冠心病痰瘀互结证面诊客观化的初步研究［J］．中国中医基础医学杂志，2020，26（9）：1280－1283.
[17] 李加才，屠立平，姚兴华，等．基于中医数字化面诊技术的健康状态人群面色特征研究［J］．中华中医药杂志，2022，37（1）：342－347.
[18] 李洪娟，李婷婷．144 例 9 种体质人群夏季红外成像特征的研究［J］．北京中医药大学学报，2013，20（2）：37.
[19] 张冀东，胡镜清，何清湖，等．正常男性阳虚体质的红外热图特征［J］．中华中医药杂志，2018，33（6）：2290.
[20] 陈春凤，王忆勤，徐琎，等．342 例肺系疾病患者的语音信号采集和特征分析［J］．上海医药，2022，43（14）：21－25.
[21] 张玫，钟瑞，魏旭煦，等．数智中医（闻）嗅诊研究进展［J］．数理医药学杂志，2024，37（1）：2－21.
[22] 罗瑞静，何建成．中医智能化问诊系统开发及应用前景［J］．时珍国医国

药，2014，25（7）：1797－1798.

［23］迪盼祺，夏春明，王忆勤，等．基于协同过滤算法的中医智能问诊系统研究［J］．世界科学技术——中医药现代化，2021，23（1）：247－255.

［24］杜曾贞，唐东昕，解丹．智能问诊中基于深度神经网络的反问生成方法［J/OL］．计算机应用，2021：1－8［2021－06－03］．https：//kns. cnki. net/kcms/detail/51. 1307. TP. 20210601. 1713. 006. html.

［25］沈睿，毛晓波，周熙，等．智能中医舌脉诊断手环［J］．电子设计工程，2022，30（14）：156－160.

［26］周会林．一种脉象全信息触力传感器［J］．中国医疗器械杂志，2021，45（2）：141－144，171.

［27］杭燕．“互联网＋”中医健康管理模式的发展现状与策略［J］．中医药管理杂志，2023，31（23）：170－172.

［28］陈玉屏．“互联网＋”时代中医药健康养老服务信息化发展现状与策略［J］．国际中医中药杂志，2019（3）：213－215.

［29］谢渝，邱玉玲．基于“互联网＋文创”的中医健康管理在提升6～24月龄婴幼儿健康素养中的研究［J］．四川中医，2022，40（9）：209－211.

［30］徐享雄，李蕾蕾．智能化中医“治未病”健康管理模式的构建与应用效果［J］．中医药管理杂志，2021，29（22）：201－202.

［31］夏淑洁，杨朝阳，李灿东．智能化中医“治未病”健康管理模式探析［J］．中华中医药杂志，2019，34（11）：5007－5010.

［32］李梢，张鹏，王鑫，等．网络靶标理论、关键技术与中医药应用［J］．世界科学技术——中医药现代化，2022，24（9）：3261－3269.

［33］陈鑫，许亮文．基于人工智能的抑郁症治未病与健康管理服务模式构建［J］．健康研究，2022，42（6）：639－642.

［34］朱红霞，李楠，郑世超，等．数字疗法在中医药应用中的展望［J］．世界科学技术——中医药现代化，2023，25（12）：3769－3775.

［35］胡广芹．中医问诊语言技巧的临床研究［J］．中华中医药杂志，2015，30（3）：949－951.

［36］鄢彬，王忆勤．中医闻诊客观化研究进展［J］．中华中医药学刊，2014，32（2）：243－246.

［37］刘磊，吴秋峰，张宏志，等．脉诊客观化研究综述［J］．智能计算机与应用，2013，3（3）：20－24.

[38] 刘晓芸，谢盈彧．人工智能与中医体质结合研究的现状与展望［J］．时珍国医国药，2022，33（10）：2467－2469.

[39] 杨燕，熊婕，王传池，等．人工智能思维模式与中医“象思维”的相似性探析［J］．中华中医药杂志，2018，33（10）：4419－4422.

[40] 张世祺，孙宇衡，咸楠星，等．中医四诊客观化与智能化研究进展［J］．中医药导报，2023，29（6）：170－174.

[41] 张鸣然．人工智能在中医体质辨识中的应用展望［J］．通讯世界，2019，26（2）：281－282.

[42] 李敬华，鲍慧清，石领玉．中医智慧服务平台“博览医书”的共建共享［J］．新阅读，2021（9）：46.

[43] 潘礼庆，沈晓冬．机器人技术在中医领域中的应用［J］．机器人技术与应用，2010（1）：28－30.

[44] 徐天成，卢东东，王雪军，等．数字经络智能针灸机器人的研发及其应用探讨［J］．世界科学技术，2019，21（3）：397－405.

[45] 费红琳，黄理杰，陆东海，等．基于视觉的腰背部中医通络机器人穴位定位方法［J］．现代中医药，2023，43（5）：24－30.

[46] Chan T，Zhang C，Liu W，et al. A combined deep learning and anatomical inch measurement approach to robotic acupuncture points positioning［C］. EMBC. memoir of 2021 43rd Annual International Conference of the IEEE Engineering in Medical and Biology Society. Guadalajara：EMBC，2021：2597－2600.

[47] Lin S，Yi P. Human acupoint positioning system based on binocular vision［J］. Mat Sci Eng，2019，569（4）：042029.

[48] Masood D，Qi J. 3D localization of hand acupoints using hand geometry and landmark points based on RGB－D CNN fusion［J］. Ann Biomed Eng，2022，50（9）：1103－1115.

[49] 李芳杰，高明，杨玉真，等．人工智能在中医穴位定位技术中的应用探析［J］．上海中医药杂志，2024，58（2）：17－22.

[50] 张晓维，张晓雨，赵晨，等．循证视角下数智中医广义望诊研究及相关装备研制思路［J/OL］．中国实验方剂学杂志，2024，20（12）：1－8［2024－03－11］．https：//doi. org/10. 13422/j. cnki. syfjx. 20240927.

[51] 中国互联网协会．中国互联网发展报告 2023［M］．北京：电子工业出版社，2023.

［52］方荣杰．基于便携式设备的智能精神健康信息系统设计与分析［D］．天津：天津大学，2019.

［53］徐瑞哲．中西医结合“数智岐黄”大模型发布［N］．解放日报，2024－01－20（02）

［54］陈渡归．医渡科技与华为签署合作协议，联合推出智慧医疗解决方案［N］．人民日报（海外版），2024－01－02（09）．

［55］朱蕗鋆．中医数智化发展战略研讨会举办［J］．中医药管理杂志，2023，31（14）：210.

［56］王霜奉．AI 让传统中医“老树发新芽”［J］．上海信息化，2024（1）：47－49.

［57］青岛晚报．哈工大发布多款智能机器人［N］．青岛晚报，2017－12－04（14）．

［58］生命时报．浙江中医药大学联合甘草医生推出“中医＋AI”平台轩岐问对［N］．生命时报，2023－07－12（11）．

［59］张君冬，杨松桦，刘江峰，等．AIGC 赋能中医古籍活化：Huang－Di 大模型的构建［J/OL］．图书馆论坛，1－13［2024－01－24］．http：//kns.cnki.net/kcms/detail/44.1306.G2.20240124.1341.002.html.

［60］王东波，刘畅，朱子赫，等．SikuBERT 与 SikuRoBERTa：面向数字人文的《四库全书》预训练模型构建及应用研究［J］．图书馆论坛，2022，42（6）：31－43.

［61］红岩，李灿，郎许锋，等．中医四诊智能化现状及关键技术探讨［J］．中医杂志，2022，63（12）：1101－1108.

［62］罗锦兴．双感测脉诊仪对高血压弦脉的定量化研究［D］．南京：南京中医药大学，2011.

［63］许晓娟，张振宇，普勇斌，等．昆明市呈贡区社区居民对治未病的认知调查及对策研究［J］．中国中医药现代远程教育，2022，20（10）：56－58.

［64］张冀东，王丹，马继，等．中医治未病健康工程发展现状与问题的探讨［J］．湖南中医药大学学报，2021，41（3）：479－484.

［65］罗桂华，任佳瑞，欧阳静，等．主动健康下中医药融合社区健康管理理论基础与创新路径［J］．中国医药导报，2022，19（26）：189－193.

［66］曾京慧，王丽芬，查青林，等．基于社区卫生服务的中医健康管理平台架构［J］．江西中医药，2020，51（4）：19－21.

［67］张冀东，何清湖，王丹，等．“后疫情·互联网”时代中医治未病全面升级的思考［J］．湖南中医药大学学报，2021，41（12）：1954－1958.

[68] 王美华．大数据与人工智能时代的中医药［N］．甘孜日报，2022－10－26（06）．
[69] 冯国斌，刘艳亭．5G 移动网络技术结合现有医疗应用探索［J］．医学信息学杂志，2019，40（10）：25－29.
[70] 曹国强．××可穿戴医疗设备公司商业模式转型分析［D］．西安：西安理工大学，2020.
[71] 张姜欣．“可穿戴设备＋健康险”的需求分析和应对策略研究［D］．大连：东北财经大学，2016.
[72] 郭红莉，巨晓绒，淡增刚，等．治未病理念在社区脑血管病防护中应用［J］．中国中医药现代远程教育，2022，20（12）：139－140，195.
[73] 严正，蒋海弦，李芸佳，等．社区养老场所中医治未病服务需求调研［J］．中国全科医学，2023，26（10）：1218－1223.
[74] 张传洋，郭宇，庞宇飞，等．数智化医疗信息利用与服务模式框架构建［J］．图书情报工作，2023，67（13）：49－58.
[75] 李淼，白正勇，杨小菲．“治未病”思想在构建漳州市健康服务体系中的应用：以漳州卫生职业学院为例［J］．中医药管理杂志，2023，31（6）：215－217.
[76] 治未病与健康管理“数智健康”专题介绍［J］．健康研究，2022，42（6）：596.
[77] 李宇，张艳艳，王文琴．基层社区卫生服务中医外治全科化在“治未病”公共卫生项目的实践探讨［J］．中国农村卫生，2023，15（9）：66－67.

HB.10 全生命周期视角下数智技术在中药应用中的现状及前景分析

孙翔玉[①]　白尚坤[②]　刘艳俊[③]

摘　要：本报告旨在深入研究数字化智能技术在中药现代化发展中应用的现状和前景，通过人工智能、中药数据库、中药质量控制和应用管理等手段，为中药领域应用和发展提供理论支撑，探讨数字化智能技术在中药领域的应用和发展前景。本报告主要采用文献查询法、线上资料总结法等，对数字智能化在中药发展中的应用相关文献进行检索及综合分析。通过研究得知，利用数字化、人工智能技术建立的中药数据库、中药网络药理学、制剂生产及质量检测以及建模分析策略等与传统中医药理论相融合，促进了中药朝数字智能方向的迭代，对中药全生命周期的发展具有重要价值和广阔前景。中药在中国传承几千年，不断地融合与发展。在现代中药的发展中，从中草药的研发、信息筛选、数据挖掘、临床研究、流通使用各个环节，数字智能技术已初具规模，表现形式多样，类型丰富。从全生命周期视角出发，可以深入探究中药的作用机制及新的方剂，优化并缩短研发周期，指导临床试验设计，提高研究效率以延长产品的生命周期，从而推动中药的现代化进程。

关键词：数智中药；中医药数智化；中药数据库；智慧监管；全生命周期

中药在中国传用数千年之久，从古代的《神农本草经》到现代的《中华人民共和国药典》，中药的种类、功效和使用方法得到了系统的总结和不断的

---

① 孙翔玉，药学硕士，北京市朝阳区紧急医疗救援中心，主管药师。研究方向：临床药学。

② 白尚坤，医学硕士，北京中医系结合第一医院，全科主治医师。研究方向：中西结合慢病健康管理与肿瘤防治。

③ 刘艳俊，公共管理学硕士，北京市朝阳区紧急医疗救援中心，副主任护师。研究方向：紧急医学救援。

完善[1]。在现代社会中药仍然扮演着重要的角色。随着人们对健康的认识不断提高，中药独特的疗效和较小的副作用，受到了越来越多人的青睐，成为人们健康生活的重要组成部分。然而，虽然中医已被证实具有极高的医学价值，但由于中药本身化学成分复杂，存在着物质基础不清、分子作用机理不明等问题，给现代中药研究造成了很大的难度，对中国传统医学的发展提出了很高的要求[2]。随着科技的快速发展，人工智能、大数据等数智技术已逐渐成为推动各行各业变革的重要力量。中医药行业同样临着一场现代化、智能化的融合挑战与机遇[3]。

本报告将深入剖析数智技术在中医药行业的应用现状，以及它对行业发展的深远影响。

一、中药智库的建立

2016 年，国务院颁发了《中医药发展战略规划纲要（2016—2030 年）》，明确指出：到 2030 年，中医药治理体系和治理能力现代化水平应有明显增长，实现中医药继承与创新发展、协调与统筹发展、生态与绿色发展、开放与包容发展、普及与共享发展，为建设健康中国奠定坚实基础[4]。同年，国家还颁布了《中华人民共和国中医药法》，将“大力发展中医药事业”上升到国家法律层面[5]。2019 年 10 月，国务院印发了《关于促进中医药传承创新发展的意见》[6]，提出中医药事业的发展是一个涉及教育、科研、医疗、保健以及中药产业等多个方面的系统工程，其中，中医药智库的支持作用不容忽视。一流的中医药智库是推动中医药传承与创新发展的关键[7]。

随着现代科学技术和多学科研究方法的不断演进，针对单味中药的成分构成、含量测定、药效靶点及其作用机制，已经积累了大量的研究数据并形成了许多具有一定规模及影响力的数据智库。赵屹和吴杨教授团队共同构建了本草组鉴（A high - throughput experiment - and reference - guided database of traditional chinese medicine，HERB）数据库，这一创新性举措为现代中药与天然产物的研发提供了坚实的基础[8]。张卫东教授团队在国际范围内创建了最大的基于中药活性成分的药物转录图谱平台（integrated traditional chinese medicine，ITCM）[9]。他们对 496 个中药单体成分进行了转录组学检测等多维度分析，深入探讨了其作用机制，并通过可视化手段进行多维呈现，为中药来源单体成分的创新药物发现提供了有力支持。天津中医药大学张伯礼院士提出了组分中药的概念，强调提取中药的有效成分群，并明确其组效关系，以此为基础，利用有效组分或有效部位进行配伍，使中药符合现代标准[9]。同时，有研究团队正在尝试将中药药效物质的高通量筛选实验方法与人工智能算法相结合，以进一步推进数字化技术的升级，这一方法基于高精度、多维度的物质基础研究数据，并结合人工智能算法，为中药研究带来了全新的视角[10]。此外，天然产物数据库（natural product activity and species source，NPASS）[11]、民族药物数据库（chinese ethnic minority traditional drug database，CEMTDD）[12]以及中药成分与靶标蛋白相互作用（a Bioinformatics Analysis Tool for molecular mechanism of traditional chinese medicine，BATMAN－TCM）[13]数据库的搭建与更新，为物质基础的数智化研究提供了丰富的资源和平台。这些数据库的建立和完善，将为进一步推动中医药研究向深度和广度发展，为中医药的现代化和国际化提供强有力的支撑。

中医智库的构建，对于促进中医领域的知识积累、传承与创新，提升中医学科的发展水平，以及推动中医药事业的持续健康发展具有重要意义。通过整合中医领域的专家智慧与研究成果，构建全面、系统、科学的中医智库，将为中医药事业的繁荣发展提供有力支撑[14]。中医药学智库的成立，不仅为加强中医药学理论与实践的结合、促进中医药学学科的现代化和国际化、提高中医药学在全球范围内的认知度和影响力，为中国中医药领域的学术研究提供了宝贵资源，同时，对广大患者和市民的中医健康咨询和服务也更加科学和精准。中医智库的建立还意味着中医行业对知识管理与创新的高度重视。通过不断完善智库体系，我们可以更好地总结与传承中医经典理论，发掘与验证中医临床实践的有效经验，推动中医诊疗技术的创新与发展。这将为中医药事业的长远发展奠定坚实基础，并为全球健康事业的繁荣做出积极贡献。

数字化中医大数据中心平台，集中医临床、教育、科研及古籍文献等相关数据为一体，不仅可以促进中医药资料的交互共享和科学决策，还可以实现资料协作共享、数字医疗、数字决策、数字教育等，也可开展预知疾病与疾病之间的相关性研究，如预测疾病的发生、预后疗效改善等，有助于中医精准医疗的实现[15－16]。不同平台借助中医药数字化发展契机，通过物联网、人工智能、“互联网＋”等技术手段，为中医药数字化、信息化、数据化发展提供智慧的中医药引擎。这将为中国传统医学的立体式教育、国际化传播、电子信息化医疗等提供全方位的决策支持。为发挥中医治未病的独特功效，一些中医信息化平台可以做到以中医处方为核心，发挥中医三因理论，制定个性化的处方[17]。同时，通过网络互动、远程问诊和开设网络远程教育课程、创新中医馆、中医博物馆等数字化系统，实现虚实结合，传播中医药知识，让更多的人了解中医药、领略中医药的魅力，实现中医药数字化教育。

随着数智技术的发展，其应用领域也日益广泛，应用范围遍及各个领域。中医药+数字化的模式是未来的主要发展趋势，通过整合中医药临床、教育、科研、古籍文献等数据资源，构建中医药大数据中心，实现数据共享、医疗协作、决策支持和教育创新。这一发展将促进科学决策医疗效果、降低医疗成本、实现精准医疗等中医药数据的交互和共享。同时，借助于物联网、人工智能等现代科技手段，为中医药决策、教育、国际传播、电子信息医疗等领域提供全方位的支持，促进中医药数字化、信息化、数据化的发展。此外，通过老中医网络互动、远程问诊、网络远程教育课程等多种形式，加强中医药数字化教育，传播中医药知识，培养优秀人才。同时，AI 及虚拟现实技术对中医馆、中医药博物馆等数字化系统进行创新。这些举措将共同促进中国传统医学的数字化发展，为中国传统医学的发展添砖加瓦。

二、中药成分与相关靶点相互作用——网络药理学的应用

网络药理学作为药理学、分子生物学、医学、生物信息学及统计学等多学科江湖的交融产物，提供了中药研究的新视角和新工具[18]。针对中药成分的复杂性，在新药研发领域，其药理作用及其机理的探究始终是核心话题。由于中药具有多组分、多靶点作用的特点，其确切的作用机理一直很难弄清楚。但是，借助网络药理学的系统预测方法，结合先进的高通量测序技术，可以更加动态地分析和揭示每一组分的作用机理，从而为中药的研发和应用提供更科学的依据[19-20]。但一些瓶颈问题也在其高速发展的同时暴露无遗，迫切需要解决。

网络药理学擅长于从宏观角度洞察局部现象，其相关学术文献数量逐年攀升。然而，其快速发展的过程中暴露出一些亟待解决的瓶颈问题：

一是临床基础还比较薄弱，中药的临床应用疗效是其核心价值所在。然而，在众多针对中医的网络药理学研究中，研究者往往容易忽视其在现代医学环境中的实际疗效。鉴于中药种类繁多，其组合在配伍理论的指导下千变万化，因此，对其背后的科学原理，应以临床为基石，从临床实际出发，进行有深度、有价值的研究。

二是，在网络分析手段上也有欠缺创新之处。与湿性实验相比，干性实验下的网络分析部分越来越受到研究者的青睐。很多研究依赖网络分析，并以湿性实验作为辅助进行了验证。然而，当前许多研究仍局限于既定的网络体系，如蛋白互作（protein－protein interaction，PPI）网络分析、京都基因与基因组百科全书（kyoto encyclopedia of genes and genomes，KEGG）通路富集分析、基因本体论（gene ontology，GO）功能富集分析等，缺乏创新性和独特性[21－23]。在开发新方法时，避免陷入工具主义的误区，而应着眼于问题本身，设计出合理的解决方案，而不是单纯地依赖软件或算法的堆砌。

三是，网络分析结果的验证问题也不容忽视。基于网络分析得出的结果仍需要验证其有效性和研究价值的干性实验范畴。然而，这一关键环节往往因各种原因而被忽视。化合物对靶点的作用等微观层面的结果可以通过设计实验的方式进行验证，并可结合文献或计算方法对宏观层面的研究进行辅助验证，如方剂对病灶的影响等。网络药理学作为一门新兴学科，不仅在探索中药及其方剂的作用机理方面具有重要价值，而且在解决其他复杂问题方面也提供理念。

三、智能制造及质量控制——制药过程分析与制剂质量控制

在数字技术突飞猛进的当下，“数字化、产业化”的战略方向在《中国国民经济和社会发展“十四五”规划纲要》[24]中已经明确提出，并强调要加快数字化进程，致力于打造数字化中国的奋斗目标。为进一步引导医药工业实现数字化转型升级，国家九部委于 2022 年 1 月联合印发了《医药工业“十四五”发展规划》[25]。医药行业数字化转型的推进，还将对包括医药智慧监管的完善与发展在内的医药企业提升竞争力，发掘新的增长点起到积极的推动作用。这将全面推动制药行业的高质量发展，实现关于“数字中国”和“健康

中国”的战略部署。

（一）智能制造

中药产品质量的主要变异来源包括原料质量的不稳定以及生产工艺参数的波动[26]。为了解决这些问题，过程分析技术（Process Analytical Technology，PAT）和质量源于设计（Quality by Design，QbD）的理念被广泛应用[27,28]。这些理念鼓励采用先进的分析工具、工艺建模方法和过程控制策略，增强对关键质量属性（Critical Quality Attributes，CQA）变化的理解，增强对制药过程质量传递规律的认识，增强对产品质量稳定性和一致性的把握[29]。

在全球工业4.0革命的浪潮下，2016年国际制药工程协会（International Society of Pharmaceutical Engineering，ISPE）提出了旨在促进制药领域数字化变革和智能化升级的制药4.0（Pharma 4.0）概念[30]。2022年，Daniel等提出了基于QbD的核糖核酸疫苗设计平台[31]，这也驱动着一些头部跨国制药公司积极布局数字化制剂工艺设计工具（如数字化设计加速平台和工艺大数据系统）。由于中药制剂自身的复杂性，其工艺研发多依赖经验，缺乏可靠的物理与物理化学基础数据和知识作为指导。通过高通量计算机仿真实验加速了研发的测试和验证，可以减轻实验负担[32]。

（二）智能化质量控制

自2020年国家药品监督管理局颁布推动中医药、传承创新发展的指导意见，并在日益精进的现代分析检测技术和监管体系的共同推动下，在2021年进一步明确“十四五”期间国家药品安全和优质发展规划框架后，中药质量水平进步显著[33-34]。作为中药产业链的重要基石，包括中药饮片、中药制剂在内的中药，在推进中药国际化、产业化和中药现代化的关键因素的同时，其质量对保证临床治疗效果和用药安全至关重要。中药的质量主要体现在其内在化学物质所产生的综合生物效应上，其特点在于多成分构成、多功能表现以及整体协同作用。中药的质量受到众多因素的影响，这些因素包括但不限于药材的种类、种植与生态环境、采收与加工方法、炮制技艺、储运条件、提取纯化技术、制剂工艺、配伍方案以及药物代谢等多个环节[35]。

通过药材外在的感官特性，如“形、色、气、味”来鉴别药材的真伪和品质，是传统中药质量评价体系的核心。现代中药质量评价体系则更加注重对药材内在成分和含量的深入研究，形成了化学评价和生物评价两大研究模式[36-37]。化学评价方式主要依靠能宏观反映中药中复杂物质成分的高效液相色谱、气相色谱、液相色谱-质谱联用、核磁共振、近/中红外光谱、紫外光谱以及中药质量的内在表征等多种色谱技术进行评价。而生物评价则是以能够全面评价和表征中药安全性和有效性的生物体系（如整体动物、离体组织、器官、微生物和细胞等）和药效实验为基础，是化学评价模式的重要补充。这些现代评价技术的运用，使评价中药质量的各项工作开展得更加科学、更加全面、更加深入。随着科技的飞速发展，电子感官技术如电子鼻、电子眼、电子舌等的应用，使得我们能够更加客观、精确地描述和评估药材或饮片的性状特征，为中药质量评价注入了新的活力。中医药领域中，多元信息融合技术（Multi-Source Information Fusion，MSIF）的引入为药物研发、诊断治疗以及药物效果评估等多个方面带来了显著的进步。在药物研发环节，此技术能够实现对中药材的全面、多维度的检测与分析。借助光学、化学、生物等各类传感器，可以精准地获取中药材的形态、化学成分及生物活性等丰富信息，从而为药物研发提供更为详尽、精确的数据支撑[38]。同时，利用信息融合技术对所得信息进行深度处理与分析，我们能够深入揭示中药材的内在联系与规律，为药物研发提供更加科学、可靠的依据。多源信息融合，即将从多元、同质或异质的不同空间或时点的信息中进行多层次的融合，从而得出更全面、更精确、更可靠的有关实体、关系或事件的信息与推断，并由此起到辅助决策过程的作用。其核心理念在于模拟人脑的综合信息分析能力[39-40]。随着科技的进步，中药质量评价领域的“传感器”已演变为能够捕获样本质量数据的分析检测技术。

性状鉴别作为传统中药质量评价的一种常用方法，长期以来在中药行业中发挥着重要作用。这种方法主要依赖观察者的感官经验，如眼观、手摸、鼻闻、口尝，以及通过水试和火试等手段来判断中药饮片的质量。然而，由于性状鉴别过程中不可避免地受到人为因素和环境条件的影响，其结果的客观性和准确性一直备受质疑。为了改进这一方法，中药饮片性状数字化应运而生。该技术利用先进仪器对中药饮片的外观特征参数进行深入分析，将饮片的质量与视觉、嗅觉等感知信息相结合。与传统的性状鉴别相比，数字化方法使得判别结果更加客观、直观和标准化，极大地避免了传统经验评价存在的局限性。这不仅有助于更准确地评价和控制中药的质量，还推动了中医药的现代化发展，为中药走向世界提供了有力支持[41-46]。目前，中药饮片性状数字化的研究已取得了一定的进展，相关研究现状见表1。鉴于中药基原、成分、药效的复杂性和多样性，单一分析技术测得的数据往往难以准确评价样品质量。因此，与中国传统中药多成分、多功效的特点相吻合的是多指标、多手段的品评模式[47]。

表1　常用的智能+检测技术应用举例

检测方法	检测药物性状	检测药物类型示例	创新点
人工智能和机器视觉技术	形	川贝母、山楂、半夏	通过深度学习算法实现中药饮片智能鉴别
卷积神经网络技术	形	大黄	建立模型对图片中的大黄进行特征匹配及鉴别
数字图像处理技术	色	识别牛膝、川牛膝	提取药物颜色特征、组织纹理特性等进行模式识别
电子眼	色	川贝母	电子眼可以结合化学计量方法建立辨识模型
电子鼻	气	川贝母、麝香、天麻	利用电子鼻采集技术对具有能散发特殊香气或经硫熏工序的中药材进行气味智能快速检测
电子舌	味	紫菀、川芎、酸枣仁	利用电子舌采集技术对具有能特征性味道的中药材进行智能快速检测

在实际应用过程中仍存一些限制，例如：第一，仪器数据的准确性和重复性，若基础数据不准确，融合后模型的性能将受到限制。第二，数据预处理方法的选择，由于不同检测设备获得的信息模式和跨度较大，无法直接关联。因此，应结合数据集的特点、模型种类以及问题类型，选择适宜的数据预处理方法，或采用多种方法联合使用，以提高信息融合的准确性和效率。第三，样本量大小和样本均一同质性的影响，样本量过少会导致模型泛化能力差，样本量过多会增加模型运算时间。样本同质性对模型的外推性能具有重要影响。因此，在药材及饮片质量评价中，应充分考虑样本量大小和样本均一同质性的问题。第四，数据共享对于推动中药质量评价与控制研究具有重要意义。建立有关于各类药材及饮片产地及品种鉴别，制剂过程分析等共享数据库，使中药质量评价更科学、高效，从而促进智能制造及中药现代化的发展。

四、数智技术在中药流通中的应用

（一）智慧供应

信息技术能有效促进中药材流通主体多元化进程，在主体结构、流通渠道、环境、环节以及信息获取方式等方面帮助中药材供应链流通模式不断走向优化，使中药材供应流通过程更具“智慧化”的特点[48]。紧密围绕中药材核心企业，以现代信息技术为支撑，以顾客需求为导向的中药材智慧供应流通模式。以技术赋能为视角，针对中药材供应流通模式的非智慧化现状，充分利用大数据、人工智能、云计算等现代信息技术，构建中药材智慧供应链流通平台[49]。平台遵循“技术驱动—数据挖掘—协同运营—智慧流通”的主线，推动中药材供应链流通的“智慧”进程。

具体而言，中药材智慧供应链流通模式的“智慧化”特点主要体现在可视化、数字化、智能化、精细化四个方面。一是通过大数据、人工智能等现代信息技术手段，借助中药材智慧供应流通平台，采集中药材流通数据并分析、加工、整合、处理，实现全流通环节可视化监控。二是该模式通过感知、处理、深度挖掘中药材供应链流通信息，运用物联网等信息技术，促进流通环节数字化进程。同时，流通的决策信息将实时反馈给各节点的操作者。最终通过打通流通渠道、简化流程、实时掌握流通动态，达到对市场变化做出快速反应，满足个性化服务、从而实现精益流通、快速反应，运用中药材智慧供应链流通平台，实现了中药材供应链流通环节的实时监控、智能化精细化管理。

（二）智慧药房

智慧药房指的是以用户需求为中心的智能化药房信息系统。该系统通过精心设计的药品管理方案，致力于全面提升服务品质和顾客体验，有效预防用药差错，并强化药品的溯源性，以满足患者个体化的药学服务需求[50-51]。在中药领域，智慧药学服务代表着中药智慧药房的服务模式。由于中成药在自动化、智能化服务方面的便利性，其在智慧药学服务领域的发展尤为迅速。然而，中药饮片的审方、调配、用药指导、代煎配送等环节，必须严格遵循中医药理论进行智能化建设，相较于化学药品和中成药，其复杂程度显著增加。

在国家政策的精准指导和尖端科技的坚实支撑下，中药智慧药学服务已取得了令人瞩目的成果。目前，已针对中药材处方审核、煎药服务等核心环节进行了系统深入的信息化、自动化探索，成功打造了一整套高效实用的实施方案。为进一步推动智慧药学服务创新发展，国务院办公厅 2018 年颁布了《关于促进“互联网 + 医疗健康”发展的意见》[52]，提出利用大数据、人工智能、物联网等尖端科技，构建全方位、信息化、智能化的药学服务框架。然而，在全面审视中药智慧药房的发展现状后，我们清醒地认识到，目前主要实现了中药药学服务的信息化和自动化，距离真正的智慧化仍有待提升。例如，现行的系统审方主要聚焦于处方的合规性，但对于理法方药的一致性审核尚显不足。中医用药强调辨证施治与药物的配伍使用，具有极高的个性化特点。因此，在融合传统中医药学服务与现代化信息技术的过程中，我们必须尊重并遵循中医药的固有特色与发展规律，以确保中医药的精髓得到全面挖掘、持续传承与深入应用。

目前，中国中药智慧药学服务以智能审方、自动化煎药、物流配送为主要特点，确实提升了服务效率，方便了患者。但智慧中药房尚未覆盖医院中药服务的全过程，其智能化程度也不能算作真正意义上的中药智慧药学服务，以下几方面有待提高：

（1）中药饮片智能验收及库管系统。首先需要对质量进行评价，传统验收为人工评价，评价准确性与验收人员经验息息相关。医疗机构规模扩大，中药饮片用量增长迅速，验收人员往往不堪重负。近年来，机器视觉和数智技术飞速发展，此技术用于中药饮片智能化性状质量评价，并可采用三维图像存档，建立饮片质量数据库[53]。此部分的技术需求主要涉及机器视觉技术及智能化质量评定技术。机器视觉技术获取饮片性状质量数据，通过人工智能技术建立智能评价方法，实现饮片质量数据的信息化存储和智能化判定。采用智能库管技术实时监测药房、库房中药饮片用量和库存，并根据临床用药规律预测用量趋势，合理规划进药计划和库存量，缩短库存时间，保障饮片质量。该部分的技术需求主要涉及射频识别（Radio Frequency Identification，RFID）、传感器、物联网、云计算等技术，以实现饮片追踪、温湿度监测、多维度数据整合，最终实现智能优化饮片采购和库存管理流程[54]。

（2）智能处方管理及调剂系统。处方审核是中药饮片调剂的第一步，传统人工审核出问题处方需要打回修改，效率较低。依托信息化处方系统，可以实现实时智能审方，弹窗警示，直至处方合格，大大提高了审方效率，减少不合格处方[55]。此部分的技术需求主要涉及大数据和人工智能技术，采用机器学习海量处方审核与点评数据，最终实现全智能审方，保障处方合理性的同时降低药师工作强度。智能传统中药饮片调剂采用人工称量，随着技术的发展，已开发出多种中药饮片自动化调剂技术。散装饮片可采用自动称量技术，小包装饮片可采用自动抓取设备进行调剂。同时可以通过计算机进行复核，并将需要特殊煎煮的饮片单独处理[56]。此部分的技术需求主要涉及机器视觉、自动化及人工智能技术，以实现饮片智能识别、自动称量、自动打包、智能复核等操作，提高效率，减少人工。

（3）智能临床药学服务及质量管理系统。药师服务转型升级的重要方向智慧临床药学服务与质量管理系统是智慧药学服务的重要组成部分。门诊中药饮片服务作为其中的关键环节，涵盖了处方评价、用药咨询、用药交代等内容，这些都需要深厚的中医药知识储备[57-58]。由于中药的辨证论治涉及医师的主观判断，标准化程度相对较低，这给智能化处理带来了大的挑战。尽管如此，未来的临床药学服务仍将以药师为主导，辅以信息技术和人工智能的支持。满足这一需求，需要利用大数据、云计算、人工智能等先进技术，通过对庞大用药数据的收集分析，实现用药信息的智能化处理、人机对话、方案生成等功能，实现用药信息的智能化。随着Chat GPT等先进技术的出现，基于大数据的智能临床药学服务系统的实现已经指日可待。此外，中药智能药学服务涉及多个环节，数据量庞大，因此建立完善的质量管理系统至关重要。该系统需具备数据收集、存储和追溯功能，以确保中药饮片及代煎汤剂的质量。在此过程中，我们将依托大数据和人工智能技术，实现对海量数据的处理和分析，并通过机器学习不断提升智能服务系统的智能化水平。

五、结果与讨论

在全生命周期的视角下，数智技术为中药领域带来的变革，宛如春风化雨，润物无声。它不仅改变了中药的种植、生产、销售、临床应用和质量监管，还为中药的可持续发展和国际化铺平了道路。第一，数智技术的运用使中药材的种植和养殖更加精准、智能。这不仅确保了中药材的质量，也最大限度地减少了环境的影响，为中药产业的绿色可持续发展奠定了坚实基础。数智技术的应用显著提高了中药行业的生产、检测、销售等环节的效率，为产业带来了巨大的经济效益。通过智能制造与精准营销的推动，中药行业正朝着高端化、个性化的发展方向迈进。人工智能与大数据等技术助力新药研发、工艺改进等方面的突破。第二，利用大数据分析，提供更便捷的在线咨询服务与售后服务，提升用户体验。同时，数智技术也是提升中药国际竞争力的有力武器。通过建立国际化的中药产品追溯体系，能够确保产品的安全与质量稳定，让世界更信任这一古老的中华智慧结晶。而通过数字化渠道的广泛传播，中药的影响力也在全球范围内得以进一步提升，走向世界的舞台。第三，数智技术还为中药与国际医药市场的接轨提供了可能。通过与国际标准的对接，逐步建立起一套科学、规范的中药质量监管体系，让中药在国际市场上更具竞争力。第四，利用人工智能和机器学习等技术对国际临床数据进行分析和挖掘，为中药的国际化推广提供了强有力的科学依据。第五，数智技术也为新型中药人才的培养提供了新的可能。在数智技术的助力下，可以建立更加完善的中药人才培养体系，培养出更多具备数智技术能力的中药人才，为中药产业的未来发展注入源源不断的创新力量。

虽然数智技术给中药行业带来了诸多利好，但在实践过程中也应认识到其面临的挑战。为推动中药产业的健康发展，如何应对未来的挑战成为行业亟待解决的问题：

（1）数据安全与隐私保护。在数智化进程中，大量中药企业和消费者的个人信息、消费数据等容易被泄露，因此建立完善的数据安全防护体系和隐私保护机制至关重要。

（2）技术成熟度。当前，部分数智技术在中药行业的应用仍处于初级阶段，技术成熟度有待提高。行业要达到比较好的应用效果，需要在研发上加大投入，不断优化和完善相关技术。

（3）人才培养与技能提升。中药行业人才结构面临数智化改造的新要求。行业需要培养一批既懂中药知识又掌握数智技术的人才，以适应未来发展需要。

（4）政策法规与行业标准。数智技术在中药行业的应用涉及多个领域，相关政策法规和行业标准亟待完善。

（5）国际合作与交流。中药产业具有全球化的潜力，数智化转型为国际交流与合作提供了新的契机。行业应积极参与国际竞争，推动中药产业在全球市场的繁荣与发展。

总的来说，数智技术在中药全生命周期的每一环节都展现出强大的变革力量。随着科技的不断创新与发展，我们有理由相信，在数智科技的引领下，这一凝聚着中国几千年智慧、为整个人类健康事业作出更大贡献的中药瑰宝必将焕发出更加夺目的光彩。

六、结语

社会文明进步的基石在于对人民健康的保障。中医药承载着千年文明的智慧，肩负着守护民众身体健康与生命安全的重任。要站在健康中国的历史新起点上积极探索数字中医药的创新发展之路，充分发挥数字中医药在疾病防治等领域的重要作用。只有与时俱进，开拓创新，才能不断激发内在的活力，才能把数字化中药的建设与实施作为核心动力，推动中医药事业的高质量发展。经过全方位、深层次和细致入微的考量，数智科技为中药行业带来了前所未有的发展契机。面对所遇挑战，行业必须积极作为，促进数智技术与中药产业的紧密融合，推动行业的现代化转型升级。我们需持续加大技术研发力度，培育专业人才队伍，构建行业标准体系，并积极拓展国际合作空间，多措并举共促中药产业蓬勃发展。我们有理由相信，在数智技术的引领下，中药产业必将迎来更加灿烂的未来，为人类健康事业贡献更大力量。

参考文献

[1] 董晓慧. 传承精华 守正创新：循证指南促进中医药临床规范应用和高质量发展［J］. 中华医学信息导报，2022，37（18）：16.

[2] 张霄潇，何享鸿，尤良震，等. 新时代中医药标志性科技成果（2012—2022）［J］. 中国实验方剂学杂志，2024，30（5）：1－10.

[3] 胡蕴慧，刘朋，熊皓舒，等. 数智中药：现代中药数智化升级与创新发展［J］. 中草药，2024，55（1）：1－11.

[4] 国务院关于印发中医药发展战略规划纲要（2016—2030年）的通知［EB/

OL]. http://www.gov.cn/zhengce/content/2016 - 02/26/content5046678.htm, (2016 - 02 - 26).
[5] 中华人民共和国主席令中华人民共和国中医药法 [EB/OL]. http://fjs.satcm.gov.cn/zhengcewenjian/2018 - 03 - 24/2249.html, (2018 - 03 - 34).
[6] 中共中央 国务院关于促进中医药传承创新发展的意见 [EB/OL]. https://www.gov.cn/gongbao/content/2019/content_ 5449644.htm, (2019 - 10 - 26).
[7] 朱宇峰. 中医院校新型智库的建设路径与作用研究 [J]. 中国医学教育技术, 2021, 35 (3): 279 - 283.
[8] Fang S S, Dong L, Liu L, et al. HERB: A high - throughput experiment - and reference - guided database of traditional Chinese medicine [J]. Nucleic Acids Res, 2021, 49 (D1): D1197 - D1206.
[9] Tian S S, Zhang J B, Yuan S L, et al. Exploring pharmacological active ingredients of traditional Chinese medicine by pharmacotranscriptomic map in ITCM [J]. Brief Bioinform, 2023, 24 (2): bbad027.
[10] Xu H Y, Zhang Y Q, Liu Z M, et al. ETCM: Anencyclopaedia of traditional Chinese medicine [J]. Nucleic Acids Res, 2019, 47 (D1): D976 - D982.
[11] Zeng X, Zhang P, He W D, et al. NPASS: Natural product activity and species source database for natural product research, discovery and tool development [J]. Nucleic Acids Res, 2018, 46 (D1): D1217 - D1222.
[12] Huang J, Wang J H. CEMTDD: Chinese ethnic minority traditional drug database [J]. Apoptosis, 2014, 19 (9): 1419 - 1420.
[13] Liu Z, Guo F, Wang Y, et al. BATMAN - TCM: A bioinformatics analysis tool for molecular mechanism of traditional Chinese medicine [J]. Sci Rep, 2016, 6: 21146.
[14] 徐博, 吴翠, 李卓俊, 等. 中药及民族药数据库的调研与讨论 [J]. 中南药学, 2021, 19 (1): 94 - 99.
[15] 谢媛香, 朱磊, 薛淞月, 等. 健康中国视域下数字中医药的发展路径研究 [J]. 卫生软科学, 2022, 36 (4): 33 - 36.
[16] 胡蕴慧, 刘朋, 熊皓舒, 等. 数智中药: 现代中药数智化升级与创新发展 [J]. 中草药, 2024, 55 (1): 1 - 11.
[17] 贾婷. 中医临床知识图谱推理及智能应用技术研究 [D]. 北京: 北京交通大学, 2022.

[18] 董培良，李慧，韩华．中药网络药理学的应用与思考［J］．中国实验方剂学杂志，2020，26（17）：204－211.

[19] 解静，高杉，李琳等．网络药理学在中药领域中的研究进展与应用策略［J］．中草药，2019，50（10）：2257－2265.

[20] 李梢，张博．中药网络药理学：理论、方法与应用（英文）［J］．中国天然药物，2013，11（02）：110－120.

[21] Kanehisa M，Sato Y. KEGG Mapper for inferring cellular functions from protein sequences［J］．Protein Sci，2020，29（1）：28－35.

[22] 王凤雪，高宇，刘海波．中药网络药理学研究流程及代表性数据库工具［J］．中国现代中药，2021，23（6）：1111－1118.

[23] THOMAS P D. The gene ontology and the meaning of biological function［J］．Methods Mol Biol，2017，1446：15－24.

[24] 中华人民共和国中央人民政府．国务院办公厅关于印发“十四五”国民健康规划的通知［EB/OL］．（2022－05－20）．https：//www. gov. cn/zhengce/content/2022－05/20/content_ 5691424. htm.

[25] 工业和信息化部，国家发展和改革委员会，科学技术部，商务部，国家卫生健康委员会，应急管理部，国家医疗保障局，国家药品监督管理局，国家中医药管理局．关于印发“十四五”医药工业发展规划的通知［EB/OL］．工信部联规〔2021〕217 号．https：//www. gov. cn/zhengce/zhengceku/2022－01/31/content_ 5671480. htm.

[26] 唐雪芳，齐飞宇，王团结，等．中药生产过程智能质量控制专利技术进展［J］．中国中药杂志，2023，48（12）：3190－3198.

[27] 陈丹，符伟良，陈勇，等．过程分析技术在中药生产中的应用［J］．中国药品标准，2023，24（4）：356－367.

[28] 刘玉娟，王永洁，邓莉莉，等．基于质量源于设计理念的中药制剂工艺研究进展［J］．中国现代中药，2022，24（3）：523－528.

[29] 路婷婷，池芳泽，杨保姣，等．质量源于设计在注射液工艺研究中的应用［J］．当代化工研究，2023（4）：151－153.

[30] Binggeli L，Heesakkers H，Wölbeling C，et al. Special report：2018 Europe annual conference. “Pharma 4. 0：hype or reality?”［J］．Pharm Eng，2018，38（4）：40.

[31] Daniel S，Kis Z，Kontoravdi C，et al. Quality by Design for enabling RNA plat-

form production processes [J]. TrendsBiotechnol, 2022, 40 (10): 1213

[32] 陈丽华, 张永, 黄诗雨, 等. 基于创新方法中药产品设计思路 [J]. 中国新药杂志, 2023, 32 (17): 1697 - 1702.

[33] Xiao X H. Towards accurate quality evaluation and control of traditional Chinese medicine [J]. Acta Pharm Sin, 2019, 54: 2139 - 2140.

[34] Sun Y, Xu G, Ma S C. Development of an overall evaluation system fortraditional Chinese medicine [J]. Acta Pharm Sin, 2021, 56: 1749 - 1756.

[35] 周勤梅, 朱欢, 耿昭, 等. 中药材及饮片质量控制和评价的关键技术评析 [J]. 环球中医药, 2023, 16 (3): 379 - 386.

[36] 阳长明, 陈霞, 马秀璟, 等. 从国家药品抽检探索性研究谈中药制剂质量控制 [J]. 中草药, 2023, 54 (1): 1 - 7.

[37] 郑天骄, 韩炜. 符合中药特点的安全性相关质量研究及质量控制 [J]. 中草药, 2023, 54 (1): 8 - 14.

[38] 陈思玉, 王慧, 田学梅, 等. 基于质量树的中药全程质量控制物联网平台的设计与构建 [J]. 世界中医药, 2022, 17 (14): 1966 - 1973.

[39] 李涵, 谢梦迪, 桂新景, 等. 多源信息融合技术在中药质量评价中的应用研究进展 [J]. 药学学报, 2023, 58 (10): 2835 - 2852.

[40] 赵倩, 缪培琪, 李小莉, 等. 数据融合技术在中药分析领域中的应用进展 [J]. 中草药, 2023, 54 (11): 3706 - 3714.

[41] 吴冲, 谭超群, 黄永亮, 等. 基于深度学习算法的川贝母、山楂及半夏饮片的智能鉴别 [J]. 中国实验方剂学杂志, 2020, 26 (21): 195 - 201.

[42] 周明, 周金海, 张燕群, 等. 中药饮片性状质量智能检测关键技术研究 [J]. 世界科学技术——中医药现代化, 2023, 25 (5): 1580 - 1589.

[43] 王耐. 牛膝、川牛膝、防风各组织、性状的特征提取与模式识别 [D]. 广州: 广州中医药大学, 2017.

[44] 刘瑞新, 郝小佳, 张慧杰, 等. 基于电子眼技术的中药川贝母真伪及规格的快速辨识研究 [J]. 中国中药杂志, 2020, 45 (14): 3441 - 3451.

[45] 殷珍珍, 梁玉芝, 王梦, 等. 基于超快速气相电子鼻对不同硫熏程度天麻的快速鉴别 [J]. 中国实验方剂学杂志, 2022, 28 (13): 167 - 172.

[46] 李虹, 黄晓欣, 刘勇, 等. 基于电子舌技术的生炒酸枣仁滋味比较 [J]. 中国现代中药, 2022, 24 (1): 122 - 127.

[47] 国家药品监督管理局药品审评中心. 模型引导的药物研发技术指导原则

[EB/OL]. https：//www. cde. org. cn/zdyz/domesticinfopage? zdyzIdCODE = e0651af6eba8cc2f5f31efb7add1f0a0.

[48] 董红永．技术赋能视角下中药材智慧供应链流通模式构建研究［J］．锦州医科大学学报（社会科学版），2021，19（1）：66 – 69.

[49] 施明毅，刘崇玉，温川飙，等．基于区块链与 NB – IOT 物联网的中药材流通质量追溯系统的设计与研发［J］．中国中药杂志，2020，45（17）：4267 – 4272.

[50] 上海市卫生健康委员会．关于印发上海市“便捷就医服务”数字化转型 2.0 工作方案的通知：沪卫信息（2022）3 号［EB/OL］．https：//www. shanghai. gov. cn/gwk/search/content/7aa19db8864a41a39d111039617a49a7.

[51] 卫生健康委员会，中医药局．关于加快药学服务高质量发展的意见［EB/OL］．（2018 – 11 – 21）. http：//www. gov. cn/zhengce/zhengceku/2018 – 12/31/content_ 5436829. htm.

[52] 中华人民共和国国务院办公厅．国务院办公厅关于促进“互联网 + 医疗健康”发展的意见（2018 – 04 – 28）. https：//www. gov. cn/gongbao/content/2018/content_ 5291365. htm.

[53] 叶洵，梁琪，王丹，等．中药饮片质量标准性状数字化研究的进展［J］．世界中医药，2022，17（9）：1240 – 1245.

[54] 刘婷，王彦玲，赵生慧，等．基于超高频 RFID 技术的药品生产智能管理系统设计［J］．通信技术，2021，54（3）：763 – 772.

[55] 闫盈盈，宋再伟，杨丽，等．一项基于中国医院智慧药房建设现状的横断面研究［J］．中国现代应用药学，2022，39（21）：2744 – 2750.

[56] 常杨．中药饮片自动调剂异常识别与处理系统研究［D］．徐州：中国矿业大学，2022.

[57] 蒋硕民，蒋欣宇，王军，等．公立医院高质量发展中医院药学学科的建设［J］．医药导报，2023，42（5）：644 – 648.

[58] 梅康康，蔡和平．智慧药学在医院药学中的应用进展［J］．医药导报，2023，42（5）：660 – 664.

HB.11 人工智能在中医健康管理中的运用现状及其前景展望

张　勰[①]　黄启萍[②]　潘萌萌[③]　谭　莎[④]　张悠然[⑤]

摘　要： 为了促进中医健康管理事业的可持续发展，本报告采用了文献研究法、SWOT 分析法对“人工智能”与“中医健康管理”相关文献进行全面梳理和探讨。在对“人工智能”与“中医健康管理”的概念进行理解和界定后，进一步探索了基于人工智能在中医健康管理领域的现有应用情况。了解到尽管人工智能在中医健康管理领域的需求正在逐渐增加，但同时也面临着一些挑战，例如中医与人工智能整合程度不高、缺乏综合能力的人才、相关法规制度和体系建设不够完善等问题。通过对人工智能在中医健康管理相关文献分析，认为人工智能在中医健康管理中的发展可以朝着智能诊断与治疗、数据驱动的个性化健康管理、人机协同的医疗模式等方向发展。可见，未来人工智能与中医健康管理的深度融合将促进中医走向国际舞台，同时为全球范围内的健康管理提供更多可能性，从而推动整个医疗行业朝智能化和信息化方向发展。

关键词： 人工智能；中医健康管理；运用现状；前景展望

---

① 张勰，管理学博士，甘肃中医药大学卫生管理学院副院长，副教授（一级），研究方向：健康管理经济学与卫生健康服务。

② 黄启萍，甘肃中医药大学公共卫生学院硕士研究生，研究方向：社会医学与健康管理经济学。

③ 潘萌萌，甘肃中医药大学公共卫生学院硕士研究生，研究方向：社会医学与健康管理经济学。

④ 谭莎，甘肃中医药大学卫生管理学院硕士研究生，研究方向：健康管理经济学与卫生服务。

⑤ 张悠然，四川文化艺术学院音乐舞蹈学院，研究方向：音乐表演与健康管理及健康服务。

一、研究背景

2016 年，中共中央、国务院发布了《“健康中国 2030”规划纲要》（简称《纲要》），明确提出了一系列重要原则和目标。《纲要》强调了一些关键的理念和目标，其中包括坚持健康优先、推进改革创新、倡导科学发展、追求公平公正。其核心在于普及健康生活、优化健康服务、完善健康保障、营造健康环境、促进健康产业的发展。最重要的一点是将健康因素纳入所有政策制定的考量中，以全面、全周期地保障人民的健康[1]。这意味着，在推动全民健康事业的发展中，要不断提高人民的健康水平，不断改善医疗服务质量，不断完善医疗保障体系，不断改善环境卫生，不断促进健康产业的发展，以确保人民在各个阶段都能得到全面的健康保障和服务。随着生活水平的提高，人们对健康标准的认识也在不断演变。从过去简单的“无病即健康”的生理健康标准，转变为现今更加全面的“身体、心理和社会等多方面都处于良好状态”的综合健康标准。根据世界卫生组织公布的数据显示，全球仅有 5% 的人口被认为真正健康，而被医生诊断为患病的人口仅占 20%，而有 75% 的人处于亚健康状态。这一数据表明，人们对健康的认识需要更加深入和全面，不仅要关注身体健康，还需要注重精神和社会健康的平衡发展，只有综合平衡地发展这三个方面，才能实现真正意义上的健康生活[2]。

截至 2023 年末，中国人口已经达到了 140967 万人，其中 60 岁及以上的人口占总人口的 21.1%，达到了 29697 万人，65 岁及以上的人口为 21676 万人，占总人口的 15.4%[3]。根据数据显示，中国已经远远超过了世界卫生组织界定的老龄化社会的标准，呈现出“未富先老”的趋势。这一趋势的出现，导致中国的卫生总费用逐年增加，如何在提升人民健康水平的同时降低医疗负担，已经成为当前亟待解决的重要问题。在这一背景下，健康管理变得尤为关键。通过实时监测居民的健康状况，改变其不良的生活方式，可以有效预防和减缓疾病的发生风险。在政府的引导下，健康管理在中国拥有巨大的社会需求和市场前景。因此，建立健康管理体系、推动健康教育和促进健康生活方式的普及变得至关重要。通过健康管理，可以更好地关注和管理人们的健康状况，增强健康意识，促使人们养成良好的生活习惯，从而降低患病率，减轻医疗负担，提升整体健康水平。因此，发展健康管理行业对于实现全民健康目标具有重要意义，也是当前健康领域的重要发展方向。

早在两千多年前，《黄帝内经》中便记载了“治未病”的健康管理理念，展示了中医古老而深刻的医学智慧。随着人工智能技术的飞速发展，健康管理领域也面临着新的机遇。人工智能技术为中医健康管理带来了新的机遇和发展前景，未来健康管理将会更加智能化、个性化和精准化，为人们的健康提供更为智能、精准的管理和服务。因此，人工智能在健康管理领域的应用将为健康管理带来革命性的变革，促进健康事业的发展和进步。

国内外健康管理领域的文献梳理显示[4-6]，目前学术界对中医健康管理的研究呈现出多样的维度，但总体上仍处于探索阶段。如何更好地整合人工智能技术到中医健康管理中，以进一步完善相关的健康体系就显得尤为重要。这一领域的深入研究将有助于提高中医健康管理的效率和精准度，为人们提供更好的中医健康管理服务。

二、相关概念界定

（一）人工智能

人工智能是一门新兴的技术科学，致力于研究和开发用于模拟、延伸和扩展人类智能的理论、方法、技术及应用系统。随着人工智能领域的不断发展，其理论和技术也日益成熟，应用领域也在不断扩大。在机器人领域，人工智能技术可以使机器人具有更加复杂的智能行为，如自主导航、环境感知和智能控制等。在语音识别和图像识别领域，人工智能技术可以识别和理解自然语言和图像，实现智能化的语音和图像处理。在自然语言处理领域，人工智能技术可以实现机器对人类语言的理解和生成，从而实现智能化的对话和交互。在专家系统领域，人工智能技术可以将专家的知识和经验转化为计算机程序，实现智能化的决策和推理。在医疗领域，人工智能技术可以通过分析海量的医疗数据，实现疾病的早期预测和诊断，从而提高医疗效率和质量。

总的来说，人工智能技术在诸多领域展现出了巨大的潜力和价值，其发展将对人类社会产生深远的影响。随着人工智能技术的不断进步和应用，可以期待看到更多智能化的产品和服务，为人类的生活、工作和健康带来更多便利和可能性。

（二）中医健康管理

国内学者对中医健康管理的阐释角度存在多样性，尚未形成统一的定义。在研究了大量文献后，笔者认为中医健康管理可定义为一种综合运用中医医学理论和方法，结合现代医疗科技和健康管理理念，以预防为主、调理为辅的健康管理方式，强调平衡人体阴阳、调和气血、调整脏腑功能，通过调理中医药治疗、饮食调理、运动锻炼、情志调适等手段，达到保健养生、提高免疫力、延缓衰老的目的。这一定义强调了中医在健康管理中的重要性，将中医的独特优势与现代健康管理相结合，实现对个体健康状况的全面把控和关注。通过中医的信息采集、分析和评估，可以了解个体的体质、脏腑功能、疾病倾向等信息，为制定个性化的中医健康指导提供依据。同时，中医健康管理也注重对环境、情绪等因素的考虑，将个体的健康纳入整体的生态系统中，实现健康管理的全面性和系统性。中医健康管理的核心在于个性化和针对性，通过中医理论和技术，针对不同的体质、疾病倾向和生活习惯等因素，可以更好地了解个体的身体状况和健康需求，为其提供更为精准和有效的中医健康指导。这种个性化的健康管理方式能够更好地满足个体的健康需求，促进健康的维护和提升。将中医健康管理与现代健康管理相结合，不仅可以发挥中医的优势，还可以借助现代科技手段提高管理效率和精准度，为人们提供更全面、更专业的健康管理服务。

三、人工智能在中医健康管理中的运用现状

（一）优势分析

1. 具备卓越的数据挖掘能力

人工智能在数据采集方面的作用毋庸置疑，通过人工智能技术和计算机信息系统，整合和分析中医典籍、临床资料等数据，将分散的中医临床实践经验以科学的方式呈现，从而更好地为中医健康管理提供客观数据支撑。中医临床

实践经验是中医学的重要组成部分，但由于其传承方式的特殊性，很多经验以口耳相传的方式流传，难以被系统地整理、呈现和应用，而人工智能技术可以通过自然语言处理、机器学习等手段，将这些经验进行数字化、标准化和智能化处理，形成可供查询、分析和应用的数据资源。例如，名老中医经验传承和辅助诊疗平台可以通过收集名老中医的临床经验和治疗方法，为中医临床实践提供指导和支持。各种工具如中医临床大数据挖掘分析平台、中医医案大数据分析系统、中医传承辅助平台、中医临床决策支持系统以及中医医案知识服务与共享系统等，不仅为健康管理提供重要依据，而且还能有效缩短评估时间，展现出强大的价值和优势。总之，人工智能在中医健康管理中的应用，为中医临床实践经验的整理、呈现和应用提供了新的思路和方法，为中医健康管理的发展带来了新的机遇和挑战。随着技术的不断进步和应用领域的拓展，人工智能将会在中医健康管理中发挥越来越重要的作用，为中医学的传承和发展做出贡献。

2. 开拓健康管理新局面

应用人工智能的中医健康管理模式相较传统的中医健康管理模式而言更加多样化和创新。例如，智能机器人可以通过语音识别和自然语言处理技术与患者进行交互和沟通，为患者提供个性化的健康管理服务。智能影像识别技术可以通过对医学影像的分析和识别帮助医生进行诊断和治疗决策。这些新技术的应用，不仅可以提高服务效率和质量，还可以为中医健康管理的个性化和精准化提供更加全面的支持。应用人工智能的中医健康管理模式相较传统的中医健康管理模式而言更加多样化和创新。新技术的应用不仅拓展了健康管理的边界，而且为健康管理领域带来了更多创新和可能性，为健康管理领域的发展注入了新的活力和动力。

3. 减轻人力资源短缺压力

人工智能技术在中医健康管理领域可以替代烦琐、重复且耗费大量人力资源的工作，通过医疗人工智能技术辅助或独立完成这些任务，可以显著提升中医健康管理的效率。这种方式将中医健康管理从机械性任务中解放出来，使中医健康管理人员能够专注于更复杂、更细致的工作。人工智能技术的应用不仅提高了工作效率，而且有助于减轻中医健康管理领域人力资源短缺和专业人才缺口的问题，为健康管理机构提供更多的发展空间和创新机会。通过人工智能技术的应用，中医健康管理领域可以更好地应对人力资源短缺的挑战，提升服务质量和管理水平，为中医健康管理行业的可持续发展注入新的活力。

（二）劣势分析

1. 削弱中医的人文特质

中医健康管理具有鲜明的人文特性，中医四诊通过与服务对象的交流获取健康信息，注重人文关怀，以提高中医健康管理服务的质量。然而，当人工智能参与中医健康管理的一部分时，虽然可以提供便利，但可能减少医护人员与服务对象之间的信息交流，增加服务对象的不安感，这在一定程度上削弱了中医的人文特色。因此，在应用人工智能的同时，需要注意保持中医的人文关怀和人性化服务，注重与服务对象的交流和沟通，以提高中医健康管理服务的质量和效果。在这种情况下，需要在人工智能技术与中医健康管理的结合中找到平衡，确保人文关怀和交流在中医健康管理过程中得到充分体现，以保持中医独特的人文特质和服务质量。通过合理利用人工智能技术，同时强调人文关怀，可以实现中医健康管理的全面发展，为人们提供更为细致、贴心的健康管理服务，实现中医的价值和使命。

2. 中医与人工智能整合程度较低

目前，人工智能技术在望神、望形等中医抽象概念，以及刮痧、推拿、针灸等非药物治疗方法方面存在一定的局限性。在与中医健康管理结合的过程中，人工智能与中医的融合程度并不高，且可能存在一些误差或潜在风险。为了更好地发挥中医特色优势，需要进一步收集更多病例数据，深化与中医的结合。为提高人工智能与中医健康管理的整合程度，需要加强跨学科合作，促进中医医学与计算机科学等领域的交流和合作，以推动人工智能技术在中医健康管理中的全面应用。同时，还需要加强对人工智能技术的研究和发展，以提高其在中医治疗方法方面的适用性和准确性，从而更好地服务于中医健康管理的实践和发展。

3. 缺乏综合能力的人才

根据 2022 年《中国人工智能人才培养白皮书》的数据显示，中国人工智能人才的国内供求比例为 1：10，人才缺口已超过 500 万人[7]。随着基于人工智能的中医健康管理的发展，对人才的要求变得更加严格。这项工作除需要具备平台开发与维护、数据统计分析、数据安全保障等技能外，还需要专业的中医学人才，工作人员必须拥有扎实的理论基础和丰富的实践经验。这导致了基于人工智能的中医健康管理发展受到限制。高级复合型人才数量稀缺，需要同时精通中医健康管理理论、掌握人工智能技术、具备创新思维且英语水平较高，这是当前人才市场的瓶颈之一。因此，加强人才培养和跨学科交流合作，培养更多具备中医健康管理理论和人工智能技术知识的复合型人才，将对促进基于人工智能的中医健康管理的发展产生积极的推动作用。

（三）机遇分析

1. 国家政策的支持

国家高度重视中医和人工智能在卫生健康领域的发展，通过颁布多项中医智能化政策和实施“健康中国 2030”发展战略来支持这一发展。政府鼓励应用人工智能技术，积极挖掘和利用中医大数据，致力于研发基于脉诊、舌诊等信息的中医诊疗一体化系统。在医疗资源匮乏的地区和基层医疗机构，政府积极探索应用人工智能辅助技术，以提高诊疗质量。例如，通过利用人工智能技术对医学图像进行分析，可以帮助医生更快速、准确地诊断疾病。此外，政府还鼓励开发基于语音识别和自然语言处理技术的中医问诊系统，使患者可以更加便捷地接受中医服务。这些应用人工智能技术的措施为中医与人工智能的结合提供了有力支持。同时，政府还支持中医与人工智能跨学科合作的发展，建立中医与人工智能交叉研究的平台，促进双方的深度融合。政府还鼓励企业加大对中医与人工智能技术的研发投入，推动中医与人工智能技术的创新应用。这些政策和措施将为中医与人工智能的结合提供更为广阔的发展空间，同时也将为人民群众提供更加全面、高效、优质的健康服务。这些举措不仅有助于提升中医在卫生健康领域的应用水平，而且推动了中医现代化发展和智能化转型，为改善人民健康水平和提升医疗服务质量做出了积极贡献。通过政府的支持和政策引导，人工智能与中医健康管理的结合将在未来得到更加广泛和深入的发展，为推动卫生健康事业的持续发展和进步提供强大的动力。

2. 发展潜力巨大

随着中国经济的快速发展和人们生活水平的提高，健康意识不断增强，

“未病先防，无病保健，有病治疗”的理念逐渐为广大民众所接受。这一趋势促进了健康管理领域的发展，同时也带来了多样化、个性化的群众健康需求。中医在健康管理领域展现出巨大的发展潜力，党中央强调统筹推进中医发展，医疗机构和医药企业也积极借助云计算、大数据、物联网和人工智能等技术推动健康医疗产业的发展。随着中国医疗健康数据的不断积累，人工智能技术在中医领域的应用也在不断扩展。不仅在古籍方药、医案及名老中医临证经验总结等方面，人工智能技术还在临床证候信息采集分析、健康危险因素的系统分析等方面发挥作用，帮助制定个性化的健康管理指导，提供高效高质的健康管理服务。这种发展趋势满足了群众多样化、个性化的健康需求，人工智能在中医健康管理领域具有较大的市场潜力。将人工智能技术与中医健康管理相结合，不仅是民众期待的方向，而且是大众所需要的。随着中国医疗健康事业的不断发展，人工智能应用到中医健康管理领域中将为健康管理事业带来更多创新和可能性，推动整个健康管理产业朝着更加智能化和综合化的方向发展。

3. 人工智能应用处于起步阶段

中国人工智能产业研究报告数据显示，中国人工智能市场规模目前正处于快速增长阶段。2020 年，中国人工智能市场规模约 1500 亿元；而到 2022 年，这一规模增长至近 2000 亿元，年增长率为 7.8%。预计到 2026 年，中国人工智能市场规模将达到 6000 亿元，5 年复合增长率（CAGR）约为 24.8%[8]。随着中国人工智能市场的持续增长和发展，各行业对人工智能技术的需求也在不断增加[9]。特别是在医疗健康领域，人工智能技术的应用将带来更多创新和可能性，为健康管理、医疗诊断、疾病预防等方面提供更高效、精准的解决方案。中国人工智能市场的快速增长为人工智能与中医健康管理的结合提供了更广阔的发展空间和机遇，促进了技术的不断创新和应用。国家在人工智能技术、产业、应用以及跨界融合等方面取得了积极进展，人工智能与中医发展取得了显著成效。这些成效包括：开发中医相关的 App、知识库和智能终端产品；利用人工智能技术开展智能中药房、分时段就诊和候诊提醒等功能；利用电子病历、智能影像系统等研究疾病的发展趋势和影响因素；整合大量健康信息，尤其是利用异常值监测和疾病预测。这些技术的出现使得人工智能与中医健康管理的融合变得更加现实和可行，这些进展不仅为中医健康管理领域带来了更多创新和可能性，而且为人工智能技术在医疗健康领域的应用指明了新的发展方向。通过不断推动人工智能与中医的深度融合，能够更好地实现个性化、精准化的中医健康管理服务，为人们提供更加全面、高效的医疗健康解决方案。这种跨界融合的合作势必将促进人工智能技术和中医健康管理的共同发展。

（四）威胁分析

1. 传统思维难以转变

中医以整体观念和辨证论治为指导，辨证过程相对缓慢，疗效也相对缓慢显现。与人工智能的融合程度尚未达到较高水平的原因之一是中医资源的开发利用率较低。部分人仍然难以立即改变传统的思维模式，习惯于传统的问诊方式，并对医疗人工智能持怀疑态度。这种态度可能会在一定程度上阻碍智能化中医健康管理的发展。然而，实际上人工智能在疾病预测和健康管理决策方面的快速性和准确性已经得到验证。人工智能可以通过大数据分析，帮助医生更快速、准确地诊断疾病，并提供个性化的治疗方案。同时，人工智能技术可以对病人的健康状况进行精准的监测和预测，及时发现患者的健康问题并给予干预，从而更好地管理慢性病和提高患者的生活质量。尽管人们对医疗人工智能的接受度有一定限制，但是随着人们对人工智能技术的认知和理解不断提高，这种态度也在逐渐改变。在中医健康管理领域，人工智能技术的应用将为中医临床实践经验的整理、呈现和应用提供新的思路和方法，为中医健康管理的发展带来新的机遇和挑战。为了促进传统中医与人工智能的更深度融合，需要加强对中医传统文化的传承与发展，同时推动医疗人工智能技术的普及与应用，让传统中医与现代科技相互融合，为人们提供更为全面、个性化的健康管理服务。通过教育和宣传，加强人们对医疗人工智能技术的认知与了解，有助于消除对新技术的疑虑和障碍，推动智能化中医健康管理的发展，实现传统与现代的有机结合，为健康和医疗领域的发展注入新的活力。

2. 相关法规制度和体系建设不完善

随着收集到的健康信息数量在急剧增加，健康大数据为人工智能的发展提供了基础战略性资源。同时，健康大数据也引发了信息安全问题的关注。目前，中医健康管理相关的行业规范尚不完善，现行法律对人工智能的监管和追究机制尚不够成熟，存在服务对象的隐私保密问题，健康大数据的合法开放、医疗人工智能的医保报销问题，人工智能技术引发的法律和伦理问题，以及人工智能技术带来的其他隐私安全问题[10]。在这一过程中需要加强对健康信息安全和隐私保护的监管，推动建立健全的信息安全管理体系，加强对健康大数据的合规使用和管理。同时，加强对人工智能技术在医疗健康领域的监管与规范，建立有效的监督机制和追责机制，确保人工智能技术的合法合规运用，保障公众健康信息的安全和隐私。通过加强法律法规和体制建设，可以更好地应对健康信息安全和人工智能技术带来的挑战，为健康管理领域的发展提供更加稳定和可持续的法律保障。

四、人工智能在中医健康管理中的发展方向

（一）智能诊断与治疗

随着人工智能技术的不断发展，智能诊断系统在中医领域的应用将更加普及。通过深度学习和大数据分析，智能诊断系统可以快速准确地诊断各种疾病，提高中医诊断的精准性和效率。据统计，智能诊断系统的准确率已经达到甚至超过人类医生的水平，为中医诊疗提供了更加可靠的支持。同时，智能治疗系统也将成为中医健康管理的重要组成部分。通过分析患者的病情和个体特征，智能治疗系统可以制订个性化的治疗方案，增强治疗效果和患者满意度。未来，智能治疗系统还将结合虚拟现实和增强现实技术实现远程医疗和患者自我治疗，为中医健康管理需求者提供更加便捷和高效的治疗服务。

（二）数据驱动的个性化健康管理

随着健康数据的不断积累和智能分析技术的发展，数据驱动的个性化健康管理将成为中医健康管理的重要趋势。通过分析个体的生理指标、生活习惯和环境因素等多维数据，智能健康管理系统可以为个体提供个性化的中医健康管理建议，帮助人们更好地调整生活方式、预防疾病。据研究，数据驱动的个性化健康管理可以显著降低患病率和医疗费用，提高生活质量。未来，智能健康管理系统还将结合智能穿戴设备和传感器技术实现实时监测和健康干预，为人民群众提供更加全面和个性化的中医健康管理服务。

（三）人机协同的医疗模式

未来，人工智能将与中医医生实现更加紧密的协同合作，共同为患者提供更好的中医医疗服务。人工智能可以为中医医生提供丰富的医学知识和病例数据支持，帮助中医医生做出更准确的诊断和治疗方案。同时，中医医生可以借助人工智能系统的辅助，更好地理解和应用中医知识，提高医疗水平和服务质量。有研究表明，采用人机协同的医疗模式可以显著提高医疗效率和患者满意度，推动中医健康管理的发展和普及。未来，人机协同的医疗模式将成为中医医疗的主流趋势，为中医健康管理带来更多的创新和突破。

五、人工智能在中医健康管理中的前景展望

中医健康管理在公共卫生服务中的重要性逐渐显现，备受瞩目，尽管尚处于初期阶段。在医疗智能化和数据共享化的大背景下借助人工智能技术，可以有效节约医疗资源，合理配置医疗资源，进而优化中医健康管理模式。国家高度重视提升科学仪器设备的国产创新与水平提升。政策文件明确强调中医智能化及健康管理的要求和任务，在全民健康水平提升方面起关键支撑作用。中医健康管理必将得到更多重视和支持，成为医疗卫生发展的推动力。这一发展态势表明，在现代医疗体系中逐渐融入中医健康管理，充分发挥在整体健康管理和疾病预防方面的关键作用，为全面保障公众健康，贡献更大力量。

人工智能与中医健康管理结合的前景展望非常广阔，将为中医的发展和健康管理领域带来革命性的影响。结合人工智能技术，可以实现中医传统医学的现代化转型和智能化发展。人工智能技术可以通过深度学习和大数据分析，帮助中医医生更准确地诊断疾病、制订治疗方案。人工智能可以根据患者的症状、体质和病史进行个性化诊疗，提高中医医疗的精准度和效果。同时，人工智能可以结合生物传感技术实现对患者生理参数的实时监测和分析，为中医健康管理提供科学和定量的依据。人工智能技术还可以帮助实现中医文化的传承和推广。人工智能可以通过虚拟现实技术，模拟传统中医医术的实践场景，帮助学习者更直观地理解中医理论和技术。此外，人工智能还可以帮助记录、整理和保护传统中医医术的经典文献和经验，促进中医文化的传承。人工智能在

中医健康管理领域中的应用前景展望是非常光明和令人期待的。这种结合将为中医的发展注入新的活力，推动疾病治疗和健康管理的创新，实现中医传统医学的现代化和科学化，同时促进中医文化的传承和保护，为人类健康事业作出更大的贡献。

可以预见，未来人工智能与中医健康管理的深度融合将推动中医更好地传承、发展和创新。这一融合将促进中医走向国际舞台，为全球范围内的健康管理提供更多可能性，从而推动整个医疗行业朝智能化和信息化方向发展。

参考文献

[1] 万传华．健康中国战略下国民心理健康法治保障研究［M］．北京：中国政法大学出版社，2022.

[2] 赵狄娜．国人的健康困局［J］．小康，2023（34）：22－25.

[3] 魏巍，侯燕磊，杨宜勇．积极应对人口老龄化的国际经验借鉴研究［J］．中国物价，2024（2）：95－99.

[4] 于琦，王映辉，李宗友，等．智能化中医健康管理云平台构建与服务［J］．医学信息学杂志，2023，44（1）：54－58，69.

[5] 杨璠，李连新，陈菊．人工智能在中医治未病领域的研究现状与发展［J］．电脑知识与技术，2022，18（7）：12－15.

[6] 夏淑洁，杨朝阳，李灿东．智能化中医“治未病”健康管理模式探析［J］．中华中医药杂志，2019，34（11）：5007－5010.

[7] 陈肖盈．日本人工智能领域专利发展趋势分析：现实阻力与回应策略［J］．现代日本经济，2023，42（4）：45－55.

[8] 中国人工智能产业研究报告［R］．上海：艾瑞研究院，2023.

[9] 刘晓麒．中国在人工智能国际竞争中所处地位与优势塑造［J］．陕西师范大学学报（哲学社会科学版），2023，52（5）：152－167.

[10] 刘丽静．基于人工智能的中医健康管理体系的构建及运行机制研究［D］．福州：福建中医药大学，2022.

HB. 12 数字化中医 + 人工智能 + 基因组学 + "中医测序学"视域下的中医药应用与发展

白尚坤① 孙翔玉②

摘　要： 为了深入研究中医药现代化发展的现状与前景，为中医药领域的应用与发展提供理论支撑，本报告探讨了数字化中医、人工智能、基因组学、"中医测序学"在中医药的应用与发展。主要采用文献查询法、线上资料总结法、实地调研法等，总结数字化中医 + 人工智能 + 基因组学 + "中医测序学"视域下的中医药应用与发展情况。通过研究，数字化、人工智能、基因组学、中医测序学切实对推动中医药领域现代化发展具有重要价值和广阔前景。中医药作为中国文明传承的瑰宝，要注重数字化、人工智能、基因组学、"中医测序学"在其领域的应用研究，并做好其现代化发展的不断探索。

关键词： 数字化中医；人工智能；基因组学；中医测序学；中医药

随着科技的迅速发展，数字化中医、人工智能和基因组学正在为中医的现代化提供强大的支持。这些新兴领域不仅有助于提升中医的诊断和治疗水平，还可以推动中医的科研发展，使其更好地服务于全球的医疗健康事业[1-2]。"中医测序学"是一门新兴的交叉学科，结合了中医理论，人工智能和基因测序技术，旨在探索基因序列与人体健康、疾病之间的关系以及中药对基因表达的影响。通过对基因序列的深入研究，"中医测序学"的构建有助于揭示疾病的本质和中药的作用机制，为中医的现代化和精准治疗提供科学依据[3]。本报告对数字化中医学结合人工智能和基因组学等方面应用的现状进行了总结和分

---

① 白尚坤，医学硕士，北京市第一中西医结合医院，全科主治医师。研究方向：中西结合慢病健康管理与肿瘤防治，中医测序学。

② 孙翔玉，药学硕士，北京市朝阳区紧急医疗救援中心，主管药师。研究方向：药学。

析，并对此融合奠定发展“中医测序学”进行展望。

一、数字化中医的发展与应用

（一）数字化中医概述

美国麻省理工学院教授尼葛洛庞帝在其所著的《数字化生存》一书中对“数字化”是这样描述的：要了解数字化，“最好的方法是思考‘比特’和‘原子’的差异。比特是一种存在的状态：开或关，真或伪，上或下，入或出，黑或白[4]。比特没有颜色、尺寸和重量，能以光速传播。它好比人体内的DNA一样，是信息的最小单位。出于实用的目的，我们把比特用‘1’和‘0’来表示。”通过信息高速公路以光速传输没有重量的比特，把世界紧密地连接起来，促使人们的行为发生了极大的变化。在数字化世界中，产品或服务能不能转化为数字形式，即能不能用“1”和“0”来表示变得越来越重要，甚至关乎事业的存亡。因此，数字化是一种手段，是一种方法。

中医药作为中国五千年文明传承的瑰宝，不仅蕴含着深厚的医学理论，还承载着丰富的文化价值。对于数字化中医现在尚无统一的说法。如果用数字化来改善中医药的现状，促进中医药事业发展，这个过程可以称为数字化中医药；如果把中医药知识、中医药产品和中医药服务等转化为数字形式，这种结果也可称为数字化中医药。中医药数字化势不可当地渗透到中医药的各行各业，势必对中医药知识创新产生不可估量的影响[5]。在数字化时代，传统中医（TCM）与先进的信息科学相结合，催生了数字中医（digital chinese medicine，DCM）。这一新兴学科不仅是对传统知识的现代转译，还是传统智慧与现代科技的创新融合。

（二）数字化在中医药各个领域的渗透

1. 中医文献数字化

据统计，在中国近12万册的文化典籍中，中医药典籍占了1/3左右。研究、整理这些珍贵文献，不仅具有古文献研究的价值，更是中医药学术发展的必要基础[5]。中国中医科学院中国医史文献研究所成立了中国第一个专事研究中医古文献数字化问题的研究室，该研究室的目标是利用计算机科学、信息科学、认知科学、人工智能等现代科学技术手段，将全部中医药古代文献数字信息化，最终形成思想库系统，提高中医药文献、名老中医学术思想、中医学术思想史等重要领域研究的水平[6-7]。

“中国中医药文献数字化”为科技部基础工作项目，该项目由中国中医科学院中国医史文献研究所承担，山东中医药大学、南京中医药大学、上海中医药大学以及浙江省中医研究院、天津中医研究院等14家中医药教育、科研单位协作。

2. 中医基础理论数字化

中医基础理论涵盖了中医生理病理和健康状态认知方法，是辨证论治的基础。就像中药的有效成分和作用机理一时难以弄清一样，可以首先数字化，然后做客观化探讨。因此，中医理论的现代化，核心是实现数字化表达，建立中医理论数字化体系[5]。

中医基础理论数字化的研究一般以数学建模方式进行讨论。尽管人体健康状态模型还不完善，但中医的基本内容是可以用数学语言进行描述的。

关于中医阴阳学说的数学模型也引起了数学界的关注，如描述中医阴阳关系的动态数学模型和讨论正常人体阴阳平衡态的存在性与稳定性以及阴阳失衡时所引起的疾病的治理的阴阳学说数学模型[8]。翟忠信对阴阳关系的动态数学模型稳定性的分析，较好地解释了由机体阴阳状态的变化所产生的多种病理现象，并说明了在某些特定情况下所应采取的治疗方法及其临床意义[8]。

3. 数字化中药

“数字化中药”是以传统中医辨证论治为指导，采用现代计算机技术、植物化学、分析化学、药理学等学科的理论和科技方法，对中药的种植、提取、制备及检测等全过程进行数字化控制，使其质量稳定可控，保证临床用药安全有效。

中医中药走向国际市场，主要困难在于从中药复方化学成分到中药指纹图谱的研究，都不能简单用中药宏观理论来解释，必须有一系列具体的数字来表达。如何将传统中医药理论在现代中药生产过程和临床疗效中量化的表现出来，如何让广大西医接受中医药，使中药走向数字化、定量化是一个有效的探索。

数字化中药解决了中药质量可控问题，但还需要把中药的身份特征与中药药理研究联系起来，从而实现中医药药理数字化，弄清楚中药配伍规律，实现治法数字化[9]。

4. 中医数字化研究与中国数字虚拟人体

数字技术已经深入社会科学和自然科学的各个领域，开始用A、T、G、C四个字母来编码生命，用“0”和“1”来编码信息，从而借助数字语言来突破中医重功能而轻形态和重推理而轻实证的偏颇，并通过数字编码验证中医理论的正确性，推进中医基础理论发展。

例如，中医四诊可以通过中医数字模型，物理人阶段可以建立中医切诊中脉诊模型和触诊模型[5]，还可以建立中医基础理论的五脏六腑模型、经络腧穴模型和针灸操作实习模型[10]。生物人阶段可以建立中医证候模型等。中医学语言是一种结构与功能完美统一的描述性语言，比如中医的五脏六腑既是功能单位也是形态结构单位[10]。中国数字虚拟人在建立物理人和生物人阶段的数字语言可以参照中医语言的特点，达到形态和功能的完美统一，而中医的数字化可以借助中国数字虚拟人克服缺乏形态和实证的缺陷，两者的结合是一个广阔的研究领域，必将推动中国数字虚拟物理人和虚拟生物人的建立和中医数字化的研究的步伐[5]。

（三）数字化中医发展面临的挑战和问题

1. 数字化中医发展面临的挑战

一是标准化问题，中医依赖个体化的诊断和治疗，这使得其标准化成为一个难题[10]。如何将个体化的中医理论转化为可量化的数字标准，是数字化中医发展的关键问题。二是数据质量问题。中医的诊断和治疗方法依赖大量的临床数据。然而，这些数据的收集、整理和分析仍存在诸多问题，如数据不完整、不一致等，这些问题严重影响了数字化中医的发展。三是技术难题。将中医理论和技术转化为数字模型需要强大的技术支持，包括人工智能、大数据分析等。然而，这些技术的运用仍面临诸多技术难题。四是法律和伦理问题。随着数字化中医的发展，也带来了一系列法律和伦理问题，如患者隐私保护、数据安全等[10]。

2. 数字化中医发展存在的问题

尽管数字中医取得了显著进步，但仍存在一系列挑战和问题[10]。一是参数提取不够全面，不能完整反映脉象等中医特征；二是信号处理算法多样但缺乏通用性，限制了其在不同情境下的应用；三是敏感性研究和特征识别方法不统一，未能深入探索与中医四诊本质之间的关系；四是数字中医与临床实践的结合不够紧密，多数研究仅限于小样本，难以在临床上提供有价值的参考。

随着科技的进步，数字化技术逐渐渗透到各个领域，包括中医。数字化中医，即将现代科技与中医理论相结合，以实现中医的现代化和标准化[11]。然而，尽管数字化中医具有巨大的潜力和价值，但在其发展过程中仍面临诸多挑战。本文旨在探讨这些挑战，并提出相应的应对策略。

（四）数字化中医发展的应对策略

1. 建立标准化体系

通过制定详细的行业标准和操作规范，推动数字化中医的标准化进程。同时，鼓励科研机构和企业进行标准化研究和探索。

2. 加强数据治理

建立完善的数据收集、整理和分析体系，提高数据质量。同时，加强数据安全保护，确保患者隐私不被侵犯。

3. 技术创新

鼓励科研机构和企业进行技术创新，提高数字化中医的技术水平。同时，加强国际合作，吸收国际先进技术。

4. 法律和伦理规范

制定完善的法律和伦理规范，为数字化中医的发展提供法律和伦理支持。同时，加强对相关人员的培训和教育，增强其法律意识和伦理观念。

二、人工智能的发展与应用

（一）人工智能概述

目前，“人工智能”（AI）一词是指用计算机模拟或实现的智能，因此人工智能又称机器智能。当然，这只是对人工智能的字面解释或一般解释[15]。

关于人工智能的科学定义，学术界目前还没有统一的认识和公认的阐述。下面是部分学者对人工智能概念的描述，可以看作他们各自对人工智能所下的定义：

人工智能是那些与人的思维相关的活动，如决策、问题求解和学习等的自动化（Bellman，1978）。

人工智能是一种计算机能够思维，使机器具有智力的激动人心的新尝试（Haugeland，1985）。

人工智能是研究如何让计算机做现阶段只有人才能做得好的事情（Rich Knight，1991）。

人工智能是那些使知觉、推理和行为成为可能的计算的研究（Winston，1992）。

广义地讲，人工智能是关于人造物的智能行为，而智能行为包括知觉、推理、学习、交流和在复杂环境中的行为（Nilsson，1998）。

Stuart Russell 和 Peter Norvig 把已有的一些人工智能定义分为像人一样思考的系统、像人一样行动的系统、理性地思考的系统、理性地行动的系统四类（2003）。

这些定义虽然都指出了人工智能的一些特征，但用它们难以界定一台计算机是否具有智能。因为，界定机器是否具有智能，必然要涉及什么是智能。关于什么是智能至今也没有一个公认的定义。所以，尽管人们给出了人工智能的不少说法，但都没有完全或严格地用智能的内涵或外延来定义人工智能。

计算机是迄今为止最有效的信息处理工具，以至于人们称它为“电脑”。但现在的普通计算机系统的智能还很有限，例如缺乏自适应、自学习和自优化等能力，也缺乏社会常识或专业知识等，只能被动地按照人们为它事先安排好的步骤进行工作。因而它的功能和作用受到很大限制，难以满足越来越复杂和越来越广泛的社会需求。既然计算机和人脑一样都可进行信息处理，那么是否能让计算机同人脑一样也具有智能呢？这正是人们研究人工智能的初衷。

另外，研究人工智能对探索人类自身智能的奥秘也可提供有益的帮助。人们通过电脑对人脑进行模拟，从而揭示人脑的工作原理，发现自然智能的渊源。事实上，有一门称为“计算神经科学”的学科正迅速崛起，它从整体水平、细胞水平和分子水平对大脑进行模拟研究，以揭示其智能活动的机理和规律[5]。

（二）人工智能在中医药各个领域的渗透

人工智能在医疗健康领域中的应用已经成为业内关注的焦点。随着人工智能技术的不断发展，人工智能已经在医疗诊断、治疗、预防以及管理等方面取得了显著的成果。人工智能与医疗健康领域的合作可以创造出更多的可能性和价值，帮助医疗健康产业更好地服务于人类[12]。本文就人工智能在医疗健康领域的应用、合作和未来展望进行介绍和探索。

1. 人工智能在医疗健康的应用

人工智能在医疗健康领域的应用非常广泛，能够辅助医生进行疾病的诊断和治疗，提高医疗水平和效率。例如，人工智能可以通过图像分析来识别X光片中的问题，有效地帮助医生诊断病情[9]。另外，人工智能还能通过对大量的病例进行数据分析，优化诊断和治疗方案，提高疾病预防和治愈率[13]。此外，人工智能还能在医院管理、药品研发等方面做出贡献，帮助医疗机构更好地分析和管理医疗资源。然而，人工智能也存在局限性，例如对某些数据缺乏可靠性，需要人工干预和核实[13]。因此，在人工智能的应用过程中，需要准确判断并正确使用该技术的优势和局限性。

1956年，在美国达特茅斯会议上，约翰·麦卡锡首次提出了“人工智能”这个术语，意思是利用计算机来模仿人类水平的智能和批判性思维。经过半个世纪的发展，在2010年以后，随着大数据和云计算、物联网等信息技术的发展，尤其是深度神经网络的兴起，人工智能的研究和应用迎来了新的浪潮。人工智能被认为是继计算机和信息技术之后又一重大变革，将对医学研究、医疗技术，甚至医疗体系产生巨大影响。

人工智能医学应用是研究、开发用于模拟、正伸和扩展医学领域的知识表示、获取及使用的理论、方法、技术及应用系统的交叉学科[14]。1959年，美国的Ledley等首次将数学模型引入临床医学，提出了可将布尔代数和贝叶斯定理作为计算机诊断的数学模型，并以此诊断了一组肺癌病例，开创了计算机辅助诊断的先例。而彼时之模型本质上属于通过数学概率及计算机手段对医学数据的加工与分析。

20世纪60—70年代出现的机器学习，并不需要特定的程序，而是一种能够自动分析数据，提取特征，去除不相关数据和冗余数据的算法[15]。机器学习在90年代蓬勃发展，开始被用于“大数据”的分析。当前，代表性的人工智能在医疗中的主要应用：机器学习用于医疗大数据挖掘；自然语言处理用于语音识别和文本提取；深度神经网络用于图像识别；机器人用于辅助操作或手术治疗。这些任务融入医疗的场景或流程，如疾病监测、早期筛查、风险预测、支持诊断和治疗决策、开发新的疗法等，并经过临床研究的检验，实现从实验室到临床的转化，达到改善医疗资源短缺，提升诊断效率与提高医疗质量的目的。

人工智能在医疗领域的应用是高速发展的科技前沿，近几年已经形成了基本的研究范式。以影像人工智能为例，为解决图像分类问题，使用标记数据的监督学习来训练卷积神经网络，然后通过与人类专家进行比较来评估系统的性能[9]。事实上，人工智能的研究正经历着重大变革，即从实验室里的验证转向在复杂的现实环境中的应用。目前，人工智能在医疗中的应用还处于初级状态，执行某些简单而重复的任务，比如糖尿病视网膜病变的识别、皮肤疾病的初筛，已率先在临床开始真正应用，但距离“智能医学”还有很长的路要走。可以预见，未来依赖医师个人的经验医学可能将被计算机辅助的精准医学代替。未来人工智能工具将无缝地融入临床工作流程中，在日常诊疗中使用人工智能来辅助诊疗决策将会是不可缺少的环节。人工智能作为“助手”不仅能提高医师的专业能力，而且会将医疗服务变得更高效、精准和个性化。医师也会有更多的时间与患者交流，充分建立医患间“人与人”的联系，让医学更有温度。

未来已来，人工智能在未来医学领域的应用不可限量。我们迫切需要进行深入研究和思考，梳理学科的发展历程，总结发展需求和现状，阐明人工智能在医学领域的重大科学问题，预测未来发展趋势。

2. 人工智能和医疗健康的应用现状

人工智能在医疗健康领域的应用虽然已经取得了不少成果，但是人工智能技术还存在着很多局限性[13]。因此，将人工智能技术与医疗健康领域合作，可以将两者的优势互补，解决技术上的问题，提高医疗水平和效率[12]。

人工智能与医疗健康领域合作的具体方式有很多种，如优化疾病预防和治疗方案、加速药品研发过程、改善医院管理等。其中最重要的是将人工智能技术应用于医学数据库的分析和处理，通过大数据技术挖掘出潜藏在海量数据中的价值，从而实现对医疗健康领域的有效管理和优化[14]。同时，人工智能技术还能够辅助医生进行病例分析和病人监护，提高临床诊疗效率和精度[5]。但是，人工智能技术与医疗健康领域合作也面临着一些挑战，例如，人工智能技术所处理的数据需要具备一定的准确性和全面性，否则其处理结果就可能会出现偏差或错误[12]。因此，在开展人工智能技术与医疗健康领域合作时，需要保证数据的质量和来源的可靠性，避免出现错误和误判。

3. 人工智能在医疗健康领域的成功案例

下面以实际案例来说明人工智能技术在医疗方面所起到的积极作用。

一个案例是关于人工智能辅助诊断的。早期肺癌的诊断十分困难，而人工智能技术可以通过分析大量肺部 CT 影像数据，自主学习并建立模型，对肺癌进行准确的辅助诊断。目前，相关的人工智能辅助诊断软件已经被广泛应用于医院肺癌诊疗工作中。这样不但提高了医疗水平及精度，减轻了医生的工作负担，在一定程度上挽救了许多患者的生命。

另一个案例是关于基于人工智能的健康管理系统[14]。这种系统可以依据每个用户的健康状况、年龄、性别、个人习惯等数据，精准地给出适合的健康管理建议。例如，对于糖尿病患者，系统可以自动记录其血糖、饮食和运动情况，并分析这些数据，给出最佳的饮食安排和运动推荐[14]。这样不仅有效地帮助用户管理健康，还可以减轻医疗机构的看病压力。

4. 人工智能在医疗健康领域的发展展望

人们对于人工智能技术在医疗健康领域应用的憧憬和期望越来越高。未来，人工智能技术将在医疗健康领域扮演更为重要的角色，其应用不仅将会极大促进医疗技术的发展，而且将从根本上改善医疗健康行业的运作方式。

首先，人工智能技术将在医疗诊断方面得到更为深入和广泛的应用。以医学影像诊断为例，人工智能技术将会通过学习现有的检查数据和技术经验，精准地对患者进行分析和诊断。其次，人工智能技术也将在药品研发和治疗方面得到应用，为人们提供更加精准的药物治疗方案，帮助他们更好地控制疾病。同时，随着人工智能技术的不断发展，将有越来越多的自主机器人和智能医疗设备在医疗系统中得到应用，例如智能病床、智能医疗机器人等[12]。这将进一步推动医疗行业的转型和升级。但是，作为人工智能技术的应用领域之一，医疗健康领域还面临着一些挑战和问题：一方面，人工智能技术的应用需要遵循医疗伦理和法律法规，确保数据隐私和安全；另一方面，人工智能技术的不断发展需要人类医生及相关医疗人员的实践经验和技能不断更新升级，以更好地适应技术快速发展的局面[12]。

人工智能技术在医疗健康领域的不断应用推进，将会带来更多的机会和挑战。切实提升人工智能技术的应用价值，需要积极采纳新技术，不断创新与改进医疗健康领域的业务流程和治疗标准。

三、基因组学的发展与应用

（一）基因组学概述

基因组学指的是细胞内全部成分的总和。组学研究的目的是识别、描述和量化对细胞与组织的形态和功能有贡献的生物分子及其过程。基因组学是研究一个人的所有基因（基因组），包括这些基因之间以及与个体环境之间的相互作用的科学领域。要完整阐述基因组学这个概念，先从 DNA 和基因组讲起。

DNA 以四种碱基构成的“语言”包含了构建整个人体所需的信息，一个基因传统上指的是携带编码特定蛋白质或一组蛋白质的 DNA 单元。人类基因组中估计有 2 万 ~2.5 万个基因，每个基因平均编码 3 种蛋白质。

基因位于人类细胞的细胞核中 23 对染色体上，通过酶和信使分子的帮助指导蛋白质的合成。具体而言，酶将基因 DNA 中的信息复制到一种叫作信使核糖核酸（mRNA）的分子中，mRNA 从细胞核中移出，进入细胞质，然后被称为核糖体的小分子机器读取，并将信息用来按照正确的顺序连接小分子氨基酸，形成特定的蛋白质[16]。

一个生物体的完整 DNA 集合称为其基因组。几乎人体每个细胞都包含约 30 亿个 DNA 碱基对，构成了人类基因组。

（二）基因组学历史及计划

基因组学的历史可以追溯到 1869 年，当时首次分离出 DNA。随后科学家经过漫长的探索，终于在 1953 年，沃森和克里克发现了 DNA 的双螺旋结构。现代基因组学的历史实际上始于 20 世纪 70 年代，当时生物化学家弗雷德里克·桑格首次对基因组进行了测序。他在 70 年代初测序了病毒和线粒体的基因组。桑格和他的团队还创造了测序、数据存储、基因组图谱等技术。90 年代，在几个物种基因组计划的启动下，基因组学开始得以发展。1995 年，人们完成了对嗜血流感菌（Haemophilus influenzae，1.8Mb）的测序，这是基因组学历史上第一个进行测定的自由生活物种。2001 年，人类基因组经过计划向大众公布了人类基因组草图，为基因组学研究揭开新的一页[1]。

人类基因组计划由美国国立卫生研究院（NIH）的国家人类基因组研究所领导，它生产了一个质量非常高的人类基因组序列版本[1]。这项研究提供了有关人类基因组的宝贵信息，包括基因组中的基因数量、位置和序列，以及人类个体之间的遗传变异和差异。人类基因组计划中产生的序列并不是一个人的，而是从多个个体中得到的一个综合的序列，因此它是一个“代表性”的或“通用”的序列。为了确保 DNA 捐赠者的匿名性，从志愿者那里收集了更多的血样（近 100 个）而不是实际使用的数量，并且没有将姓名与分析的样本关联起来。因此，即使是捐赠者也不知道自己的样本是否真的被使用了。

（三）基因组学依赖 DNA 测序

简单来说，DNA 测序就是确定 DNA 链上碱基的确切顺序。要测一个基因组，首先必须将其分成许多小片段，然后确定每个小片段 DNA 的序列，以便找出哪些片段相互匹配。如今常用的方法是合成测序，DNA 聚合酶（细胞内合成 DNA 的酶）被用来从感兴趣的 DNA 链生成新的 DNA 链[3]。在测序反应中，酶将已被化学标记上荧光标签的单个核苷酸并入新的 DNA 链。当发生这个过程时，核苷酸被光源激发，发出荧光信号被检测到。根据并入的是哪四种核苷酸，信号会有所不同。

研究人员可以利用 DNA 测序寻找可能在疾病的发展或进展中起作用的遗传变异或突变。引起疾病的改变可能很小，例如单个碱基的替换、删除或添加，也可能很大，又如数千个碱基的缺失[17]。DNA 测序是基因组学研究中非常重要的工具，它为了解基因组的结构、功能和遗传变异提供了有力支持，从而推动了基因组学的发展，帮助研究人员深入了解基因组在健康和疾病中的作用。

（四）基因组学分类

基因组学可分为以下五类：

（1）宏基因组学：又称元基因组学，是一种研究微生物群体基因组的科学。它涵盖了生活在特定环境中的所有微生物的基因信息，包括细菌、病毒、真菌等。通过宏基因组学研究，可以深入了解微生物群落的组成、功能和相互作用，进而探究其在各种生态系统中的角色。

（2）结构基因组学：结构基因组学是一门研究基因组中基因及其表达产物的结构和功能的科学。它涵盖了基因组测序、基因组注释、基因表达分析、蛋白质组学研究等，为深入理解生命过程提供了重要的视角。

（3）功能基因组学：功能基因组学是后基因组时代的一门重要科学，主要研究基因和基因组的特定功能以及其在生命活动中的作用[17]。它涵盖了基因表达分析、蛋白质组学研究等。旨在揭示基因与表型之间的关系，以及基因在生物体中的调控网络[1]。

（4）比较基因组学：比较基因组学是利用生物信息学和遗传学方法对基因组进行比较和分析的科学领域。通过比较不同物种或同一物种不同亚型的基因组，能够深入了解基因的序列、结构、表达、功能以及演化等方面的信息。

（5）突变基因组学：研究基因组中发生在人类 DNA 或基因组中的突变。

（五）基因组学发展的五大趋势

1. 群体基因组分析

有了一个物种的参考基因组序列之后，下一步便是研究这一物种中的亚种、亚群体与品系（株系）的代表性个体。

确切地说，任何一个个体都不能真正代表这一个物种，例如，水稻的3000 多个品种的代表性品系、鸟类的 48 个目的代表性物种等基因组已被测序和分析，这是更好地了解生命世界的必经之路。而群体之间的基因组比较分析，更是演化研究的主要内容。

2. 个体基因组分析

如果一个物种的多个群体的全基因组分析只是研究一般意义上的基因组变异，那么通过对具有某一特殊表现型的个体的基因组变异的比较，就有可能把这一表现型与某一特定的基因组变异（某一区段、某一基因或某一核苷酸变异）联系起来。

迄今所有物种、亚种或群体的基因组分析都是以一个或几个个体的“参考序列”为代表的。HGP 产生的一个欧裔的序列图，被称为“人类基因组序列”的构建。而 HGP 之姐妹计划国际单体型图计划（The International HapMap Project，HapMap），以及后来启动的 G1K 计划，就是这一研究趋势的先声。泛基因组（pan - genome）的概念，即来自一个物种的多个群体和多个个体的基因组变异。

遍基因组关联研究（Genome - Wide AssociationStudies，GWAS）是基于分布于全基因组的单核苷酸多态性（Single Nucleotide Polymorphism，SNP）等标记的基因分型，也可归入这一趋势。

3. “跨组学”分析

“组学化”是当前生命科学几乎所有学科的发展趋势，但更重要的是多个不同“组学”的融合与贯穿。

DNA 组（基因组）和 RNA 组（转录组，数字表达谱等）从诞生伊始便密不可分，外饰基因组学与 META 基因组学是基因组学概念和 DNA 测序技术的发展和外延。外饰基因组测序使 DNA 测序技术用于分析 DNA 甲基化（甲基化），ChIP - Seq（Chromatin immunoprecipitation，ChIP，染色质免疫沉淀测序）使测序技术开始用于基因组水平的基因调控（调控组）的研究，这两者结合转录组的分析，还有 miRNA 组与其他非编码 RNA（non - coding RNA，ncRNA）组的分析，使“组学”技术更为全面，也为其他新技术的应用带来了契机。

所以从基因组学或遗传学的角度，所有的“组”或“组学”都可归为两个“组学”，即“基因组学”与“表型组学”。

表型组及其分型研究，包括蛋白质组、代谢和其他新出现的“组学”（注意，从遗传学角度，人类的所有疾病诊断和临床信息都属于表现型的范畴），与基因组学紧密结合，相得益彰，开始了以“组学”为重要标志、结合所有其他表型组分析技术的生命科学新时期。更重要的是，生命科学的精髓—演化生物学，凭借新的研究手段与数据迈上了新台阶。

4. 基因组的生物学

基因组的生物学是指以生物的全基因组序列和基因组知识为基础的所有生物学全面研究，是 21 世纪生命科学和生物技术的重要特点。

基因组的生物学由相辅相成、互促互动的两个方面组成：一方面，任何一个物种的所有生物学研究只有在全基因组序列这一新的基础上才能迈上新台阶，只有引进基因组学的概念、策略和技术才能与时俱进；另一方面，基因组学也应该用自己的理念、策略和技术及大数据与其他相关学科合作，来研究生物学的所有问题，才能保持自己的生命力和持续发展，否则只能困守于泛泛的

“普通基因组学”。

（六）基因组学——中医药学现代化的一个切入点

中医药是一门博大精深的学科，其科学价值是不容置疑的：几千年来的累积，几亿次的检验。当今社会，人们多多少少都会通过喝一些“药汁”而得到益处。它的现代化却一直使我们困惑：为什么现代生命科学的每一步发展总是给我们的传统理论与实践提出新的挑战，以至于我们一次次地为它产生危机感？1990年开始的人类基因组计划是人类自然科学史上一项重要的工程，其重要性不亚于“曼哈顿原子弹计划”“阿波罗登月计划”，其发展速度之快远超预期，对当代生命科学与医学的发展意义深远。对“计划”的科学内涵及最新成果的充分认识，将有助于推动中医药学的现代化进程。本报告进行了多角度的讨论，旨在探寻基因组学的真正含义。

1.“基因病”说与中医药学的“内邪说”

中国传统医学认为，人体本身的邪气是其主要病因之一。这一学说的不足之处是忽略了对病原微生物的直接研究，所以中国的中医学中尚未进行病原微生物这方面的研究。而中医药则比较重视“内因”，也就是祛除机体内的邪气，其疗效已被实践所证实。可以说，整个医学的难题正是人类基因组计划的动机之一。20世纪70年代开始的肿瘤研究计划的失败，和其他危害更大的疾病意识一起，产生了“基因病”这一现代医学的核心概念。

“基因病”说的要素有两条：一是基因相关论，不管是单基因遗传疾病，还是肿瘤、糖尿病、高血压、艾滋病、感冒等疾病，都与人体的基因存在着直接或间接的联系。二是基因修饰论，迄今为止，除直接杀伤病菌的药物以外，其他的药物均可通过影响、调控、修饰改变人体的基因表达及产物的功能。“基因病”说与“内邪”说虽然不能说存在相同之处，但也不是没有相似之处。首先，中医药学可以在理论上与非中医药学进行“结合”。

“基因组学”的发展是以了解典型的单基因遗传病的致病基因为基础的。但是，通过研究我们已经了解到6000余种基因结构变化导致的典型单基因遗传病的价值，而且这种价值不仅在于对人类遗传病的了解和认识，而且是研究基因与疾病之间关系的重要基础。目前及将来的疾病治疗方法，与其说是对基因进行修饰，不如说是从基因产物的功能入手进行相应的治疗，甚至在某些有代表性的遗传紊乱的情况下，基因疗法的首要目标并不在于改变人体原有的遗传基因，而在于根据基本的理念来改造和调整有关的基因。病原更为确定的感染性疾病日益与“内因”联系在一起，也就是与病原在人类细胞中的受体相联系。其典型的例子便是艾滋病毒与人类趋化因子受体5（CCR5）与趋化因子受体2（CCR2）的关系。其治疗的思路也是调整、改变与人类免疫系统及其相关信号传导途径有关的基因。慢性疾病是严重危害人类健康的疾病，其治疗更多地关注基因功能的改变与协调。这一发现使我们看到，以基因为基础的康复将会是现代医疗的主流。随着“基因病”说的不断发展和完善，其在现代医学领域的应用将会越来越广泛。中医之所以能起作用，是因为它一定程度上改变了特定的基因表达。

2. “基因组学”与中医药学的“整体说”

“基因组学”是“人类基因组计划”的核心内容。与传统的遗传学不同的是，它摒弃了传统的“逐个基因”的研究方式，而是从整体基因组的层级上对基因的位置、结构、功能和基因间的相互联系进行了阐述。

遗传学的一个重要特点是基因与环境之间的交互作用。一种基因，它能导致不同的表达。即便是传统的非经典单基因遗传病，其致病机理也是由多个基因共同决定的。同一表型（复杂性状）可能涉及多个基因。哮喘病需要至少五个基因位点在基因组上。Ⅰ型糖尿病的发病机制与十几个致病因素密切相关。目前，中西医学的一个共同缺点是缺乏对多个基因间的交互作用的认识，以致“简单”地把这种药物干预作用在其他基因上的作用叫作“副作用”。当然，以开放性、发展性为特点的现代医学也是符合基因组学的。这一调整的一个重要内容是全面了解基因组的功能，而不仅仅是把“致病基因”从传统的单一基因疾病中推导出“坏基因”，而是把一些特定的遗传结构改变归为“致病”变异。这一调整主要是因为在对“复杂特征”进行定位时，发现了“正常个体”与“患者”间存在着遗传结构改变，这些改变与“疾病”有关。因而，所谓“好基因”“正常基因”与“坏基因”“异常基因”的界限已很模糊。“正常基因组”与“疾病基因组”的观点已被突破。

3. “基因组多样性”与中医药学的个体“辨证说”

在“人类基因组计划”中，一项重要的改变是由“参照”性的个人基因到群体的基因组的多样性。虽然西医在某些方面能够理解病人的不同，但是无法突破“万人一治”的思路。“辨证”是中医学的一大特色，它强调对不同病症的有不同的原因、表现[3]，并结合年龄、性别、体质、季节、地域、病程等不同，调整方剂的配比，然后进行治疗。“个体化医学”也是当代医疗发展的一个重要方向。大量研究显示，人对各种疾病（包括致病微生物）的易感性存在差异。这一遗传理论建立在个人基因的特异性基础上，也建立在人类基因多样性基础上。“人类基因组计划”为基因组的多样性提供了数以千计的“遗传标记”。虽然这些“生物学标记”还没有和疾病的易感性有直接的联系，但还是为西方医学的个性化用药提供了一个基线。中医学的一个重要特点是根据个体的实际情况进行治疗，中药的价值体现在“辨证”上，而对“基因组多样性”的研究则为该理论重新焕发光彩提供了一种新的基因组学依据。“基因组的多样性”为进行基因诊断提供了新的技术。遗传诊断的发展趋势是全面认识疾病的易感基因，在中国传统医学中，人们称为“治未病”。因此，建立在“基因组多样性”、个体差异基础上的“预测医学”以及“预防医学”，对中医具有重要的指导意义。“预测医学”“预防医学”都不是为了改变基因结构，而在于通过调整生活方式、消费和生活方式，从而更好地适应环境。这与中国传统的“养生祛邪”十分契合。中药现代化是中国医学与生命科学领域共同面临的课题，也是中医领域的重要课题。它将基于对现代生命科学与医学的了解与分析，构建以基因表达为指示指标、以基因产品功能性改造为主线的实验系统。基因组学有望成为我们认识并实现中医药现代化的突破口。

四、“中医测序学”的思考与应用

（一）“中医测序学”概述

“中医测序学”是一门新兴的交叉学科，结合了中医理论和基因测序技术，旨在以中医理论为主要指导核心，探索基因序列与人体健康、疾病之间的关系，以及中药对基因表达的影响。通过对基因序列的深入研究，以及全基因组测序、转录组测序、代谢组测序等技术手段，对中医药材、方剂、证候等研究对象进行深入分析，揭示其内在的基因表达、分子调控等生物学特征，进一步探讨中医药的作用机制和科学原理[1]。“中医测序学”有助于揭示疾病的本质和中药的作用机制，为中医的现代化和精准治疗提供科学依据。中医测序学的研究方法主要包括全基因组测序、转录组测序、代谢组测序等。全基因组测序是对研究对象的全基因组进行测序分析，揭示基因突变、染色体变异等生物学特征。转录组测序是对研究对象的转录本进行测序分析，揭示基因表达水平和转录调控机制。代谢组测序是对研究对象的代谢物进行测序分析，揭示代谢产物的变化和代谢调控机制。

（二）“中医测序学”相关研究

1. “中医测序学”的研究现状

近年来，随着基因组学、生物信息学等学科的迅猛发展，“中医测序学”的研究成果也日益丰富。在中医药材方面，通过对不同产地、不同采收期的药材进行基因组学分析，发现了许多与药材品质相关的基因和分子标记。在方剂方面，通过对经典方剂进行转录组学和代谢组学研究，揭示了方剂配伍的内在规律和作用机制。在证候方面，通过对不同证候患者进行全基因组测序和生物信息学分析，发现了许多与证候相关的基因突变和表观遗传学改变。

2. “中医测序学”的研究内容

基因序列与疾病的关系研究：通过对特定基因序列的变异、表达水平进行分析，研究基因序列与疾病发生、发展的关系，为疾病的早期诊断、预防和治疗提供依据[7]。

中药作用机制研究：利用基因测序技术，研究中药对基因表达的影响，揭示中药的作用机制和药效物质基础，提高中药的疗效和安全性。

个体化治疗研究：通过对个体基因序列的差异进行分析，研究个体对不同药物的反应差异，为个体化治疗提供依据，实现精准医疗。

（三）“中医测序学”的应用前景

“中医测序学”的应用前景广泛，可以为中药材的品质鉴定提供科学依据，推动中药材的标准化和规范化生产；为方剂的配伍规律和作用机制研究提供新的方法和思路，促进经典方剂的现代研究和临床应用；为证候的生物学特征和个性化诊疗提供理论支持和实践指导，推动中医药的药物研发、健康管理和精准医疗发展[2]。在药物研发方面，通过对基因序列的研究，发现新的药物靶点，为中药和新药的研发提供支持[7]。在健康管理方面，通过对基因序列的检测和分析，预测个体患病风险，为个体提供针对性的健康管理建议。在精准医疗方面，中医测序学可以为个体化治疗提供科学依据，提高疾病的治疗效果和患者的生存质量。

中医药文化越来越受到人们的关注，中医药领域的应用也越加广泛，这也推动了中医药的迅速发展。在现代科学技术的支持下，中医药现代化成为其发展中的关注焦点。而数字化、人工智能、基因组学、中医药测序等技术，对推动中医药现代化发展起到了积极的作用。本文叙述了数字化、人工智能、基因组学、“中医测序学”在中医药领域的应用与发展，通过深入研究和探讨相关知识，能够更好地挖掘中医药的科学价值和实践经验，推动中医药的现代化和国际化进程，为中医的现代化和精准治疗提供了新的思路和方法。

参考文献

[1] 陈惠，辛丽丽，龚婕宁．基于全转录组测序技术的转录组学在中医药领域的应用前景分析［J］．环球中医药，2013，6（10）：759－763.

[2] 于国玮，李玉叶，王秋义，等．基于宏基因组二代测序技术探讨重症肺炎患者病原体分布与其中医证候分型的关系［J］．中国中西医结合急救杂志，2023，30（3）：277－281.

[3] 臧静愉，金艳涛，李鹏宇，等．基于文献计量学分析基因组学在中医证候领域的研究现状［J］．西部中医药，2023，36（4）：58－62.

[4] 杨镭，吕玥，冯一丹，等．湖湘地区古代中医文献整理与数字化创新研究［J］．湖南中医杂志，2023，39（8）：219－223.

[5] 赵国桢，郭诗琪，庞华鑫，等．人工智能技术在辅助中医诊疗及诊疗标准化中的应用［J］．中医杂志，2022，63（24）：2306－2310.

[6] 关健斌，李多多，刘涛，等．数字化中医骨伤科学的探索与构建［J］．中华中医药杂志，2022，37（10）：5614－5617.

[7] 董艳，李军，张振鹏，等．中药作用靶点及分子机制的转录组学研究思路与方法［J］．世界中医药，2023，18（14）：2081－2087，2091.

[8] 翟忠信．中医阴阳学说的一个数学模型［J］．数理医药学杂志，1999，12（4）：302－304.

[9] 李翔，夏飞，邓颖，等．大数据时代下的中医现代目诊数字化平台建设［J］．中医学报，2020，35（1）：19－22.

[10] 徐贵宝，黄心旋，魏佳园，等．中医药数字化发展现状与建议［J］．信息通信技术与政策，2022（12）：73－78.

[11] 程学荣，李木清，张月娟，等．中医膝痹病临床文献的数字化保存与挖掘研究［J］．湖南中医药大学学报，2020，40（2）：188－190，231.

[12] 潘晨浩，周明．Chat GPT 在中医药领域中的应用前景［J］．医学信息，2023，36（18）：15－20.

[13] 王谦，吴宏妍，彭文文，等．运用中医方法论解决人工智能中医诊断的发展瓶颈［J］．中华养生保健，2023，41（20）：77－80.

[14] 万雪娇，张彭跃，黄培冬，等．中医人工智能体质辨识的管理与运用［J］．中国民间疗法，2023，31（18）：120－124.

[15] 杨涛，王欣宇，朱垚，等．大语言模型驱动的中医智能诊疗研究思路与方法［J］．南京中医药大学学报，2023，39（10）：967－971.

[16] 李草，郭姗姗，雷永芳，等．基因组学在中国医药领域的可视化研究［J］．中国药师，2020，23（12）：2446－2450.

[17] 孙珍珍，郭锦晨，刘健．基于基因芯片研究中医药治疗类风湿关节炎的进展［J］．风湿病与关节炎，2020，9（7）：62－66.

HB.13 数智中医药技术在中医骨伤科的应用现状及前景分析

白　晶[①]　李晓亮[②]　朱前拯[③]　洪玉颖[④]

摘　要： 人工智能是21世纪三大尖端技术之一，已广泛应用于医疗健康等领域。中医药作为中华文化的瑰宝，一直以其独特的理论体系和诊疗方法为人类的健康保驾护航。随着科技的进步，数字化和智能化技术逐渐应用在中医骨伤科，数智化的应用不仅提高了诊疗效率，还为患者带来了更为精准的治疗方案。主要体现在数据挖掘、图像处理、智能诊断与治疗、促进康复等方面。数智中医药技术在中医骨伤科中的应用，既能避免临床医师因经验不足而导致的误诊、漏诊，又能提高骨伤科手术及康复治疗的准确率，增强临床疗效。正确认识、认真对待数智化技术，合理运用关键技术，才能最大化发挥人工智能效应，达到治愈骨伤科疾病的目的。本报告介绍了数字化和人工智能技术在中医骨伤科的应用现状，并对应用前景进行分析，以期为相关工作提供参考。

关键词： 数字化；人工智能；中医骨伤科；数据挖掘技术

中医药作为中华文化的瑰宝之一，一直以其独特的理论体系和诊疗方法为人类的健康保驾护航。在科技与医学的交汇点上，数智中医药技术正绽放出耀眼的光芒。它如一道曙光，为中医药领域带来了前所未有的机遇，同时也带来了一些挑战和问题。特别是在中医骨伤科，数字化和人工智能技术的应用不仅提高了诊疗效率，还为患者带来了更为精准的治疗方案。本报告通过在中国知

---

① 白晶，中西医结合骨伤科硕士，北京中医药大学第三附属医院创伤关节科副主任医师。研究方向：创伤骨科，关节外科。

② 李晓亮，在职硕士研究生，北京中医药大学第三附属医院骨伤科主治医师。研究方向：骨伤科关节类及创伤类疾病的研究和诊治。

③ 朱前拯，医学博士，中日友好医院创伤骨科副主任医师。研究方向：创伤骨科，运动损伤。

④ 洪玉颖，北京中医药大学博士研究生。研究方向：中医药防治脑病。

网上检索关键词，搜集、整理数智化应用技术在中医骨伤科的应用，对目前应用前景进行分析，并对将来可能面对的问题与挑战提出解决策略。

一、应用现状

（一）数据挖掘的应用

数据挖掘[1]（Data Mining，DM）也称数据库中的知识发现（Knowledge Discovery in Database，KDD）。旨在从大量原始数据中挖掘出隐含的、有用的尚未发现的知识（如规则、模型、规律、模式等），帮助决策者寻找数据间潜在的关联，找出难以人工发现的因素[2]。中医骨伤科作为中医学的重要分支，经过几千年的传承，流传了很多经典的内服、外用的名家经方验方。中医骨伤科的经典方剂有上万个，每一个经典方剂都是根据特定的治疗机制对症施治。通过采用数据挖掘技术，人工智能提取经典方剂的共性和特性，不仅可以使经典方剂更加快捷有效地应用于临床，还可以挖掘出符合中医药理的新型实用方剂，推动中医骨伤科经典名方的传承与创新。王骁汉[3]通过收集《石筱山、石幼山医案合集》和《石筱山伤科学》中石筱山治疗筋伤的有效处方，采用数据挖掘技术分析石筱山治疗筋伤的用药规律，并将收集数据标准化处理，借助古今医案云平台中频次分析、药物属性分析、关联分析、聚类分析、复杂网络分析等数据分析方法，分析石筱山治疗筋伤的用药频次、四气、五味、归经、核心处方等用药规律，并进行可视化展示，得出石筱山的用药规律，为石氏伤科的发扬传承提供了一定的参考，并对临床上中药治疗筋伤疾病起到一定的借鉴作用。

（二）图像处理与模式识别技术的应用

图像处理与模式识别技术是人工智能的重要组成部分，图像处理是将具体的图像信息转换成特定的数字矩阵存放在计算机系统中，通过采用一定的智能算法处理，使图像转变成适于机器识别和人类观察的目的。图像识别的主要工作流程是计算机自动获取大量的物理信息，然后进行图像的处理，进行数据的提取，最后进行模式的识别。在实际临床中，许多患者的信息通过拍摄图片的形式，然后计算机将具体的图片信息进行数据整理，最后根据要求整理出各种诊疗系统所需要的指标。

图像处理与模式识别技术与中医四诊合参紧密联系。中医四诊合参包括望、闻、问、切四大要素。望是根据医生的视觉，对人体神、色、形、态、五官和舌象进行有目的的观察来掌握患者的基本情况。骨伤科作为传统中医学的一部分，也强调临床病史采集信息的重要性。骨伤科查体更注重望、触、动、量、叩、听。通过观察患者的不同步态、不同的姿势、各种畸形、不同的舌苔脉象，来推断患者可能所患的疾病。

冯吉生[4]发表文章《基于人体骨骼点信息的坐姿识别技术及应用》，从坐姿图像数据和坐姿骨骼点特征数据出发，探索构建了两种坐姿识别模型。设计并实现了一款基于 Windows 平台的坐姿监测软件，能够为用户提供多样化服务。例如，通过实时的坐姿图像显示，对不良坐姿进行提醒，允许自定义校准坐姿与对坐姿数据的统计和分析，有利于减少坐姿不良引发的各种亚健康问题。

（三）智能诊断的应用

近年来，随着人工智能技术的普及，人工智能技术与中医骨伤科诊断也紧密结合，具体体现在医学影像学、病理影像学分析、骨伤家专家系统与智能中医诊断系统的应用等方面。

1. 医学影像学

在临床诊疗过程中，骨伤科医生需要借助 X 线、CT、MRI 甚至 PET - CT 来明确诊断[5]。通过对大量骨伤科疾病影像数据进挖掘和分析，人工智能可以自动学习出病症的内在“特征”和“模式”，从而得出综合的临床判断。放射学智能诊断基于海量的放射影像大数据和人工智能深度学习、数据挖掘技术和图像分割、特征提取技术，准确识别疾病病灶并量化，为临床骨科医生在骨折、关节损伤退变、软组织挫伤等方面提供最专业的诊断依据[6]。具体包括：

（1）骨折检测与定位：AI 算法可以识别医学影像中的骨折，并精确地定位骨折的位置和类型，帮助医生快速确定患者的病情。

（2）骨折严重程度评估：人工智能可以根据骨折的形态和影像特征，对骨折的严重程度进行评估，为医生制订合适的治疗方案提供参考。

（3）并发症风险评估：AI 技术可以帮助医生识别潜在的并发症风险，如神经血管损伤或软组织损伤，从而及时采取措施减少并发症的发生。

2. 病理影像学

在骨肿瘤早期阶段，人工智能可以利用染色病理图片图像，深度学习人工神经网络、聚类分析、多分辨率、模糊逻辑算法和边界识别进行病理状态下细胞区域图像分割、图像特征提取，为精准诊断提供依据。

3. 骨伤专家系统与智能中医诊断系统

骨伤科专家系统是人工智能在骨伤科领域发展的另一个重要产物[7]，是一个具有智能特点的计算机应用程序，其主要特点是专家系统内存储有人类医学专家大量丰富的诊疗知识和临床经验，利用其综合、独特的思维模式，能够模仿人类医学专家对复杂的疾病进行诊断和治疗，并给出相应的处方和治疗建议等。骨伤科专家系统将人工智能技术与名老中医的诊疗思想、辨证思维逻辑和处方经验进行整合，形成在线的辅助学习和辅助诊疗系统，可以帮助更多的普通医师学会名老中医的思维过程，更好地传播名老中医的经验。最早成立的骨伤专家系统是 1980 年林如高骨伤计算机诊疗系统，后来陆续出现了国医大师王琦智能辅助诊疗系统（2017 年 7 月）、国医大师朱良春浊瘀痹（痛风）智能辅助诊疗系统（2017 年 9 月）、国医大师程莘农院士智能经络辅助诊疗系统（2017 年 9 月），不仅掌握中医基本理论，而且具有一定中医思维，能够在实践互动中汲取经验，并通过大数据进行闭环验证。

（四）智能治疗的应用

传统的中医骨折复位、固定及骨科手术的开展与医生的经验和手术装备密不可分。医生经验是否丰富直接决定骨折复位与手术是否成功。在传统的骨伤科学习领域，住院医师还是通过跟随上级医师查房或是通过书本学习为主，学习曲线较长。目前，人工智能在中医骨伤中的应用，已经明显缩短了住院医师的学习曲线，并且机器人的辅助，可以促进年轻医生掌握更复杂、高风险的手术，同时降低了 X 线对医患的辐射，也更有利于构建合理、完善的骨科人力资源建设[8]。

在骨伤科手术规划和导航方面，人工智能（AI）的应用提供了精准而可靠的工具，帮助医生实现更安全、更有效的手术。

1. 3D 骨骼重建

人工智能可以利用医学影像数据进行三维（3D）骨骼重建。通过对 X 射线、CT 扫描或 MRI 等影像数据进行分析和处理，AI 系统可以生成患者特定的 3D 骨骼模型，为手术规划提供可靠的基础。

2. 手术模拟和规划

基于 3D 骨骼重建的结果，人工智能可以帮助医生进行手术模拟和规划，如提供三维导航路径，显示骨折复位动态，显示全息手术影像。AI 系统可以模拟不同的手术方案，以确定最佳的手术方案。医生可以通过虚拟现实（VR）或增强现实（AR）技术，与 3D 模型进行交互，直观地了解手术过程，并做出合理的决策。

3. 实时导航和反馈

在手术过程中，人工智能可以提供实时的导航和反馈，帮助医生准确定位和操作。通过与手术器械和导航系统的集成，AI 系统可以实时跟踪患者的解剖结构和手术进程，为医生提供准确的定位和操作指导。

在骨科手术领域，人工智能已经推出骨科机器人辅助医生完成更高级别的手术。目前，国内外已经开发出多个骨科机器人的原型系统，并且有很多产品已经开始投入市场使用[9]。

国际上主要的骨科机器人有美国 Think Surgical 公司的 RoboDoc、Mako Surgical 公司的 RIO、德国 Ortomaquet 公司的 Caspar、法国 MedTech 公司的 ROSA 以及英国 Acrobot 公司的 Acrobot Sculptor 等[10]。

在国内，2008 年北京积水潭医院利用计算机导航技术成功为一例颈椎齿状突患者实施螺钉内固定技术，标志着中国进入智能骨科时代。2015 年，“骨科机器人导航定位系统”成为中国第一个骨科机器人[11]。天玑骨科手术机器人[12]是由北京天智航医疗科技股份有限公司生产，国内第一台有医疗器械注册证的手术机器人产品，其主要应用范围为脊柱及创伤骨科。天玑骨科手术机器人创造了世界首例基于术中实时三维影像的机器人辅助脊柱胸腰段骨折的微创内固定手术、世界首例基于术中实时三维影像的机器人辅助寰枢椎经关节螺钉内固定术和世界首例基于术中实时三维影像的机器人辅助齿状突骨折内固定术[13]。和华（HUAWA）膝关节手术机器人[14]是由中国自主研发的辅助人工全膝关节置换截骨的机器人，该机器人设计的配准模式和系统精度已经达到了国际先进水平。

4. 自适应性和个性化治疗

人工智能还可以根据患者的个体特征和手术进展，实现自适应性和个性化治疗。通过分析实时的手术数据和患者的生理指标，AI 系统可以动态调整手术方案，最大程度地满足患者的治疗需求，提高治疗效果和患者的康复速度。

骨科机器人技术是目前多学科交融的结果，与人工智能、计算机图像导航、远程控制、数字化骨科学的深度整合，为今后骨伤科医生进行智能化、精准化、微创化、个体化治疗打下坚实的基础。其作为精准医疗的应用典范，必将成为今后骨伤科发展的主要方向之一。

（五）促进康复的应用

目前，人工智能技术与骨科康复相结合已经成为当今医疗领域另一个重要的研究方向[15]。传统的康复器械体形巨大，不可移动，训练模式单一，环境枯燥，不利于患者的康复[16]。为了解决这一难题，国内外学者不断地进行了新的尝试，通过机械、电子、人机交互及仿生学等学科交叉融合设计了智能可穿戴设备或外骨骼康复机器人。

智能穿戴设备配备了各种传感器，可以实时监测患者的活动和运动情况，记录患者的步数、运动轨迹、运动强度等信息，为康复监测提供数据支持。基于智能穿戴设备收集到的数据，人工智能可以进行运动分析和评估，评估患者的康复进展，并给出相应的反馈和建议。

人工智能可以为患者提供个性化的康复训练指导，根据患者的康复目标和能力水平，制订相应的训练计划，并提供实时的训练反馈和指导。人工智能可以跟踪患者的康复进展，监测治疗效果并及时调整康复计划，为医生提供决策支持和指导。人工智能还可以为患者提供相关的康复知识和自我管理技能，帮助患者更好地了解自己的病情，并采取积极的康复措施。

骨科康复机器人最早始于国外，1890 年，俄罗斯的 Yagn 设计了世界第一个增强跑跳能力的下肢外骨骼装置——Assistead - walking Device。后来经过各国不断的努力，辅助康复机器人在康复领域取得了一定成果，并且已经有部分可穿戴康复机器人投入市场。

目前，国外比较出名的康复机器人有：日本 Cyberdyne 公司研发的可穿戴下肢外骨骼机器人 HAL（Hybrid Assistive Leg）[17]（图 1），HAL 配合正常物理治疗对脊髓损伤、全膝关节置换和脑瘫等患者进行康复训练，均可使其步态得到明显的改善；美国 Parker Hannifin 公司所研发的可穿戴下肢外骨骼机器人 Indego（图 2）可帮助下肢受伤、脊髓损伤、多发性硬化或因中风不能行走的患者进行后期恢复；美国加州 SuitX 公司于 2016 年研发出可穿戴下肢外骨骼机器人 Phoenix[18]，电动机驱动髋、膝、踝关节帮助穿戴者进行运动助力，需使用手杖保持平衡，主要适用于脊髓损伤患者设计；西班牙马德里 Technaid 公司在 2019 年 5 月推出最新版本的可穿戴下肢外骨骼机器人 Exo－H13[19]（图 3），通过系统存储的步态模式数据驱动外骨骼髋、膝、踝关节运动，可以完全模仿人体行走的过程，且可搭配使用拐杖，帮助下肢行动不便或功能丧失的患者正常走路；美国哈佛大学研制的一款柔性气压驱动可穿戴下肢外骨骼机器人 Soft Exosuit[20]（图 4），可以主动屈曲髋、膝、踝关节，无须辅助支撑就可以帮助行动不便和瘫痪的患者重新站立起来。

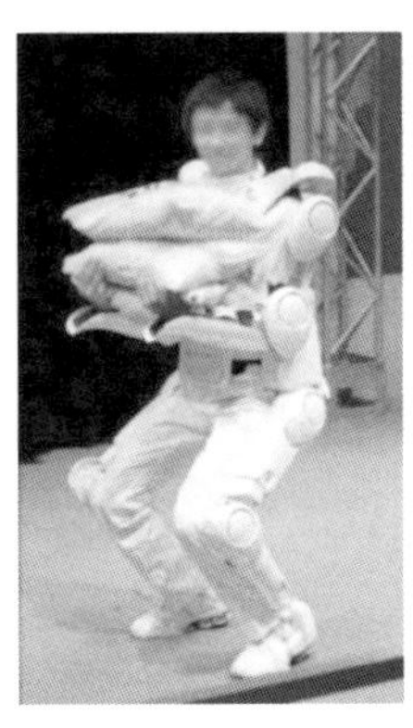

图 1　HAL

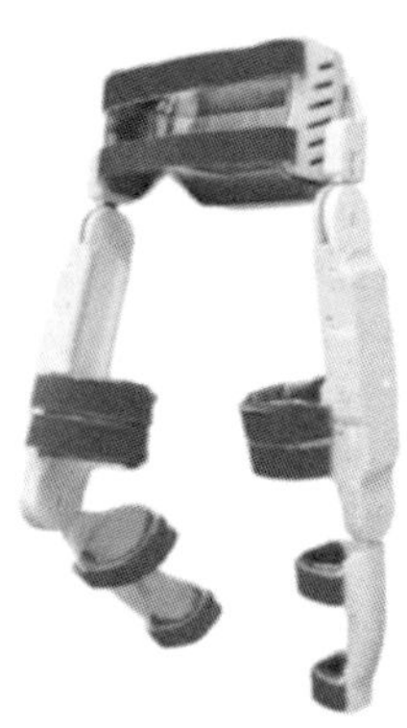

图 2　Indego

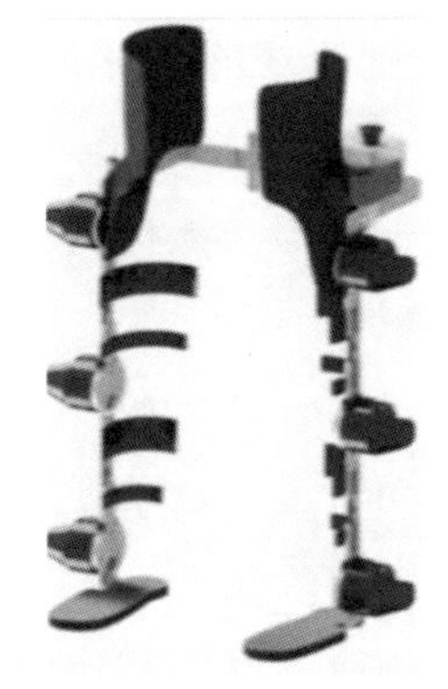

图 3　Exo－H13

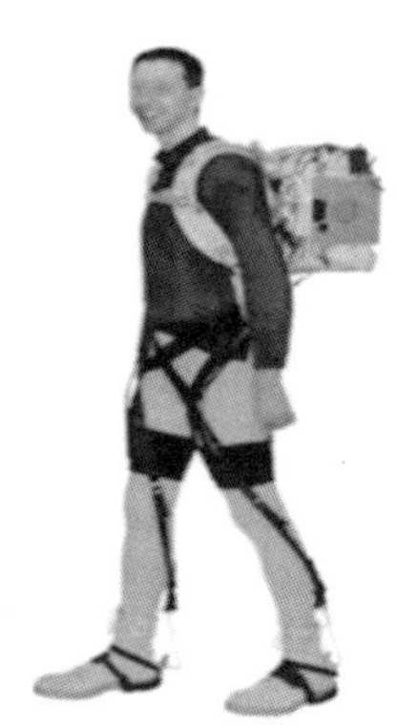

图 4　Soft Exosuit

国内研究康复机器人起步较晚，21 世纪初逐渐开始。国内最早开始研究康复机器人的是中国科学院合肥智能机械研究所。目前，随着中国综合国力的提升，康复机器人技术逐渐成熟，并将康复机器人投入市场。2017 年，成都布法罗机器人科技有限公司研制出个人助行可穿戴外骨骼机器人 AIDER[21]（图 5），能够帮助下肢截瘫患者保持运动平衡，实现起立坐下、行走跑步等动作。

2018 年，北京大艾机器人科技有限公司研发了可穿戴外骨骼机器人 Ai-legs[22]（图 6），主要针对脊髓损伤、脊髓炎、脑外伤、中风、截瘫、骨关节炎术后恢复、肌无力等患者设计。李龙飞[16]总结了国内外可穿戴外骨骼康复机器人（表 1）发现，可穿戴下肢外骨骼康复机器人经过不断升级，正逐渐向质量轻量化、续航能力强等方面发展。

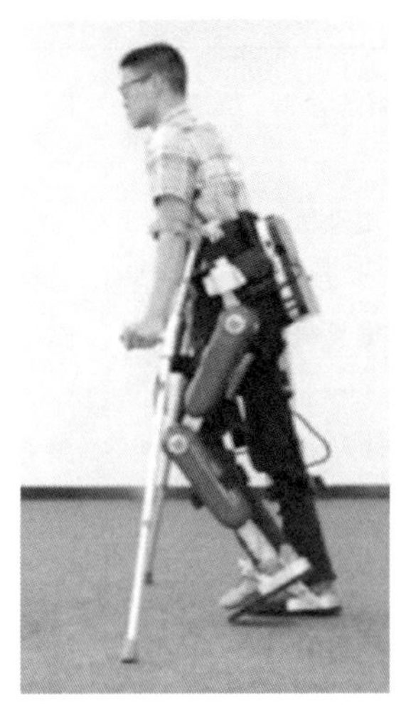

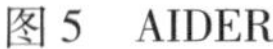

图 5　AIDER

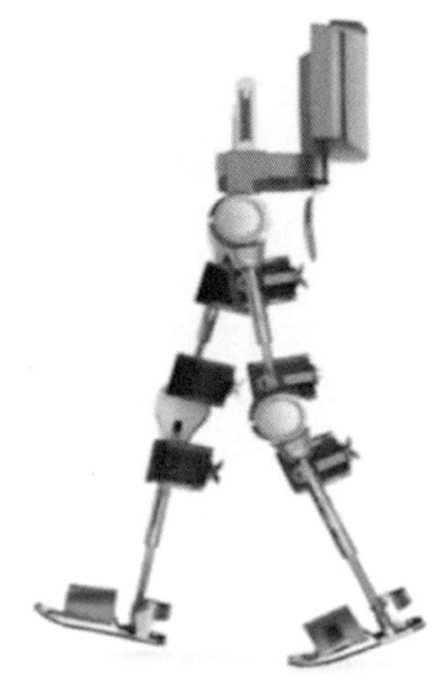

图 6　Ailegs

表 1　国内外可穿戴下肢外骨骼康复机器人基本情况

名称	研究机构	自重/kg	驱动方式	续航时间	主动助力关节	是否需要辅助支撑
HAL	日本 Cyberdyne 公司	23	电动机	160min	髋 + 膝 + 踝	否
Rex	新西兰 Rex Bionics 公司	39	电动机	2h	髋 + 膝 + 踝	否
ReWalk	以色列 Rewalk Robotics（RWLK）公司	23	电动机	160min	髋 + 膝	是
Indego	美国 Parker Hannifin 公司	12	电动机	1h	髋 + 膝	是
Ekso GT	美国 Ekso Bionics 公司	23	电动机	24h	髋 + 膝	是
Phoenix	美国加利福尼亚州 SuitX 公司	12. 25	电动机	48h	髋 + 膝 + 踝	是
Exo – H3	西班牙马德里 Technaid 公司	14	电动机	—	髋 + 膝 + 踝	是
Soft Exosuit	美国哈佛大学	9. 12	气压	45min	髋 + 膝 + 踝	否
MindWalker	荷兰特温特大学	28	电动机	—	髋 + 膝 + 踝	是

续表

名称	研究机构	自重/kg	驱动方式	续航时间	主动助力关节	是否需要辅助支撑
WPAL	日本藤田保健卫生大学	—	电动机	1h	髋+膝+踝	是
AIDER	中国成都布法罗机器人科技有限公司	19	电动机	5h	髋+膝	是
Ailegs	中国北京大艾机器人科技有限公司	—	电动机	—	髋+膝	是
Fourier X2	中国上海傅利叶智能科技有限公司	18	电动机	—	髋+膝	是
新型混连下肢外骨骼	中国上海交通大学	—	电动机+液压	—	髋+踝	否
CUHK-EXO	中国香港中文大学	18	电动机	3h	髋+膝+踝	是
HIT-LEX	中国哈尔滨工业大学	43	电动机	2h	髋+膝	否
可穿戴液驱动下肢外骨骼	中国浙江大学	5.355	液压	—	髋+膝	否
QEPLEX	中国东南大学	12	电动机-套索电动机	—	髋	否
Auto-LEE	中国科学院深圳先进技术研究院	—		—	髋+膝+踝	否

二、前景分析

前景分析包括以下方面：

（1）个性化治疗。随着大数据和AI技术的发展，未来的中医骨伤治疗将更加注重个性化。根据患者的具体情况，从诊断、治疗到康复，都能为每位患者量身定制最佳方案。

（2）远程医疗。借助互联网和移动设备，远程医疗将使得患者无论身处何地，都能得到专业的医疗服务。这不仅缓解了医疗资源分布不均的问题，还为患者提供了更大的便利。

（3）科研支持。AI 和大数据将为中医骨伤科的研究提供强大的支持。通过对海量数据的挖掘和分析，科研人员可以更深入地理解骨伤疾病的本质和发展规律，从而推动中医骨伤科的理论和实践创新。

（4）人才培养。借助数智技术，中医骨伤科的教育和培训将更为高效和精准。通过模拟真实病例、智能推荐学习内容等方式，数智技术可以帮助学员更快地掌握知识和技能。

（5）预防保健。借助可穿戴设备和智能监测技术，人们可以更早地发现骨伤风险，从而采取预防措施。这将大大降低骨伤的发生率，提高人们的健康水平。

总的来说，数智中医药技术在中医骨伤科的应用具有广阔的前景。从诊断、治疗到预防保健，数字化和智能化技术都将发挥重要作用。虽然目前还存在一些挑战和问题需要解决，但随着技术的不断进步和应用领域的拓展，相信数智中医药技术在中医骨伤科的应用将迎来更加美好的未来。

三、面临的挑战与问题

尽管数智中医药技术在中医骨伤科的应用前景光明，但目前仍面临一些挑战和问题。

（1）数据质量与隐私保护。高质量的数据是 AI 技术的基础。然而，目前中医骨伤科相关数据的获取和标准化仍存在困难。同时，数据的隐私保护也是一个不可忽视的问题，如何在利用数据的同时保护患者隐私，是一个亟待解决的问题。

（2）跨学科合作。数智中医药技术的应用涉及医学、计算机科学、数据科学等多个领域，因此需要不同领域的专家进行跨学科合作，共同推进技术的研发和应用。

（3）法规与伦理问题。随着医疗技术的进步，相关的法规和伦理问题也日益凸显。如何在保证患者权益的前提下，合理应用数智中医药技术，需要相关部门制定和完善相关法规和伦理规范。

（4）技术更新与普及。虽然 AI 和大数据等技术在医疗领域的应用逐渐增多，但许多基层医疗机构和偏远地区仍缺乏相关技术和设备。如何将数智中医药技术普及到更广泛的地区，让更多患者受益，仍是一个需要解决的问题。

四、对策与建议

针对以上挑战和问题，提出以下对策和建议。

（1）强数据管理和隐私保护。建立完善的数据管理制度，确保数据的质量和安全。同时，加强患者隐私保护，确保患者的个人信息不被滥用。

（2）促进跨学科合作。加强不同领域专家之间的合作与交流，共同推进数智中医药技术在中医骨伤科的应用研究。

（3）完善法规与伦理规范。相关部门应制定和完善相关法规和伦理规范，确保技术的合理应用和发展。

（4）推广技术与培训。加强技术的推广和培训工作，提高基层医疗机构和医生的技能水平，让更多患者受益于数智中医药技术。

（5）创新投融资机制。鼓励社会资本投入数智中医药技术的研发和应用，通过市场化手段加速技术的普及和应用。

（6）建立多方参与的协同创新平台。政府、企业、科研机构、医疗机构等多方共同参与，建立协同创新平台，共享资源、技术和经验，共同推进数智中医药技术的进步和应用。

（7）开展国际交流与合作。积极参与国际交流与合作，引进国外先进技术和管理经验，提高中国在数智中医药领域的国际竞争力。

通过以上对策和建议的实施，相信能够推动数智中医药技术在中医骨伤科的应用和发展，更好地服务于人类的健康事业。

五、结语

数智中医药技术在中医骨伤科的应用，是科技与医学的完美结合，为患者带来了更高效、精准的治疗方案。然而，这一领域仍面临诸多挑战和问题，需要我们不断探索和创新。相信在各方的共同努力下，数智中医药技术将在中医骨伤科领域发挥出更大的潜力，为人类的健康事业作出更大的贡献。同时，我们也应该认识到，技术的进步不应替代医生的诊疗经验和实践技能，医生的专业判断和人文关怀在医疗过程中仍具有不可替代的作用。因此，在推进数智中医药技术的应用过程中，应注重技术与人的结合，让技术更好地服务于人，而不是替代人。

随着技术的不断进步和应用的深入拓展，数智中医药技术将在中医骨伤科领域发挥更加重要的作用。我们期待着这一领域的更多创新和突破，为人类的健康事业注入新的活力。同时，也希望更多的人能够关注和支持数智中医药技术的发展，共同推动这一领域的进步，让更多患者受益。

尽管面临着数据获取和标准化、隐私保护、跨学科合作等方面的困难，但是数智中医药技术的应用前景依然充满希望。然而，技术的进步也引发了一系列伦理、法律和社会问题，亟待解决。

为了克服这些挑战，我们提出了一系列对策和建议。加强数据管理和隐私保护，建立完善的数据管理制度和隐私保护机制，以确保数据的安全和患者的隐私权益。促进跨学科合作与交流，打破学科壁垒，汇聚各方智慧，共同推进数智中医药技术的发展。完善相关法规和伦理规范，为技术的合理应用提供法律和伦理指导。推广技术与培训，提高基层医疗机构和医生的技能水平，让更多患者受益于数智中医药技术。

通过这些对策和建议的实施，我们相信能够推动数智中医药技术在中医骨伤科领域的应用和发展，更好地服务于人类的健康事业。在未来的发展中，我们期待着数智中医药技术能够在这一领域发挥出更大的潜力，为人类的健康事业作出更大的贡献。

参考文献

[1] 刘军，韩燕鸿，潘建科，等．人工智能在中医骨伤科领域应用的现状与前景［J］．中华中医药杂志，2019，34（8）：3608－3612.

[2] 殷振瑾，王阳，暴宏伶．数据挖掘技术在中医医案研究中的应用［J］．承德医学院学报，2011，28（3）：278－280

[3] 王骁汉，白晶，韩超然，等．基于数据挖掘的石筱山治疗筋伤用药规律分析［J］．北京中医药，2020，39（10）：1086－1091.

[4] 冯吉生．基于人体骨骼点信息的坐姿识别技术及应用［D］．青岛：青岛大学，2023.

［5］刘瑞新，陈鹏举，李学林，等．人工智能感官：药学领域的新技术［J］．药物分析杂志，2017，37（4）：559－567.

［6］马玉峰，王庆甫，贺立娟，等．从转化医学的角度谈中医骨伤科学的发展［J］．中国中医骨伤科杂志，2013，21（4）：60－61.

［7］李建垒，曹向阳，宋永伟，等．人工智能在骨伤科应用进展［J］．中国医药导刊，2020，22（10）：677－680.

［8］Schatlo B，Molliqaj G，Cuvinciuc V，et al. Safety and accuracy of robot－assisted versus fluoroscopy－guided pedicle screw insertion for degenerative diseases of the lumbar spine：a matched cohort comparison. J Neurosurg Spine，2014，20（6）：636－643.

［9］Lonner J H. Robotically assisted unicompartmental knee arthroplasty with a handheld image－free sculpting tool. Orthop Clin North Am，2016，47（1）：29－40.

［10］韩晓光，刘亚军，范明星，等．骨科手术机器人技术发展及临床应用［J］．科技导报，2017，35（10）：19－25

［11］Tian W. Robot－assisted posterior C1－2 transarticular screw fixation for atlantoaxial instability：A case report. Spine（Phila Pa 1976），2016，41（Suppl19）：B2－B5.

［12］侯娟茹，周珊，张红梅，等．达芬奇手术机器人的应用进展与前景展望［J］．现代医学与健康研究电子杂志，2017，1（4）：161.

［13］王恩运，吴学谦，薛莉，等．外科手术机器人的国内外发展概况及应用［J］．中国医疗设备，2018，33（8）：115－119.

［14］丁高朋．机器人辅助TKA与传统手术在术后下肢力线和假体位置的对比研究［D］．天津：天津医科大学，2021.

［15］薛建明．医疗外骨骼康复机器人的发展［J］．医学信息，2019，32（9）：11－13.

［16］李龙飞，朱凌云，苟向锋．可穿戴下肢外骨骼康复机器人研究现状与发展趋势［J］．医疗卫生装备，2019，40（12）：89－97.

［17］Sandra P，Hideki K，Shigeki K，et al. Reshaping of gait coordination by robotic interve ention in myelopathy patients after surgery［J］．Front Neurosci，2018，12：99.

［18］Matthew R P，Mica E J，Meinhold W，et al. Introduction and initial exploration of an active/passive exoskeleton framework for portable assistance［C］//IEEE International Conference on Intelligent Robots and Systems，September 28－October 2，Hamburg，Germany. New York：IEEE，2015：5 351－5 356.

[19] Technaid. Technaid atGlobalRobotExpo 2019 [EB/OL]. (2018-05-11)[2019-07-21]. https://www.technaid.com/technaidat-global-robot-expo-2019.

[20] ASBECK A, DE ROSSI S M M, GALIANA I, et al. Stronger, smarter, softer: next-generation wearable robots [J]. IEEE Robot Autom Mag, 2014, 21 (4): 22-33.

[21] 布法罗机器人科技（成都）有限公司. 布法罗康复机器人产品介绍 [EB/OL]. [2019-07-21]. http://www.buffalo-robot.com/.

[22] 北京大艾机器人科技有限公司. Ailegs 艾动产品介绍 [EB/OL]. [2019-07-21]. https//www.ai-robotics.cn/products/ailegs.

肆

综合发展篇

HB.14 “中医＋”思维指导亚健康领域的数字化发展

何清湖[①]　张冀东[②]　孙贵香[③]

摘　要： 中医是中国独特的一门医学，凝聚着深邃的哲学智慧，具有丰富的文化内涵。在实现中华民族伟大复兴的道路上，传承、创新、发展中医已成为全民共识。伴随着现代数字技术的发展，大数据、云计算、人工智能等数字技术推动传统中医药亚健康领域研究的进一步转型升级，“中医＋”思维指导中医亚健康领域的数字化发展也更加蓬勃兴盛。

关键词： “中医＋”思维；亚健康；数字化发展

一、“中医＋”思维与亚健康

“中医＋”思维是基于目前中医药行业发展存在知识碎片化、过度专业化、过度西化思维的背景下提出的新思维模式，其包括两个部分：一是“中医药学科内部＋”，即整合中医药领域的内部学科，在原有分科的基础上实现学科内部交叉乃至进行必要融合；二是“中医药学＋X”，即实现中医药学与其他学科的多学科交叉，从真正意义上打破学科的传统壁垒，跳出圈子、转换视角的多方位促进中医药学发展创新[1]。

① 何清湖，二级教授，博士生导师，博士后合作导师，享受国务院政府特殊津贴专家，湖南中医药大学原副校长，现任湖南医药学院院长。研究方向：治未病与亚健康学科体系的构建与实践。

② 张冀东，中医亚健康学博士，中国中医科学院博士后，湖南中医药大学博士后、讲师。研究方向：亚健康与中医养生学的理论与实践。

③ 孙贵香，教授，博士生导师，青年岐黄学者。研究方向：治未病与亚健康理论与临床研究。

随着中医治未病健康工程的逐步推进和健康服务业的快速发展，“亚健康”作为更易于被大众接受的全新的健康观念，成为中医治未病理论应用的最佳落脚点。特别是《国务院关于促进健康服务业发展的若干意见》(国发〔2013〕40号）和《中医药健康服务发展规划（2015—2020年)》(国办发〔2015〕32号）等一系列相关政策的出台，催生亚健康产业的快速发展，成为21世纪最具潜力的朝阳产业之一。产业推动学术发展，中医学与亚健康学科的交叉融合也产生了中医亚健康学的交叉新学科，并在短短数年内初步构建了较为完整的学科体系。亚健康是介于健康和疾病之间一种动态的中间状态，无病理性器质改变。据统计，中国约有60%的人处于亚健康状态。机体处于健康状态，可以保健；处于疾病状态，需要治疗；处于两者之间的亚健康状态，需要调理。由于亚健康状态是动态的，所以“调理”可分为“调理保健”和“调理治疗”。当前，西医学对亚健康状态尚缺乏行之有效的调理方法，而中医药调治亚健康正显现出独特的优势[2]。中医学的“未病”不等同于现代医学的“亚健康”，但两者在内容上存在着层次上的涵盖。“亚健康”的定义主要对应于潜病未病态和欲病未病态，但“未病”的内涵更加丰富，外延更为广泛，其涵盖了与健康相关的各种状态。四种“未病态”相互联系、融会贯通才能构成中医治未病的完整理论体系，缺一不可。

“中医+”思维与中医亚健康的关系可以以中医亚健康与数字中医药的融合为例，中医养生文化是中医药传统文化的重要部分，也是中医治未病学科的精髓和灵魂。在全民注重健康养生的热潮中，如何将中医治未病学科的养生文化传播最大化，是值得深入探讨和研究的。在国内，通过中医药科普宣传周、主题文化节、知识技能竞赛、中医药文化科普巡讲等多种形式，可以提高公众中医养生保健的素养。同时需要建设中医药文化科普队伍，深入研究、挖掘、创作中医药文化艺术作品，开展中医药非物质文化遗产传承与传播。作为中华传统文化的精髓，中医养生文化的海外传播也是非常重要的内容。国家政策中提出，除借助海外的相关学术平台进行传播之外，支持中医药机构参与“一带一路”建设，扩大中医药对外投资和贸易，在与国外的经济贸易合作中渗透中医养生文化的传播也是重要的举措之一。在信息时代高速发展的今天，“互联网+”成为各行各业快速发展的新模式。通过借助互联网技术，中医养生文化通过微信、微博、网络视频、手机App、移动电视等基于互联网技术的多媒体终端，深入渗透到广大民众的生活中，可以得以最大限度地传播与推广。同时，中医养生文化的传播也需“个性化”设计，如针对不同季节时令、不同年龄、不同职业、不同性别、不同实时热点有针对性地选择内容与传播方式，力求“量身定制”型服务，有助于提高推广与传播的力度和效果[3]。

二、亚健康与数字中医药的相关政策导向

国务院办公厅2016年3月22日印发《关于促进医药产业健康发展的指导意见》中提出：“建设智能示范工厂。推进医药生产过程智能化，开展智能工厂和数字化车间建设示范。加快人机智能交互、工业机器人等技术装备在医药生产过程中的应用，推动制造工艺仿真优化、状态信息实时反馈和自适应控制。”

山西省人民政府2016年12月31日《关于印发山西省贯彻中医药发展战略规划纲要（2016—2030年）实施方案的通知》中提出：“深入推进基层中医药服务能力提升工程，充分利用省、市、县、乡中医药适宜技术推广视频平台，大力推广中医药适宜技术，提高基层医疗卫生机构中医优势病种诊疗能力，提升基层中医药综合服务水平。”

中共中央、国务院2019年11月29日印发《关于推进贸易高质量发展的指导意见》中提出：“加快数字贸易发展。推进文化、数字服务、中医药服务等领域特色服务出口基地建设。”

天津市人民政府2021年8月23日印发《关于印发天津市加快数字化发展三年行动方案（2021—2023年）的通知》中提出：“深化‘互联网+医疗健康’，建立医疗、医药、医保三医联动平台，支持互联网医疗领域头部企业参与建设普惠、均等、共享的数字卫生健康共同体，探索‘互联网+’和‘人工智能+’与医疗服务深度融合。”

国家中医药管理局、推进“一带一路”建设工作领导小组办公室2021年12月31日印发《推进中医药高质量融入共建“一带一路”发展规划（2021—2025年）》中提出：“抓住新一轮科技革命和产业变革的历史机遇，促进医工结合，与共建‘一带一路’国家相关机构合作，依托国内外中医药机构成立中医药重大装备研究院，吸引国内外人才专家进行合作，开展中医药领域重大装备研发，加速科技成果向现实生产力转化，逐步实现中医药装备标准化、自

动化、数字化和智能化，为中医药国内外发展提供重大设备支持。”“全面提升‘互联网+’中医药跨境服务能力，大力发展远程医疗和远程教育等跨境支付类服务贸易，推动开展中医药跨境电子商务，引导跨境电商进行中医药产品推广。以数字技术推动中医药共享发展。”“建立中医药多语种课程云平台，线上、线下相结合，为共建‘一带一路’国家从业人员提供中医药学历教育和短期培训，吸引更多共建‘一带一路’国家人员来华学习中医药，加强海外中医药本土化从业人员培养。重点推进现代医学从业者中医药培训，加大中医药科普力度，提升共建‘一带一路’国家民众对中国文化和中医药基础知识理解和认同。”

河北省人民政府办公厅 2022 年 1 月 17 日印发《关于印发河北省制造业高质量发展“十四五”规划的通知》中提出：“着力在基因检测、细胞制剂等领域突破一批关键技术瓶颈，鼓励医药企业开发生物医用材料以及大健康产品等移动医疗产品。培育壮大外包生产平台、研发服务平台、质量服务平台，推动数字经济与生物医药健康产业深度融合。”

国务院办公厅 2022 年 3 月 3 日印发《“十四五”中医药发展规划》提到：“中医药领域改革持续深化，遵循中医药发展规律的治理体系逐步完善，中医药信息化、综合统计、法治、监管等支撑保障不断加强，中医药治理水平持续提升。”其中“提升中医药健康服务能力”板块中提到“彰显中医药在健康服务中的特色优势、提升疾病预防能力”，实施中医药健康促进行动，推进中医治未病健康工程升级。开展儿童青少年近视、脊柱侧弯、肥胖等中医适宜技术防治。规范二级以上中医医院治未病科室建设。在各级妇幼保健机构推广中医治未病理念和方法。继续实施癌症中西医结合防治行动，加快构建癌症中医药防治网络。推广一批中医治未病干预方案，制定中西医结合的基层糖尿病、高血压防治指南。在国家基本公共卫生服务项目中优化中医药健康管理服务，鼓励家庭医生提供中医治未病签约服务。持续开展 0～36 个月儿童、65 岁以上老年人等重点人群的中医药健康管理，逐步提高覆盖率。“强化中医药发展支撑保障”板块中提到“提升中医药信息化水平”，依托现有资源持续推进国家和省级中医药数据中心建设。优化升级中医馆健康信息平台，扩大联通范围。落实医院信息化建设标准与规范要求，推进中医医院及中医馆健康信息平台规范接入全民健康信息平台。加强关键信息基础设施、数据应用服务的安全防护，增强自主可控技术应用。开展电子病历系统应用水平分级评价和医院信息互联互通标准化成熟度测评。鼓励中医辨证论治智能辅助诊疗系统等具有中医药特色的信息系统研发应用。

国家中医药管理局2022年11月25日发布《“十四五”中医药信息化发展规划》，其中提到了“推动中医药健康服务与互联网深度融合”：进一步贯彻落实国务院办公厅《关于促进“互联网+医疗健康”发展的意见》，持续开展“互联网+医疗健康”“五个一”服务行动，推进10项服务30条便民惠民措施落地落实，建设中医互联网医院，发展远程医疗和互联网诊疗，推动构建覆盖诊前、诊中、诊后的线上线下一体化中医医疗服务模式。加强信息化支撑中医药参与新发突发传染病防治和公共卫生事件应急处置力度。

综上所述，结合近年来亚健康与数字中医药的相关政策，可以分析其主要导向包括：一是结合互联网信息平台，通过远程医疗、科普宣传等方式，提高基层中医药服务能力，让中医药亚健康治未病造福于更多的人，服务于人民健康的可及性更广；二是促进亚健康治未病康复辅助仪器发展，推动符合条件的中医人工智能产品进入临床实验，以及中医医疗装备和健康用品的制造生产，推进智能服务机器人发展。

三、亚健康调理服务的数字化发展

在发达国家和地区，针对亚健康的预防医学已经发展了许多年，相应的领域也相当成熟。他们通过一系列相互关联的亚健康管理行为促使个体朝着正确的健康生活方式发展，提前干预各种亚健康行为，使得防患于未然成为可能[4]。

为了实现这一目标，这些国家通常会首先为每个目标对象建立个人的健康专属档案。根据不同个体的评估结果，定期进行健康体检和健康危险因素评估，并根据结果提供个性化的健康咨询和心理辅导，以帮助他们建立正确的工作、学习和生活方式[4]。

进入21世纪，互联网的出现和普及推动了信息产业的迅猛发展，这也使得健康管理取得了突飞猛进的进展。特别是近年来，一些国外的高校和研究机构加大了研究力度。例如，美国密歇根大学健康管理研究中心和德国朗曼德健康研究机构等，利用人工智能和数据挖掘技术在疾病信息的预测评估方面取得了卓越的成就。

当传统的亚健康服务模式与现代互联网和信息技术相结合时，就建立了基于亚健康服务平台的发展。以美国 DXplain 和英国 Auminence 为例，这些平台利用输入的信息进行匹配，根据患者提供的症状等多种个人信息列出各种诊断。此外，国外还有 ArchimedesIndiGO、DiagnosisOne、Elsevier、Isabel、PKC、Micromedex 等健康服务平台，它们在亚健康防治中发挥着至关重要的作用[4]。

长期以来，中国的医疗卫生领域存在着“重医治，轻预防”的误区。绝大多数医院一直将重点放在治疗上，引进国外先进设备和仪器来对付各种已病，却忽视了“上工治未病，中工治欲病，下工治已病”的古老智慧。

然而，近 15 年来，随着互联网和各信息技术的大规模高速发展以及中国整体应用互联网的国民比例增加，特别是近两年来，各种可监测人体各项身体指数数据的可穿戴设备的发展，以及基于在线平台的大数据医疗技术的发展，为亚健康服务提供了新的发展思路。由于人体器官的慢恢复特性，保持健康往往比失去健康后再想办法重新获得要容易且有效得多[4]。因此，如何尽可能地提前进行预防行动，将其提前到亚健康状态或疾病发作之前，从而在掌控自身健康方面拥有主动权，变得尤为重要。中国已经有几家颇具代表性的健康服务类平台，如 39 健康网、寻医问药网和好大夫在线网等，它们各自有着不同的侧重点：

39 健康网以互联网为平台，整合优质的健康资讯，传播全新的健康理念。其主要栏目包括健康类新闻、就医用药信息查询、名医专栏和医生在线咨询。主要模式是通过在其网站上投放在线广告，提升医院和药店的曝光率和知名度。

寻医问药网通过介绍和展示与其合作的医院的基础信息（如医院简介、医院动态、医院设备、特色治疗等），为患者和医院之间搭建桥梁。同时，为药店等企业建立网上商城，使其能够直接销售药品和医疗器械；医护人员还可在该网站上建立个人博客，形成独特的个人宣传渠道。

好大夫在线网主要服务模式是促进病患双方之间平等、真诚的交流。该网站拥有医院医生信息查询、病情咨询、预约就诊和就医经验分享四大模块，为患者在选择就医的医院及服务的医生时提供参考，并分享各自的就医经验。

这些平台的出现和发展，不仅有助于提高医疗服务的效率和质量，还能够让更多的人受益于先进的医疗技术和资源。

四、亚健康学科人才培养的数字化发展

近年来，随着国民经济的持续增长，健康服务业逐渐成为一个备受关注的领域。在这个领域中，中医预防保健服务作为一个重要的组成部分，为国民经济的快速发展作出了显著的贡献。为了进一步推动健康服务业的发展，国家政策对相关人才的培养提出了一系列要求。

《国务院关于促进健康服务业发展的若干意见》(国发〔2013〕40号）明确提出，支持高等院校和中等职业学校开设健康服务业相关学科专业，引导有关高校合理确定相关专业人才培养规模。《中医药健康服务发展规划（2015—2020年)》则指出，要推动高校设立健康管理等中医药健康服务相关专业，着力培养中医养生保健等中医药技术技能人才。

人才培养的规模和数量是衡量学科发展成果的重要指标之一，同时也是支撑学科体系建设、构建完整的学科人才梯队的基础。自2013年以来，湖南中医药大学率先设立中医亚健康学专业，以研究生层次培养为主，已培养了一批硕士与博士，为学科发展的进一步研究工作提供了一定的人才基础。2014年，安徽中医药高等专科学校启动“全国亚健康产业大学生就业创业工程项目”，以专业技能型层次为培养目标，有力地支撑了目前亚健康服务行业专业技能人才数量严重匮乏、质量低下的问题。随着学科发展与产业市场的相互促进，中医亚健康专业人才的培养规模也在逐步扩大[5]。

中医亚健康学科人才的培养分为研究生、本科、专科及继续教育四个培养层次。不同层次人才的定位不同：研究生层次主要定位于本学科师资、科研人员的储备人才，以及产业实践顶层设计人才。本科层次是本学科人才的主体层次，主要定位于复合型人才，重视“三基”的培养，他们是研究生层次培养的贮备群体，而专科层次人才提高基本理论、基本知识、基本技能也是以本科层次的学养为目标。专科层次人才主要定位于专业技能型人才，强调亚健康专业的操作技能和实际动手能力的培养。专科层次人才也是目前健康服务业市场急需的主要人才类型。继续教育主要针对当前从事美容、养生、保健的社会人员向亚健康服务领域的转型群体，规范和提高其理论基础和操作技能[5]。

近年来，随着现代教育教学手段的不断进步，中医亚健康学人才培养普遍

开展了数字化实验教学，提高了教学效果。中医院校通过长期开展数字化中医亚健康学教学模式，设计和开创了大量关于“四诊”、临床辨证的数字化实验课程。引入现代数字化人体三维影像虚拟技术可以让学生获得穴位解剖结构的感性认识，加深直观印象和对针刺危险性的理解，对针灸技术的学习有较大的促进作用。

开展数字化中医亚健康学教学，可以帮助院校积累更多相关的教学经验，并不断完善数字化实验教学的基础设施，推进专业化、特色化中医诊断实验教学模式的形成，进一步提升中医亚健康学教学的总体水平。随着数字化中医亚健康学实验教学影响力的进一步增强，院校自主研制的各项数字化教学仪器、诊疗软件等均可以得到进一步推广，从而增强了院校的整体教学实力与影响力，吸引了更多其他院校的师生前来本校交流和学习，使得课件、软件、教材均得以向周围地区学校辐射[6]，培养更多优秀的中医亚健康学人才。

五、亚健康检测评估技术的数字化发展

亚健康是一种介于健康与疾病之间的状态，尽管没有明显的器质性病变，但已存在潜在的病理信息。这种状态涵盖了广泛的范围，包括身体、心理和情感方面的问题，导致健康状况下降。由于亚健康状态下的症状和功能性改变往往难以用传统的影像学技术进行诊断，因此需要寻找新的检测方法。近年来，医用红外热成像技术作为一种新兴的、逐步成熟的技术[7]，在亚健康检测评估领域发挥了越来越重要的作用。

通过将红外热成像技术与其他检测方法（如症状、现代影像技术和量表评价体系）相结合，可以将肉眼无法观察到的、体内的亚健康功能性变化转化为可视化和可量化的动态温度信息。这种方法不仅提高了亚健康临床研究的客观性和准确性，还有助于提高亚健康的可视化水平[8]。

红外热像技术已经在多个领域显示出优势，如判断软组织疼痛的部位、性质和程度，评估急性和慢性炎症的范围和程度，监测血管供血功能状态，以及肿瘤预警、全程监视和疗效评估等。此外，红外热像技术还被广泛应用于多种疾病的诊断，如炎症、栓塞、疼痛、乳腺癌、肺癌、肝癌、胰腺癌、溃疡、烧伤等，并适用于人体各个部位的诊断，如头部、颈部、心血管系统、脊椎、四

肢血管、乳腺、前列腺和胃肠道等。

同时，红外热像技术在亚健康领域的研究和应用也取得了一定进展。正常人体的温度分布具有一定的稳定性和对称性。然而，由于解剖结构、组织代谢、血液循环和神经状态的差异，人体的不同部位会有不同的温度，从而形成不同的热场。当人体某处出现亚健康状态或疾病时，该处的血液流动和细胞代谢会受到影响，导致局部温度发生改变，表现为温度偏高或偏低。如果全身或局部的温度偏离正常范围，则可能存在疾病或损伤。通过对热像的定量化研究，可以增加这些发现的可靠性和客观性。

通过对红外成像技术的研究，可以将人体亚健康等状态的检测数据化，并将红外热成像技术应用于亚健康的评估、检测和指导调理方案。这是当前亚健康产业发展的未来趋势。例如，在广州中医药大学举办的《亚健康红外技术调理》教材编撰研讨会上，亚健康红外技术调理有望被编入教材。这有助于将红外医学学术研究应用到社会发展和医学保健中，推动行业规范的提升和推广，促进产学研用的一体化发展。

此外，中医四诊作为亚健康评估的重要诊断方法，也需要实现四诊信息的数据化。借助多模态数据融合等人工智能信息技术，可以实现四诊融合，最终实现智能诊断，真正促进中医临床诊疗智能化发展。其中，脉诊作为中医亚健康诊断的特色诊法，已经初步实现了客观化和数据化。通过现代脉诊仪收集的患者脉图和脉搏波参数，结合人工智能技术，可以进行亚健康程度的分析和评判。这种方法避免了由医生经验水平差异而导致的诊断误差。目前，以中医脉诊理论为指导、结合现代技术进行脉诊现代化研究方兴未艾。

睡眠质量评估在亚健康领域的研究越来越受到重视。在目前的临床研究中，通常使用主观量表如匹兹堡睡眠质量指数（PSQI）量表来筛查和评估受试者的睡眠质量。近年来，为了提高睡眠监测的客观性和准确性，一些新的设备和技术也逐渐被引入睡眠研究中，如便携睡眠监测和体动仪等。

心肺耦合（CPC）技术是一种新型的睡眠监测方法，通过收集心电信号并分析心律信号与呼吸信号的关联度和互谱功率生成睡眠期心肺耦合动力学频谱，对数据进行计算和统计分析。这种技术能够真实地反映受试者当晚的睡眠结构以及分时段监测睡眠质量，客观地量化睡眠质量的指标。与传统的睡眠监测方法相比，CPC 具有采集方便、报告简单等优点，尤其适用于多次采集需求。因此，CPC 已经被广泛应用于对亚健康人群睡眠质量的监测。

此外，生物信息技术在亚健康评估领域也得到了广泛应用。基因组学、转录组学、表观组学、蛋白质组学和代谢组学等多种生物信息技术手段可以帮助医生对患者的生物数据进行储存、处理和分析，从而挖掘出潜在的生物信息。这些信息为客观评估人体所处的生理和病理状态提供了依据，也为亚健康状态的监测和识别提供了帮助。

在疾病的中医证候研究方面，生物信息技术在一定程度上揭示了中医“证”的本质，并为中医药的精准干预提供了方向。因此，探索生物信息技术在亚健康管理中的实施方法和路径不仅能实现更早期的亚健康状态识别，还能充分发挥中医药对亚健康状态精准干预的优势，进一步完善中医亚健康精准管理的内容。

六、亚健康与养生保健文化宣传的数字化发展

优秀的中医药文化不仅承载着丰富的历史积淀，而且对于引领中医药学的发展起着举足轻重的作用。因此，应当重视并致力于做好中医药文化的传播工作，以便更好地继承和发展中医药事业。近年来，中医药文化受到了前所未有的关注和重视。在国家大力倡导发扬传统中医药文化的背景下，如何做好中医药文化传播这一命题，对于提升国家的软实力具有不可估量的重要意义。这不仅有助于增强民族自豪感和文化自信，还能为世界医学发展贡献中国智慧和中国方案。

做好中医药文化传播，对于提升国家的软实力有着不可估量的作用。面对社会老龄化问题越来越突出的现状，原有疾病在没有得到有效控制的同时，新的疾病又层出不穷，医学界面临着巨大的挑战。在这样的背景下，中医药作为中国医疗卫生事业的重要组成部分，其宣传推广中医学中的亚健康与养生保健文化意义不言而喻。通过加强中医药文化的传播，可以让更多的人了解和认识中医药的魅力，从而提高民众的健康素养和生活质量。原国家卫生和计划生育委员会副主任、原国家中医药管理局局长王国强指出：“中医药是中国独具特色的医学科学，是中华民族对世界医学和世界文明的重要贡献。”面对医学难题，中医所提倡的整体观念、辨证论治和治未病等理念贡献越来越突出，其作用和地位也得到了国内外医学界的肯定和赞誉。总之，中医药文化是中华民族

的瑰宝，是我们民族精神的重要体现。我们应该珍视和传承这一宝贵的文化遗产，将其发扬光大，使之更好地服务于人民健康事业。同时，我们还要不断创新与完善中医药文化传播的方式和方法，让中医药文化在国内外产生更广泛的影响，为推动全球医学事业的发展作出积极贡献。

目前，数字化技术正成为推动中医药亚健康与养生保健文化传播质量变革、效率变革、动力变革的重要驱动力。促进数字经济和实体经济深度融合，是推动传统产业转型升级的必然选择。亚健康与养生保健文化宣传的数字化升级转型，符合世界未来医学的发展趋势，符合新一代年轻人的健康需求，符合数字中国和健康中国的战略要求。推动亚健康与养生保健文化宣传数字化发展，要求我们把握数字化、网络化、智能化方向，利用互联网、大数据、云计算、人工智能、区块链等数字技术对传统亚健康与养生保健文化宣传进行全方位、全链条改造，提高全要素生产率，更好地发挥现代科技对中医药振兴发展的放大、叠加倍增效应，让中医药在新时代焕发出新的光彩。

随着时代的发展，传统媒体如报纸、电视等传统的传播方式已经逐渐无法完全满足受众的需求。因为这些传统媒介受到过多的限制，使得它们的内容和形式无法跟上时代的变化，从而无法吸引受众的注意力[9]。

然而，与传统媒介相比，新媒体技术的迅猛发展为中医药文化的传播提供了新的机会。短视频作为新媒体的一种形式，生动形象地展示了中医药文化，充分利用了人们的碎片化时间，制作和传播都十分方便。因此，短视频成为宣传中医药文化的一个很好的方法。随着短视频的兴起，越来越多的科普工作者投身其中，将其作为传播和交流知识的重要工具。他们产出了大量的关于中医药文化、知识科普、养生健身等方面的优质内容。这些视频的粉丝群体相对固定，而且在不断变化中逐渐扩大，为中医药文化的广泛传播创造了可能。

新媒体在拓宽中医文化的传播渠道、扩大中医文化传播范围和提升中医文化内容呈现形式等方面发挥了一定优势。为了解决新媒体传播过程中出现的问题，可以通过媒介融合来进行完善，即中医药文化的融媒体传播。融媒体集中了各种媒介的优势和特色，全面整合传播过程，实现媒介间的互联互通，如资源的通融、内容的兼融、宣传的互融和利益的共融。在继承中医药文化传统媒体的基础上进行创新，促进文化的传播。

近5年来，南京市中医院不仅通过新媒体不断推广中医药文化，还与《扬子晚报》等地方媒体坚持专栏性合作，寻找文化宣传推广的突破口。围绕金陵医脉中医地域特色，南京市中医院与中央电视台科教频道（CCTV－10）品牌栏目《健康之路》合作策划了38期专题节目，与中央电视台国际频道（CCTV－4）品牌栏目《中华医药》合作了6期围绕非物质文化遗产项目相关的传统医药类纪录片，产生了深远的影响。此外，南京市中医院还与江苏省广播电视台、南京广播电视台等健康类栏目合作，如《万家灯火》《标点健康》等，推出了42期专题类节目。通过这些努力，南京市中医院真正实现了融媒体平台的中医药文化推广建设。元宇宙给亚健康与养生保健文化宣传的变革和发展带来新的机遇。它是融合区块链、交互技术、虚拟现实、沉浸式体验、互联网、云计算等各种数字技术的终极数字媒介，具有虚实融合的特点，可以为中医药教育赋能并提供想象空间。目前，通过元宇宙建立知识深度挖掘的中医亚健康与养生保健文化的数据库，可以将海量中医药古籍内部的词条聚合构建成庞大的知识体系，这个知识系统可以分析、跟踪、过滤读者的困惑点和疑问点，最终形成一条知识链。比如，用户在元宇宙数据库中浏览《金匮要略》第三篇百合病，只要触摸条文中感兴趣的词条“百合病”，马上会出现该词条的校注。除校注外，元宇宙通过数字孪生、3D建模、拓展现实等技术向学习者展示日常生活中“百合病”病人的主要症状，并配有文字影音详细解说百合病的辨证治疗、中医处方。

同时，利用在元宇宙打造游戏化学习模式。网游是元宇宙的原型，游戏化学习是较为适合搭配教育元宇宙应用场景。中医元宇宙借助增强现实（Augmented Reality，AR）、虚拟现实（Virtual Reality，VR）、混合现实（Mixed Reality，MR）、人工智能等技术，将游戏体验与知识学习相融合，来提升学习的趣味性和刺激性，使学习者能够全身心投入学习过程中，增强其“沉浸式体验”，从而实现真正意义上的寓教于乐。在使用者学习亚健康与养生保健文化的过程中设置游戏闯关活动，活动的内容主要为亚健康与养生保健知识答题或在线模拟训练，只有顺利通过第一关的闯关活动，才能继续第二关的阅读和闯关活动，关卡游戏由浅入深，层层升级。这种阅读方式突破了传统枯燥烦人的阅读模式，由此激发读者的学习兴趣和探索求知欲。元宇宙在5G和高速率等性能的保障下，除了能采集学习过程数据，还能利用生物数据采集设备采集学习者的脑电、心率、皮肤电等生理数据，并识别使用者的面部表情、语言动作、手势等课堂行为数据，将这些数据储存在区块链中，从而为每位使用者制订个性化的游戏方案。

未来伴随现代数字化技术的不断发展，还会有越来越多的现代技术运用到亚健康与养生保健文化宣传推广之中，从而保障和推动中医学的传承与创新发展，助力中医药文化的传播。

参考文献

[1] 张冀东，刘琦，叶培汉，等. 基于“中医+”思维促进中医治未病学术的传承与创新 [J]. 湖南中医药大学学报，2017，37（2）：133-136.

[2] 张冀东，何清湖，孙贵香，等. 基于“中医+”思维的中医亚健康职业技能水平培训教材编写初探 [J]. 湖南中医药大学学报，2017，37（1）：115-117.

[3] 何清湖，张冀东，洪净. 以“中医+”构建健康管理服务规范 [N]. 中国中医药报，2016-06-16（3）

[4] 胡文俊. 在线亚健康服务及实施的研究 [D]. 武汉：华中科技大学，2015.

[5] 何清湖，张冀东，孙贵香，等. 中医亚健康学人才培养模式的思考 [J]. 中医教育，2016，35（4）：41-44.

[6] 张明懿，禹白絮. 数字化中医诊断学实验教学模式的构建与实践探究 [J]. 科教文汇（上旬刊），2020（10）：98-99.

[7] 连志强，余华，孟鹃，等. 医用红外热像技术在亚健康人群颈部体检中的应用 [J]. 宁夏医学杂志，2013，35（10）：956-957.

[8] 匡小霞，余葱葱，黄祖波，等. 红外热像图在亚健康状态功能表征的价值探讨 [J]. 内蒙古中医药，2010，29（14）：119.

[9] 薛帅强，丁一，蔡蔚建. 以短视频为载体的中医药文化科普实践研究 [J]. 科技资讯，2021，19（23）：176-178.

HB.15 数智时代背景下中医药精准医疗的研究与发展

刘　彩[①]　汪吟寒[②]

摘　要：数智时代的先进科技助力了中医药精准医疗的研究与发展。本报告系统阐释了人工智能、大数据、云计算等数智技术在中医药精准预测、预防、诊断和治疗方面的研究和应用现状。中医药精准预测和预防在一些疾病中具有独特优势，强调“治未病”的理念。通过患者的生活方式等，基于中医传统的“望、闻、问、切”四诊，结合现代数智化技术，实现“一人一药一方”的病证精确诊断和治疗及康复。中医药精准医疗在加强精准力度、实现信息共享、医疗人才培养、现代医学融合、法规政策健全等方面仍面临挑战。随着科技进步和社会发展，中医药精准医疗有望为人们提供更为科学、有效的健康管理和医疗服务，助力中医药现代化和国际化目标的实现。

关键词：数智时代；中医药精准医疗；中医药精准预测；中医药精准预防；中医药精准诊断；中医药精准治疗

数智化即“数字化＋智能化”，是在数字化基础上的纵深发展，是一种依托人工智能、物联网、云计算、大数据、移动互联网、区块链等数字技术实现智能化、高效化、自动化的生活方式和工作方式，旨在提高生产效率、改善人民生活、推动经济社会变革[1－2]。近年来，随着数字化、网络化和智能化的深入发展，中医药领域也迎来了数智中医药的广泛应用。数智中医药不仅在中医传承工作站、中医健康养生智能设备等领域得到了应用，还涉及中医古籍专题信息库建设、国家中医药历史博物馆等多个方面。同时，在线中医诊室、智能化中药房、中药资源共享房等“互联网＋中医药”的应用和推广持续提升中

① 刘彩，管理学博士，天津中医药大学管理学院教授。研究方向：中医药健康管理与政策。

② 汪吟寒，天津中医药大学管理学院研究生。研究方向：卫生管理与政策。

医药医疗服务质量，致力于为患者提供更加优质、高效的医疗服务[3]。

美国国家研究理事会早在2011年便提出精准医学研究项目，以大数据为基石，打造精准生物医学研究知识网络和创新疾病分类体系，即基于大数据的精准医学[4]。如今，数字经济在推动经济发展中发挥着关键作用，促进实体经济深度融合和传统产业转型升级。中医药的数字化升级转型，不仅顺应全球医学发展潮流，并贴合新一代青年对健康的需求及消费模式，还符合数字中国和健康中国战略。推进中医药产业的数字化进程，需紧扣数字化、智能化、网络化的前进方向，运用互联网、大数据、人工智能、云计算、区块链等现代科技，对传统中医药产业进行全面改造，提升生产效率，进一步发挥现代科技在中医药发展中的积极效应，推动数智时代中医药的发展[5]。

中医药精准医疗（Traditional Chinese Precision Medical Treatment，TCPM）以中医药理论为指导，结合现代遗传、分子影像、系统生物学、生物信息学、大数据分析等先进技术，同时融入患者的生活背景、临床数据以及中医传统的“望、闻、问、切”四诊信息，实现精准的疾病分类和诊断。其核心目标是为患者制订个性化的健康维护、疾病预防、治疗与康复方案，并深入剖析其疗效和安全性机制。中医历来注重精准辨证、预防未病和个性化治疗，这种智慧可追溯到《黄帝内经》时期，早于现代西方医学的个性化医疗理念。中医方剂中的“方证合一、药证合一”等思想也是精准化医疗的展现。结合现代的表型组技术，中医的精准性和解读能力将进一步提升[6]。历代医家都在探索最佳病因、病机方法，强调“辨证”是“论治”的基石，其精准程度直接关系到论治的效果。中医的辨证论治是一种个体化治疗手段，通过望、闻、问、切，结合患者多种因素，揭示疾病本质，并因时、因地、因人制订适宜的治疗方案，这在一定程度上与西医的个体化治疗理念相似，符合精准医学的学科理念[7]。

在数智时代，借助大数据、云计算等技术，不同主体可以协同互助，携手共建一个集预防保健、疾病治疗、康复疗养于一体的综合健康服务平台，该平台致力于向居民提供更为智能化、情境化、个性化的全方位健康服务，并贯穿其生命的始终。进一步利用AI技术基于大数据实现对物理世界和社会系统的映射，通过物联网和移动网络将各个主体、要素和流程有效联结。由此即能够构建一个互联互通、协同共建的健康信息共享体系。该体系旨在全面、持续地对居民整个生命周期的健康状况进行监测、评估和干预[8]。具体来说，可以包括中医药精准预测、精准预防、精准诊断和精准治疗四个阶段。

一、数智时代下的中医药精准预测发展与应用

对疾病的精准预测为病证的精准诊断和治疗打下坚实基础。中医药精准预测是基于中医药的理论和方法，运用现代科技手段，针对患者个体差异和疾病发展趋势进行精准判断和预测的方法。它旨在通过深入分析患者的体质、病情、生活习惯等因素，以及疾病的发展规律和演变趋势，为患者提供个性化的中医药治疗方案，并在疾病发展过程中进行精准干预和预测，以提高治疗效果和生活质量。中医药精准预测的主要研究领域即基于大数据建立模型进行预测与分析。这种预测方法不仅体现了中医药个体化治疗的特色，还融入了现代医学的精准医学理念，为中医药在现代医学中的发展和应用提供了新的思路和方法[9]。该理念目前已在一些疾病中得到发展和应用。

（一）中医药精准预测与非酒精性脂肪性肝病

非酒精性脂肪性肝病（Nonalcoholic Fatty Liver Disease，NAFLD）是一种临床病理综合征，其主要特征是肝细胞内脂肪过度沉积，这一现象是在排除了酒精和其他明确的肝损伤因素后观察到的。这种病症与胰岛素抵抗和遗传易感性密切相关，被视为一种由代谢应激引起的肝损伤，属于获得性疾病范畴。大量基础性研究发现不同的内源性代谢物可作为中医药防治 NAFLD 的客观疗效标志物。数智时代的现代生物科技，可以对于不同证型的患者，依据其不同的病因病机、生理病理的变化中表现出的生化指标异常多样性进行分析，深入发现此证型异常指标的表现特点，在症状的基础上，通过生化指标将“证型”更加形象地表现出来，阐明证候转变规律，从而为 NAFLD 的精准治疗打下基础[10]。邢晓丹等[11]研究发现：谷丙转氨酶（Alanine aminotransferase，ALT）在中医证型之间差异具有统计学意义，具体表现在相较于肝郁气滞、肝郁脾虚两类患者，在湿热内蕴和痰瘀互结患者中升高更明显；而谷草转氨酶（Aspartate aminotransferase，AST）在痰瘀互结患者中升高明显。据此就可以借助代谢组学、基因组学等现代生物科学技术，开展中医临床试验、中医基础研究，发挥中医药的全方位、多靶点优势，对 NAFLD 患者进行针对性的个体化干预。

（二）中医药精准预测与航海晕动病

在对航海晕动病的研究中，中医做出了较为显著的贡献，具体体现在发现个体的中医体质与晕动症之间存在显著关联，不同体质类型的个体在航海时患晕动病的发病率存在差异。特别是具有湿热、气郁、气虚、阴虚和阳虚体质特征的人，更容易出现晕动病的相关症状。湿热体质的人晕动病的发病率较高[12]。因此，通过中医体质的判断，可以对航行过程中航海晕动病的发生风险进行有效预测。船员在出海前接受中医体质辨识检查，一旦被确定为易患晕动病的体质类型，便可利用中医药调理手段来改善自身体质状况，从而降低晕动病的发病率[13]。使用生姜[14]、刮痧与隔姜灸协同治疗[15]、脐部使用镇吐脐贴[16]以及经皮电刺激[17]等，均能有效预防和缓解晕动病的症状。

（三）中医药精准预测与糖尿病周围神经病变

糖尿病周围神经病变（Diabetic Peripheral Neuropathy，DPN）是糖尿病中最普遍的神经病变类型，同时也是糖尿病的慢性并发症之一。在排除其他因素后，糖尿病患者若表现出与周围神经功能障碍相关的症状，如下肢较上肢更常出现的对称性疼痛和感觉异常，那么可推测为糖尿病周围神经病变。对于此类疾病，精准预测是防止病情恶化的关键手段之一，数智时代的先进技术为此提供可能。在实施过程中，结合社区健康管理服务体系，构建了现代医学与中医证候学相结合的指标体系。通过运用这一体系，成功构建病证融合的疾病预测模型以及中医药干预的循证框架，旨在推动社区慢性疾病风险评估与预警的智能化和信息化进程。基于 DPN 预警预测模型的输出，针对中药在治疗“气滞血瘀”证型患者方面的疗效进行实证研究。在研究验证过程中，采用与中医证候要素和现代生物化学指标相对应的算法模型，全面考虑中药的药物成分、给药剂量，以及患者的生活方式、饮食习惯等多种因素。借助神经网络算法、可变加权分类关联决策树算法等先进的数据分析技术，对收集到的大量临床数据进行深入挖掘和决策优化迭代。最终，所得的分析结果将反馈至源头数据，从而不断完善和优化社区 DPN 预警与中医药干预的数据模型，确保其稳定性和有效性，有助于深入了解患者病程变化[18]。

二、数智时代下的中医药精准预防发展与应用

疾病预防是精准医疗的核心内容之一，这与中医“治未病”的预防理念相契合[19]。中医药精准预防即运用中医药的理论和方法，根据个体的年龄、性别、职业和体质类型等因素，以及所处的环境、季节、气候等背景进行综合考量，选择适合的中药、饮食、运动等方式进行预防，实现具有针对性、个体化、精准化的预防保健，从而提高个体的抗病能力，减少疾病的发生率。在此过程中遵循个体差异，观察不同体质人群的患病倾向和差异性。在评估健康风险时，需要从疾病的上游入手，利用信息数据如电子健康档案等，综合考虑地域、时节、环境等宏观因素，以及家族病史、个人习惯、分子遗传等微观层面的信息。通过对这些信息的筛选和处理，能够更准确地分析出不同患者的患病可能性和风险。基于这些个性化的数据，借助大数据的分析模式，为患者制定出最优的疾病预防策略。同时，为了及时发现并应对潜在的健康问题，需要建立有效的疾病预警机制。在辨体、辨病、辨证的综合指导下，力求实现精准预防，为患者提供更加个性化和科学的健康管理服务[20]。

（一）中医药精准预防与缺血性脑血管病

个体化诊疗是中医辨证论治的精髓和内涵，可通过运用基因组学等现代科技手段和方法，并结合缺血性脑血管病（Ischemic cerebrovascular disease，ICVD）患者的不同体质，在中医辨证论治的基础上，为 ICVD 患者量身定制一份个性化诊疗方案，从而更好地治未病，阻断或延缓 ICVD 的发生发展。同时，将传统医学方法与现代医学技术有机结合，可监测、评估及预测患者的健康状况和 ICVD 易感基因，以科学、全面和有效的方式实施体质调理、情绪调控、饮食管理以及预防养生工作，从而降低 ICVD 的发病率，阻断 ICVD 的进展，实现“精准预防”[21]。

（二）中医药精准预防与非酒精性脂肪性肝病

通过中医药精准预测了解到非酒精性脂肪性肝病患者的体质特点后，就可以进行中医药的精准预防。如可基于中医“药食同源”的理论，根据体质类

型为患者定制不同的中医日常食疗方案，同时辅以适当的体质锻炼，有利于提高疗效和患者依从性。祝嫦[22]等研究发现，在中医和中药治疗方案的基础之上，结合中医药膳食疗法、体育锻炼，对患者在控制体重、下调血脂水平和改善肝功能生化指标等方面具有一定的效果，且疗效均优于单纯的中药治疗组。另外，NAFLD 的发生与基因多态性关系密切。基因多态性是个体体质差异的分子学基础，多个基因产物在相互影响、相互作用下共同塑造了多样化的体质类型，将体质的精准分型与基因多态性紧密结合，综合分析多种基因多态性，从辨证论治的角度出发，对相关易感体质、易感基因的人群进行全方位、多途径、多靶点的个体化“精准预防”。采用体质、情志、饮食等精准调节，一方面有效预防 NAFLD 的发生，另一方面阻断疾病的发展，实现既病防变[23]。

三、数智时代下的中医药精准诊断发展与应用

精准诊断是制订有效治疗方案的重要基础，而对证候进行精准辨识和客观评估则是中医药实现精准治疗的前提。为了实现精准诊断，需要综合运用多种手段和技术。首先，需要全面客观地收集患者的主诉、症状、体征等临床表现，对其进行系统化解析。同时，还需要借助系统生物学、生物信息学、大数据分析等前沿学科的理论和方法，深入挖掘疾病的分子生物学基础，发现具有特异性的生物标志物，揭示疾病发生、发展和转归的内在分子机制及规律。这样，才能对病证进行更为客观、准确的诊断，为后续治疗方案的制订提供坚实基础[24]。

中医诊断的核心原则在于整体审查，四诊合参，病症结合以及动静统一，这些特色让中医学在现代诊疗路径的研究中更具独特性和可操作性[25]。具体来说，中医诊断是全面、动态、本质化的，它通过“望、闻、问、切”四诊合参的方式，从多个角度收集症状、体征、病史、病因等病情资料，并将其概括为特定的中医疾病病理本质。在临床上，中医证候诊断常基于症状、体征、舌象、脉象等证候要素，因缺乏统一标准，诊断结果常受个人经验影响，存在主观性和模糊性。但随着生命科学研究的深入，生物标志物已成为实现精准诊断的核心要素。这些标志物不仅精准地沟通了医学基础研究与临床诊疗的各个

环节，形成了坚实的联结纽带，还解决了中医证候诊断中的难题。通过运用精确的中医证候生物标志物，可以实现更精准的诊断和用药，结合中医的整体宏观辨证与微观辨证，提高诊断的客观化、精细化和量化水平。同时，这也为中药疗效的客观评价提供了依据[26]。

现代中医智能诊断应用主要包括三个核心层面：首先，借助人工智能、数据挖掘和运算分析技术，中医四诊信息得以融合，形成智能辅助诊断平台。这一平台能够实现信息的标准化和规范化采集、隐性数据的深入挖掘以及高效的数据管理，从而输出精准的诊疗辅助决策方案，并智能化地开具药方，有效解决中医诊断中的个性化问题。其次，利用大数据技术，中医专家的辨证施治实践体系被转化为数据形式，构建成规范化的数据库。这一数据库在临床诊断中发挥着重要的辅助诊断和临床决策作用，不仅有助于专家经验的传承，还为青年中医提供了宝贵的学习资源。最后，基于智能诊断技术，成功构建了中医指标与生物标志物之间的紧密联系，致力于发掘具有中医独特性的生物学指标。通过将中医的宏观整体辨证观与现代微观指标相整合，并运用跨学科的研究方法，实现更精确的诊断和智能化的健康管理[27]。代表性技术如下所示。

（一）中医药精准诊断中的脉诊技术

近年来，各国重大流行病学调查分析的十大死因大部分与人体循环不良有关，因此，血液循环为“精准医疗”的研究和发展提供了新的思路。中医向来讲究“气血”循环，对于循环病，西医的专长是危机处理、介入治疗，而中医的长处是以脉诊等检视，早期发现，保守治疗，减少痛苦。

美国霍普金斯大学生物物理学博士王唯工，经过近三十年对中医经络的研究并于1988年发明了脉诊仪，它可以测定十二条经络系统的特征共振频率，为人体庞大的循环系统安装上“全球定位系统”（GPS）。还可以通过体外用脉诊仪测定人体十二条经络的共振频率谱图并与健康标准谱图比对，从而精准定位病灶在循环系统中的位置和程度，实现“精准诊断”。同时也可以利用经络系统中体外的穴位（穴道）和归经药物透皮给药（内病外治），沿循环系统通道导航至病灶，实现“精准治疗”和早期防病（治未病）[28]。

中医辨治过程中，对机能的有限定性和无限定量给予了高度重视，并深刻认识到两者之间的紧密关联。经络系统作为中医理论的重要组成部分，具备精准的定位、深入的定性、明确的定时以及细致的定量特性，这些特性共同构成了经络系统的独特之处，为中医辨治提供了有力的理论支撑和实践指导，同时也为舌象和脉象辨识提出了新颖的解决方案。目前技术已实现将传统的象数理法与先进的生物电子技术相融合，深入探讨了经络的能量特性及其与人体生理状态的内在联系，为实现舌象和脉象的精确辨识、解决辨证施治的难题提供了有力支持。中医智能诊疗系统旨在将精确的证候辨识分析、经络能量状态的精准测量以及个体化的治疗方案制订与疗效评价有机整合。系统综合运用人工智能、大数据分析等先进技术，对患者的症状体征、舌脉象征、经络能量状态等多维度信息进行智能整合和关联分析，实现精准的辨证分型，并结合中药的药效物质基础和作用机制，量身定制最优化的治疗方案。这一过程的推进不仅彰显了中医诊疗的智慧与精准，更标志着我们在迈向智能诊疗的道路上取得了重要进展[30]。

脉诊技术和仪器研发日益精进，其核心技术涵盖传感器与脉图识别分析，显著推动脉诊客观化研究的进展[31]。张涛等[32]研发的气动柔性智能脉诊仪经过优化升级，其定位功能更加精准，从而确保了脉诊数据的稳定性和可靠性得到了显著提升。Cui 等[33]对平、滑、弦三种脉象的脉图特征参数进行了深入细致的研究与分析，成功确立了一套科学有效的判别标准，为脉诊的精准诊断提供了有力支持。Hu 等[34]专注于研究老年人在不同血压状态下的脉冲数据变化，发现特定特征可用于心血管风险评估。Luo 等[35]运用机器学习算法，成功对健康个体与高血压患者的脉搏波进行了分类与预测，为高血压风险的评估提供了有力支持，进而促进了中医脉诊在临床中的实际应用与发展。段红菊等[36]发现 HIV/AIDS 患者脉象因性别和疾病分期而异，ZM－ⅢC 智能脉诊仪可辅助推断病情发展阶段。于志峰等[37]观察到慢性湿疹患者脉图指标与健康人显著差异，为中医诊断提供依据。张海芳等[38]使用 YM－Ⅲ脉诊仪观察冠心病患者脉象，发现特定脉图参数间存在显著的不同，这些差异为中医辨证分型提供了客观而有力的支持。这些研究共同推进了脉诊技术的深入发展和应用。

（二）中医药精准诊断中的智能化诊断决策系统

利用数据挖掘、人工智能等技术，四诊信息正逐渐实现数字化、规范化和标准化。以中医辨病论治和辨证论治为基础，从多层次、多角度、多指标出发，对中医病证关系的研究是未来的关键方向。中医病证信息化诊断研究的核心目标是构建一套“中医病证诊疗决策支持系统”，如图 1 所示。该系统框架不仅是中医现代化诊疗模式的重要组成部分，而且是推动中医诊疗向更高水平发展的关键力量。通过该系统的构建能够实现对中医病证的全面信息化处理，为临床医生提供更加科学、精准的诊疗决策支持，从而推动中医诊疗的现代化进程，为中医药事业的持续发展贡献新的力量。基于现代信息技术，该智能诊断决策支持系统从宏观和微观两个层面进行工作。在宏观层面上，舌诊仪、面诊仪、光谱仪等设备的应用使望诊技术得以标准化，为舌面诊断提供了精准可靠的依据。在闻诊方面，闻诊仪的应用有效地区分了声音和气味的微妙差别，为医生提供了更为丰富的诊断信息。在问诊环节，专科专病量表的运用使得问诊过程更加客观、规范，有效减少了主观因素的影响。而在切诊方面，脉诊仪结合传感器和脉图识别技术，实现了脉诊数据的客观化和标准化，从而提高了诊断的准确性和可靠性。在微观层面上，智能化诊断系统通过运用临床检验指法、回归算法、降维算法等技术手段，对“望、闻、问、切”四诊所得的信息进行深入的数据挖掘和分析。这些技术的应用不仅提高了诊断的精确性和效率，还为中医临床决策提供了更为科学、客观的依据。这一系统也为中医现代化诊疗提供了有力支持[39]。

智能中医诊断决策支持系统是一款基于人工智能技术的中医辅助诊断工具，它通过大数据、云计算、物联网等技术，对患者的病情进行综合分析，为医生提供精准的中医诊断建议。综合分析这款诊断系统具有以下特点：①拥有海量数据。系统汇集了大量的中医药文献、病例和临床经验，为诊断提供了丰富的参考依据。②保证精准分析。通过人工智能技术对患者的病情进行多维度、全方位的分析，确保诊断的精准性。③可制订个性化的方案。依据患者实际情况，量身打造治疗方案，以优化治疗效果。④实现持续优化。系统不断学习、进步，随着数据的积累，诊断水平和治疗效果将不断提高。⑤突破地域限制。通过互联网技术，实现远程诊断和治疗，提高优质中医药资源的可及性。因此，这款系统不仅能够提高诊断的准确性，还能让中医药在维护健康和治疗疾病方面发挥更大的作用。

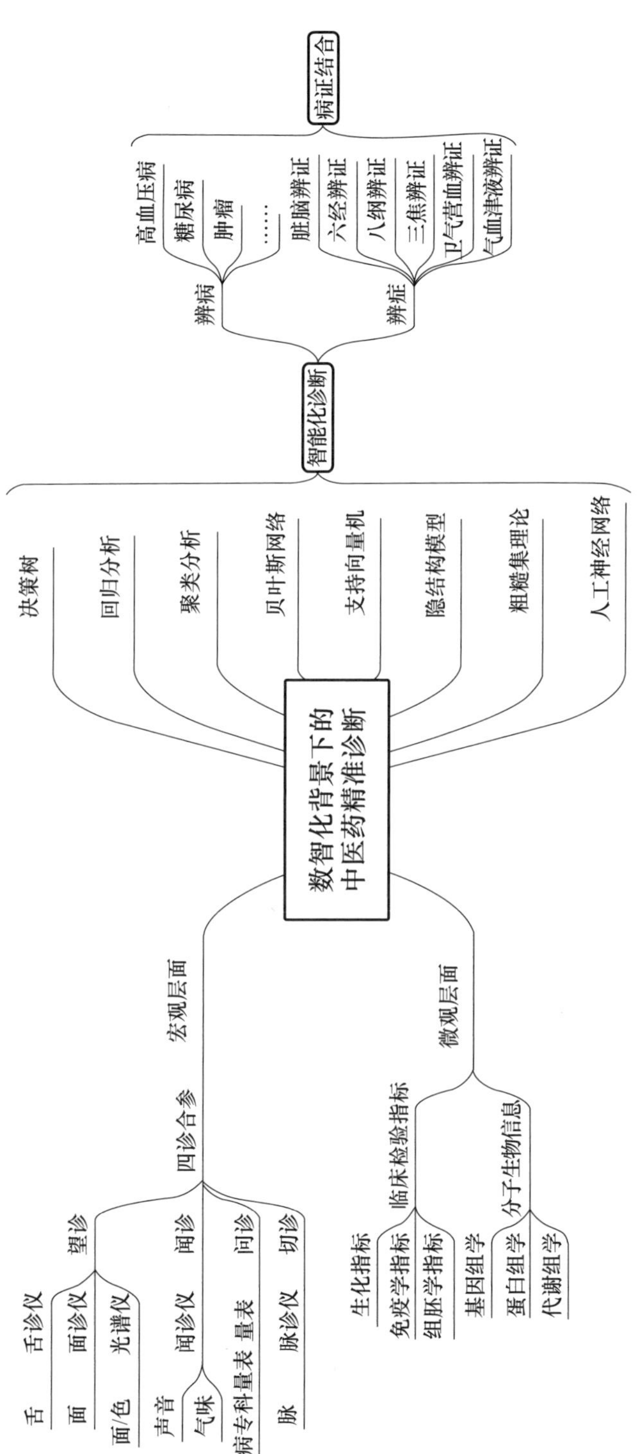

图1 信息化智能诊断决策支持系统

（三）中医药精准诊断中的AI技术

目前，中医诊断智能化、可视化研究大多集中在望诊方面，如望舌、望面、目诊等[40]。研究热点主要集中在AI技术辅助舌诊图片识别及疾病诊断中的应用方面[41]。全部过程可分为图像采集、图像信息预处理、模型构建、模型训练与评估四个阶段。由于图像采集的环境各有差异，舌象图像的质量评估和颜色校正等预处理手段异常重要[42]。对此，可通过对分割舌象图片进行特征学习；基于大数据构建舌象图片数据库，减小图片间差异[43]；以人机结合的方式标注舌象特征[44]，提高对特殊舌象[45]、舌苔的识别度[46]等。2017年，许家佗教授依托国家重点研发计划中医药现代化研究重点专项与清华大学、复旦大学、北京中医药大学等多家知名高校及企业联合开展“中医智能舌诊系统研发”工作，为舌诊这一传统中医诊断技术的现代化发展打下了坚实的基础[47-48]。类似于舌诊，面部、眼部等望诊方面也因图像处理技术的发展而变得客观化、可视化。在面部望诊方面，采集面部相关数据，对疾病进行预测、评估。如AI Watcher利用人工智能算法，可通过面部特征预测肿瘤易感性的突变位点，即便对于西医疾病也有很强的提示作用[49]。目诊方面以《灵枢·论疾诊尺》为理论基础，利用了五轮八廓学说，在充分采集眼部图像及被采集者基本情况等信息后，通过AI算法建立关联为疾病诊断、预测服务。清华大学程京院士团队研制的目诊仪为该领域较佳体现[50]。

因此，中医四诊信息的标准化与客观化是实现中医病证规范应用的关键基石[39]。随着现代信息技术的进步，中医四诊信息在疾病诊断与分类上取得了更精确的成果。精准证候医学以独特的创新诊疗模式，从宏观的整体观念到微观的细胞分子层面，全方位、多角度地探索疾病的本质和治疗方法，有效减少医疗资源的浪费，为患者带来益处[51]。当代，人工智能技术的融入为中医病证理论体系的现代化转型注入了强大动力。数据挖掘、人工智能算法等前沿技术手段的创新应用，推动了病证分类标准的制定，为建立智能化病证辨识模型奠定了坚实基础。中医病证诊断的数字化、智能化转型已成为大势所趋，标志着中医诊疗技术向现代化、科学化阔步迈进。

四、数智时代下的中医药精准治疗发展与应用

不同个体在罹患同一种疾病时，由于病因、环境、饮食习惯、劳累程度、遗传易感性以及病原微生物等因素的多样化，其疾病的发生与发展过程呈现出差异性。这种差异在疾病的外在表现和内在病机特点上均有体现，表现为虚、实、寒、热等多种不同的证型，充分展示了疾病的个体特异性。中医的“同病异治”思想正是基于不同病机制定不同治法，实施个性化治疗措施。精准治疗应遵循因人而异、因时制宜的原则，综合考虑体质、环境、生活方式等因素，制订更具个性化的治疗方案。中医药学独特的指导思想和理论体系，蕴含有整体观、以人为本、辨证论治等基本思想和诊疗理念，体现出“精准医学”的根本追求[52]。

（一）数智时代下的精准遣药组方、配伍合理

为提高诊疗质量、降低中药副作用，精准用药至关重要，即实现“个体化治疗”。通过深度挖掘电子处方和医药文献等数据，优化方药的剂量和配伍，以达到最佳临床效果，促进方药的精准应用。罗国安等[53]利用血清药物化学和系统生物学等方法，结合数据分析，从全局视角揭示了糖肾方在益气养阴、活血化瘀方面的物质基础与作用机制。在中医“异病同治”的原则下，对气阴两虚和血瘀证可以采用相应的益气养阴、活血化瘀治法。因此，针对某一疾病证候的有效物质组成和作用机制，具有相同证候的其他疾病同样可以适用此方法，确保方证对应，避免误诊误治[54]。

同时，根据中药的性味归经、功效作用等特点，借助数学模型和算法分析出中药的组分、药理作用、相互作用等信息，结合患者自身具体情况，实现中药的精准配伍与合理性评估，用最少的药味组成实现最优的疗效，避免超大复方的使用，精简药材的选择，减少患者的用药困扰与用药成本，提高患者的依从性，同时发挥出药物的协同作用，实现精准用药、配伍合理。

张量分解技术是一种新型的人工智能策略，特别适用于多维数据的分析，在异病同治精准用药机制研究中展现出巨大潜力。张量分解通过降低高阶张量的维度，为信号处理和图像识别等领域提供了坚实的支撑工具。与此同时，它

与机器学习、神经网络、知识图谱等人工智能学科紧密相连，为相关领域的发展注入了新的活力，共同推动技术的进步。在张量分解中，CP（canonical polyadic）分解和Tucker分解是常见方法。通过CP分解，一个张量可以被拆解成若干个秩为1的张量的总和；而Tucker分解，作为高阶主成分分析的一种，能够将一个张量分解为一个核心张量和多个因子矩阵的乘积。张量分解可以更好地纳入症候时间和空间上的变化，探索不同治疗阶段中精准用药的关键作用点和内在机制[55]。

（二）数智时代下的精准人群定位

通过对药物成分、机制、量时毒效、疾病数据等多方面特征信息的学习，构建相应的计算模型以寻找药物适用的最佳人群，并根据患者自身个体情况提供最优的服用方式和服用剂量，更好改善目标患者的疾病转归，提高疗效和生存率等。结合大数据采集与处理，实现精准诊断与个性化治疗，凸显中医特色的个性化诊疗，如辨证论治。基于大数据偏序结构的生成原理，成功构建一个包含“病—证—法—方—药—量”等要素的全面知识库，并据此提出了一个切实可行的“精准化中医”模式。计划系统梳理和规范化提取中医典籍和临床病例中关于疾病、证候、治则、方剂的知识要素，构建一个全面的中医知识库。随后，借助大数据分析和挖掘技术对这些知识元素进行多维度的关联分析、严格验证和实践应用，从而得以精细区分疾病证候的各个状态与阶段，并深入揭示“病—证—法—方—药—量”之间的精准匹配关系，明确临床定位与预期效果，旨在为每位患者提供个性化的中医药治疗方案，优化“辨证论治”的临床实践，乃至整个医疗过程，最大程度地提高治疗效果，避免不必要的治疗，实现疾病人群的精准定位[56]。

（三）数智时代下的中药研发

以大数据和人工智能技术为基础，充分分析患者的中西医疾病特征信息（包括中医的四诊合参和西医的生化、影像、病理、遗传等医学信息）及针对该疾病已上市的化学药品信息，并结合患者的基因组学数据信息形成对疾病更加全面清晰的多维度“数字画像”，从而更精准地指导治疗该疾病的数智中药研发，以期在未来的临床使用中获得更优更合理的中西药联用方案推荐。同时，利用数智化技术分析道地药材、珍稀药材的化学成分、药效靶点、药理机制等多维度因素，利用机器学习算法建立模型，最终在已知药材库中寻找合适的替代品，实现中医药事业的可持续发展；另外，需要根据疾病变化情况，切实做到辨证论治[57]。

（四）数智时代下的中医理疗和康复

目前，在中医理疗和康复智能设备领域，非药物疗法正经历积极创新，例如借助数字经络技术的智能针灸机器人，能够自动化定位穴位、智能化配伍，并模拟针灸师的施针技巧，进一步丰富现有的医疗资源[58]。得益于人工智能技术的不断进步，机器人现在已经可以分析和感知数据，甚至能够进行逻辑推断并提出决策性意见。会话型人工智能机器人如Chat GPT，未来有望在诊前问诊、医学教育辅助及行政工作等方面发挥作用[59]。此外，还应大力发展互联网诊疗和远程医疗，推动中医互联网医院的创新服务模式，以促进优质医疗资源的均衡分布和扩容，进而高效服务基层，弥补基层医疗在数量和质量上的不足[60]。

五、数智时代背景下中医药精准医疗的发展展望

中医药精准医疗是一项系统性的医疗工程，综合考虑疾病、症状和证型，充分结合理论、方法、处方和药物，已在数字化发展中显现出巨大的潜力。然而，在发展过程中也不可避免地出现了一些需要引起重视的问题。

（一）数智技术已进入中医药医疗全过程，在精准力度上可继续加强

数智时代背景下，中医药精准医疗的发展前景十分广阔。随着新一代信息技术的突破，如人工智能、大数据、云计算等，中医药精准医疗将有望实现更大的突破和进步。首先，技术进步将推动中医药精准医疗的深入发展。人工智能和大数据等技术的应用，将使得中医药的诊断和治疗更加精准和高效。例如，通过对海量的医疗数据进行深度挖掘和分析，可以找出中医药治疗的有效成分和最佳组合，从而为患者提供个性化的诊疗方案。其次，政策支持也将为中医药精准医疗的发展提供良好的环境。国家对中医药的重视程度正持续增

强，相继颁布了一系列旨在促进中医药发展的政策文件。这些政策举措无疑为中医药精准医疗的进一步发展提供了坚实的保障与推动力量。此外，市场竞争的加剧也将推动中医药精准医疗的创新发展。随着传统中医药企业和互联网医疗企业纷纷布局中医数字化领域，市场竞争将变得更加激烈。这将促使企业加大研发投入和资源整合力度，以抢占市场份额，从而推动中医药精准医疗的技术创新和应用推广。最后，数智时代下的中医药精准医疗将更加注重健康管理和预防保健。通过结合中医药的养生理念和方法，以及现代健康管理技术，可以为人们提供更加个性化、全面的健康管理服务。这项服务有助于人们了解个人健康状况，预防疾病的发生和复发，从而提升生活品质。同时，通过健康管理和预防保健的推广，还可以降低医疗成本、减轻医疗负担，为社会带来更大的经济效益。

随着人类对疾病与基因关系认知的加深，精准医疗将得到飞速发展。基因测序成本的降低以及临床表征、环境、健康管理等数据库与知识体系的建立完善，将为中医药精准医疗提供更多的可能性。积极开展前瞻性研究，发现适用于中医药精准医疗的分子生物标记和制剂新工艺，并构建智能化辅助诊断系统。借助智能终端设备如手机、可穿戴设备等，收集患者及人群健康数据，利用人工智能算法对海量数据进行分析整合和科学评估。推广应用标准化电子病历系统，实现患者信息的全程跟踪管理，为医生提供综合决策支持。同时，建设覆盖全国的中医药医疗信息云平台，推进中医药服务的信息化、智能化和精准化进程，提升医疗质量和服务水平[24]。

（二）亟待国家层面顶层设计，促进多学科多机构合作，实现信息共享

从信息数据层面来看，目前更多呈现出点、线或面的层级，不同系统不同口径方面存在壁垒，甚至“信息孤岛”，这在很大程度上限制了数智技术的效率和效果。因此，亟待运用大数据管理的理念进行顶层设计，从国家层面建立高能、高效、高质量的前瞻设计、标准规范、实时采集、统一汇交的国家中医药数据库重大工程，既涵盖中医疾病、证候、症状以及相应的靶点，也涵盖中药、复方质量信息、安全性数据、化学结构、靶点、信号通路。跳出既有技术的局限性，融入“人工智能＋”的技术方法，清洗数据，去伪存真，重视大数据的差异性分析，通过“找规律—找机制—再验证”的过程，面向大数据

采集、储存、分析、挖掘、应用，建立完备的技术方法体系，使中医药由“数据大”走向真正的“大数据”，使“大数据”成为重要的抓手。以临床价值为指引，研究成果源自国家中医药数据库，并将反馈信息送回国家中医药数据库，形成良性循环，推动研究不断向前发展。在中医药领域，研究涉及医疗、数据挖掘和系统生物学等多个学科，因此，跨学科的专家合作至关重要。考虑到医疗数据的特点，需要医疗服务系统之间共享数据，并支持医生在注重中医思维的情况下进行数据分析和整合，以减少数据偏差[61]。

（三）中医药精准医疗的人才培养面临挑战

精准医疗是医学、生物大数据和信息科学相互融合的跨学科领域，需要具备双向沟通能力的复合型人才，而当前住院医师规范化培训着重于临床实践而缺乏基础研究的培养，分子医学、生物医学、计算机学的人才培养方式又与临床诊治工作分割，规培生也无相关知识的系统培训，导致跨学科复合型人才严重缺乏。因此，应鼓励高校开设中医药精准医疗相关专业，培养各类具有中医药精准医学理念和技能的人才。在住院医师规范化培训基地的培养计划中，应开设精准医疗相关交叉学科课程，为传播和践行中医药精准医学理念奠定坚实的基础。创建学术期刊，搭建学术平台培养规培生应用“中医药精准医疗”的理念及能力，不仅要加强规培学员对中医经典和名家医案的分析和理解，还要重视中医师承教育的传承作用，汲取导师学术真谛和临证经验，同时需培养规培生掌握中医大数据分析，借助组学等现代医学手段，提高中医药个体化精准医疗水平，只有这样，才能培养出更多顺应时代潮流的优秀中医药人才接班人。随着“中医药精准医疗”认识及实践的不断探索提高，不断地解决“中医药精准医疗”所面临的挑战与困难，将会提高中西医结合创新理念的探索和实践，进一步促进中医药的客观化、数字化、精准化的发展，促进中医药科研创新能力的发展，并最终提高中医药临床疗效和促进中医药卫生事业的发展[62]。

（四）加强国际合作，推动与现代医学深度融合

在数智时代背景下，中医药精准医疗的发展前景显得尤为广阔和充满潜力。随着全球化的进程，中医药精准医疗不仅在国内得到广泛关注和应用，更在国际舞台上逐渐崭露头角。全球范围内的合作与交流为中医药精准医疗提供

了更多可能性和机遇。通过与国际医疗界的合作，可以共同研究、开发和应用先进的中医药精准医疗技术，推动全球健康事业的发展。比如，智能化诊疗设备的研发，在数智时代，智能化诊疗设备的研发和应用将成为中医药精准医疗的重要支撑。这些设备可以实时监测患者的生理数据、药物反应等信息，并通过人工智能和大数据技术对数据进行深度挖掘和分析，为医生提供更加精准的诊断依据。同时，智能化诊疗设备还可以提高医疗服务的效率和质量，为患者带来更好的就医体验。

推动中医药与现代医学的深度融合。数智时代将促进中医药与现代医学在理论、方法、技术等方面的深度融合。这种融合不仅可以借鉴现代医学的先进技术和理念，提升中医药精准医疗的科学性和有效性，还可以推动中医药在现代医学体系中的更广泛应用。同时，通过融合双方的优势和资源，可以形成更具竞争力的医疗模式，为患者提供更加全面、个性化的医疗服务。

（五）健全数智时代信息保护等法规政策

随着大数据平台的建设，如数据挖掘和人工智能等先进的技术已被用于对医疗数据进行深入分析，这有助于发现新的知识和规则，为中医药提供了科学的支撑。利用人工智能可以更深入地挖掘中医药的潜力，发掘更多治疗疾病的方法。然而，收集健康数据时，必须面对信息安全和隐私保护的挑战。在大数据的背景下，特别是个人的基因数据共享和保护已成为一个日益重要的问题，因为人类基因是全人类共有的宝贵资源。因此，需要加强对技术安全、数据隐私和伦理法规等问题的研究和解决，以确保数据安全和个人隐私。为了推动中医药精准医疗的健康、可持续发展，不仅需要不断推动技术进步，还需要加强对相关法律法规的研究和制定。只有在法律法规的保障下，中医药精准医疗才能够在数据安全和个人隐私的基础上稳步发展，确保中医药精准医疗的健康、可持续发展，为人类健康事业作出更大的贡献[20]。

六、结论

在数智时代背景下，中医药精准医疗的研究与发展展现出巨大潜力，借助人工智能、大数据、云计算等前沿技术，实现疾病的精准预测、预防、诊断和治疗。这不仅是对传统中医药实践的现代化升级，也是对精准医疗概念的深化和拓展。技术进步推动了中医药精准医疗的深入发展，人工智能和大数据的应用使得诊断和治疗更加精准、高效。通过深度挖掘和分析大量医疗数据，中医药的有效成分和最佳组合逐渐明晰，为患者提供了个性化的诊疗方案。同时，政策支持为中医药精准医疗的发展提供了良好环境，国家对中医药的重视不断提高，出台支持政策。另外，市场竞争的加剧促使企业加大中药研发投入，推动技术创新和应用推广。中医药精准医疗未来的发展将更加注重健康管理和预防保健。结合中医药的养生理念和方法，以及现代健康管理技术，为人们提供个性化、全面的健康管理服务。这种服务不仅能帮助人们了解自己的身体状况，预防疾病的发生和复发，还能提高生活质量，降低医疗成本，减轻社会医疗负担。尽管数智技术的应用已经进入中医药医疗全过程，但在精准度上仍有待加强。需要通过顶层设计，从国家层面建立统一的中医药数据库，实现信息共享，跨越技术的局限性。此外，中医药的数据特点需要多学科领域的专家合作，共同推进中医药精准医疗的发展。总之，中医药精准医疗的未来发展充满希望，通过技术创新和跨学科合作，将为人类健康管理和疾病治疗提供更科学、有效的解决方案。

参考文献

[1] 王竹立，吴彦茹，王云．数智时代的育人理念与人才培养模式［J］．电化教育研究，2024，45（2）：13－19.

[2] 王竹立，吴彦茹．数智时代的知识管理：知识不确定性的挑战及应对策略［J］．现代远程教育研究，2024，36（1）：21－28.

[3] 新华网．数智中医赛道升温 产学研专家研讨创新应用及体系建设［EB/OL］．（2023－06－14）［2024－03－23］．http：//www.xinhuanet.com/health/20230614/438392bf1009413ba03391c4545df2ab/c.html.

[4] 中华中医药学会．岐黄观点丨陈凯先：精准医学启示中医药创新发展［EB/OL］．2016－7－26［2024－3－10］．https：//www.cacm.org.cn/2016/07/26/4894/.

[5] 周蔓仪．推动岐黄之术革故鼎新［N］．中国中医药报，2016－07－25（3）.

[6] 中国中医药网．推动建立中医表型组学［EB/OL］．(2022－11－11)［2024－03－

23］．http：//www. cntcm. com. cn/news. html? aid =211171.

［7］王祎熙，许玲．肺癌的中西医“精准医疗”［J］．辽宁中医杂志，2021，48（12）：199 –204.

［8］秦泽家．数智时代环境下情报协同驱动全生命周期健康服务体系构建研究［J］．情报理论与实践，2024，47（1）：65 –74.

［9］医学百科．中医疾病预测/总论［EB/OL］．（2014 –01 –26）［2024 –03 –23］．https：//www. yixue. com/% E4% B8% AD% E5% 8C% BB% E7% 96% BE% E7% 97% 85% E9% A2% 84% E6% B5% 8B/% E6% 80% BB% E8% AE% BA.

［10］江明洁，贺劲松．中医药精准防治非酒精性脂肪性肝病探讨［J］．中医药导报，2018，24（20）：33 –36.

［11］邢晓丹．非酒精性脂肪性肝病中医证型与客观指标的相关性研究［D］．北京：北京中医药大学，2014.

［12］莫烽锋，郑国银，吴良能，等．145 名远洋航海人员中医体质类型与晕动病关系探讨［J］．中西医结合学报，2011，9（4）：390 –394.

［13］郝峻．从中医“卫气”浅谈航海晕动病的治疗思路与方法［J］．解放军医药杂志，2019，31（11）：109 –112.

［14］姜淑芳，孟昭刚，单守勤．中国晕船病的调查和防治研究进展［J］．海军医学杂志，2020，41（2）：235 –238.

［15］赵河通，汤晓冬，金韬骏，等．刮痧配合隔姜灸治疗航海运动病34 例疗效观察［J］．中华航海医学与高气压医学杂志，2019（5）：471 –472.

［16］Nunes CP，Rodrigues CC，Cardoso CAF，et al. Clinical evaluation of the use of goinger extract in the preven – tive management of motion sickness［J］Curr Ther Res ClinExp，2020，92：100591.

［17］Hao Q，Ning BF，Zhou JY，et al. Transcutaneous e – lectrical acustimulation a-meliorates motion sickness induced by rotary chair in healthy subjects：a prospective randomizedcrossover study［J］．Neuromodulation，2021（21）：06174 –06182.

［18］江爱娟，申国明，尤良震，等．病证结合慢性疾病嵌套风险预测模型的构建与应用［J］．中华中医药杂志，2022，37（8）：4546 –4549.

［19］周玉梅，陈琳，柏琳，等．论中医个体化治疗与精准医疗［J］．中医杂志，2016，57（12）：1073 –1074 +1077.

［20］刘洋，潘华峰，刘伟，等．“互联网 +”精准医疗视野下中医防治胃癌前病变新诊疗模式探索［J］．中国中医药信息杂志，2019，26（10）：4 –7.

[21] 孟胜喜，霍清萍．基于精准医疗探讨缺血性脑血管病的中医药防治［J］．山东中医杂志，2017，36（9）：734－736.

[22] 祝嫦．中药联合饮食控制、运动干预治疗非酒精性脂肪肝的临床疗效［J］．中外医学研究，2013，11（19）：42－43.

[23] 江明洁，贺劲松．中医药精准防治非酒精性脂肪性肝病探讨［J］．中医药导报，2018，24（20）：33－36.

[24] 陈健，陈启龙，苏式兵．中医药精准医疗的思考与探索［J］．世界科学技术：中医药现代化，2016（4）：557－562.

[25] 童天昊，周小青，李金霞，等．基于主诉诊疗学的中医诊疗路径研究［J］．世界中医药，2021，16（7）：1146－1150.

[26] 王喜军，张爱华，孙晖，等．基于中医方证代谢组学的中医证候精准诊断及方剂疗效精准评价［J］．世界科学技术——中医药现代化，2017，19（1）：30－34.

[27] 赵若琳，常运立．中医智能诊断的应用优势及其伦理问题［J］．中国医学伦理学，2021，34（06）：746－752.

[28] 中国中医药网．中药外靶向透皮精准给药的研究与实践［EB/OL］.（2017－07－13）［2024－03－23］．http：//www. cntcm. com. cn/news. html？aid＝126145.

[29] 陈宁红，过伟峰，王钰．中医方剂功效精准性量理法的研究［J］．中华中医药杂志，2019，34（10）：4778－4780.

[30] 陈宁红，阮建国，过伟峰，等．中医诊断辨证精准性量理法的初探［J］．中华中医药杂志，2023，38（3）：1336－1339.

[31] 杨培云，滕晶，齐向华．浅析现代脉诊仪的研究进展［J］．湖南中医杂志，2018，34（4）：202－204.

[32] 张涛，齐永奇．基于气动柔性技术的智能脉诊仪研究［J］．机床与液压，2013（22）：67－69.

[33] Cui J，Tu LP，Zhang JF，et al. Analysis of pulse signals based on array pulse volume［J］．Chin J Integr Med，2019，25（2）：103－107.

[34] Hu XJ，Lei Z，Xu JT，et al. Pulse wave cycle features a nalysis of different blood pressure grades in the elderly［J］．Evid－Based Complement Alternat Med，2018：1976041.

[35] Luo ZY，Cui J，Hu XJ，et al. A study of machine－learning classifiers for hypertension based on radial pulse wave［J］．Biomed Res Int，2018：2964816.

肆 综合发展篇

[36] 段红菊，陈宗翰，杨梅，等．基于ZM－ⅢC智能型脉象仪的HIV/AIDS患者脉象分析［J］．中国中医药图书情报杂志，2015，39（1）：29－31.

[37] 于志峰，陆小左，张玉环，等．160例慢性湿疹患者脉图分析［J］．中医药学报，2013，41（2）：114－116.

[38] 张海芳，陆小左，于志峰，等．289例冠心病患者脉象变化规律探讨［J］．西部中医药，2017，30（6）：1－3.

[39] 石玉琳，胡晓娟，许家佗．中医病证智能化诊断与分类研究进展［J］．中国中西医结合杂志，2019，39（6）：6.

[40] 陈瑞，刘璐，王忆勤，等．人工神经网络在中医舌面诊中的研究进展［J］．中华中医药杂志，2020，35（4）：1924－1926.

[41] 王东军，孙璇，田之魁，等．肺癌的舌象研究现状［J］．时珍国医国药，2021，32（7）：1718－1719.

[42] Jiang T，Hu XJ，Yao XH，et al．Tongue image quality assessment based on a deep convolutional neural network［J］．BMC Medical Informatics and Decision Making，2021，21（1）：147.

[43] 李红岩，李灿，郎许锋，等．中医四诊智能化研究现状及热点分析［J］．南京中医药大学学报，2022，38（2）：180－186.

[44] Weng H，Li L，Lei HW，et al．A weakly supervised tooth－mark and crack detection method in tongue image［J］．Concurrency and Computation：Practice and Experience，2021，33（16）：e6262.

[45] Li HH，Wen GH，Zeng HB. Natural tongue physique identification using hybrid deep learning methods［J］．Multimedia Tools and Applications，2019，78（6）：6847－6868.

[46] Meng D，Cao GT，Duan Y，et al．Tongue images classification based on constrained high dispersal network［J］．Evidence Based Complementary and Alternative Medicine，2017，2017：7452427.

[47] 许家佗，周昌乐，方肇勤，等．舌像颜色特征的计算机分析与识别研究［J］．上海中医药大学学报，2004，18（3）：43－47.

[48] 许家佗，张志枫，任宏福，等．一种舌体胖瘦分析的图像诊断方法［J］．中国中西医结合影像学杂志，2009，7（6）：407－410.

[49] Zhang HR，Lv GY，Liu SA，et al．The artificial intelligence watcher predicts cancer risk by facial features［J］．Traditional Medicine Research，2022，7（1）：1.

[50] 程京．一探中医药的科学化和工程化［J］．前进论坛，2016，(10)：14.
[51] 苗明三，谢逸轩．论精准医学视角下的“精准中药”［J］．上海中医药杂志，2023，57（5）：31－36.
[52] 中华中医药学会．精准医学启示中医药创新发展［EB/OL］.(2016－07－26)［2024－03－23］．https：//www.cacm.org.cn/2016/07/26/4894/.
[53] 罗国安，谢媛媛，王义明，等．精准医学与中医药现代化研究：五论 创建新医药学［J］．世界科学技术——中医药现代化，2017，19（1）：19.
[54] 王建超，玉叶，曹献，等．大数据在中医药精准研究中的应用［J］．时珍国医国药，2019（2）：437－439.
[55] 宋祺，刘骏，王忠．张量分解法探索异病同治精准用药机制的新策略［J］．中国中药杂志，2023，48（3）：841－846.
[56] 刘超男，邓烨，李赛美，等．基于大数据偏序结构生成原理探讨“精准化中医”可行模式［J］．中华中医药杂志，2016，31（5）：1178－1781.
[57] 胡蕴慧，刘朋，熊皓舒，等．数智中药：现代中药数智化升级与创新发展［J］．中草药，2024，55（01）：1－11.
[58] 徐天成，夏有兵．智能医疗设备研发与针灸国际化：来自针灸机器人研发者的思考［J］．中国针灸，2022，42（2）：199－202.
[59] 蒲清平，向往．生成式人工智能——ChatGPT 的变革影响，风险挑战及应对策略［J］．重庆大学学报（社会科学版），2023，29（3）：102－114.
[60] 商洪才，张晓维．数智融合促进中医药传承创新发展［J］．北京中医药，2023，42（05）：464－466.
[61] 王连心，谢雁鸣．深入推进中成药精准用药机制研究［N］．中国中医药报，2021－05－17（5）
[62] 黄生辉，张华，李妍怡，等．“中医药精准医疗”理念在中医住院医师规范化培训中的应用探讨［J］．时珍国医国药，2018，29（3）：717－720.

HB.16 传统中药饮片在智慧中药学服务中应用实践及开发前景

高姗姗[①] 赵亚飞[②] 马继征[③] 陈世波[④]

摘 要： 传统中药饮片在中药学服务中占据举足轻重的地位；随着中国中医药事业的不断发展，中医药在人民群众中的认可度日益增高，中药学服务应用范围越来越广。但是，传统中药饮片服务存在患者等待时间过长、处方分发机制落后、中药煎药过程无法全覆盖等问题[1]，管理水平亟待提高，为了更好地适应当下的互联网时代，智慧中药学服务应运而生。随着物联网、5G、人工智能等技术的不断发展，智慧中药学服务得到了长足发展，但是仍然面临挑战。本文从当下智慧中药药学服务面临的困境、智慧中药房的发展现状、传统中药饮片管理现状等方面进行阐述，并且为未来智慧中药学服务未来发展提出了几点思考。

关键词： 智慧中药房；智慧中药学服务；传统中药饮片；互联网

随着医疗产业数字化转型，“健康中国”持续推进，互联网与传统行业的不断深度融合，医疗领域呈现多种多样的新业态发展局面。中医药以中国传统文化为根基，已经被广泛关注和使用。中医药具有的“辨证论治”和“天人合一”原则，医院中药学服务是中药学领域的重要分支，也是最贴近中医临床的药学领域，对中医药行业发展具有举足轻重的作用。伴随着中国医疗行业

---

① 高姗姗，北京中医药大学中西医结合药理学硕士，中国中医科学院广安门医院保定医院。研究方向：中医内分泌血管病，中药临床药学内分泌方向，医院管理。

② 赵亚飞，临床医学本科，副主任医师，中国中医科学院广安门医院保定医院。研究方向：脊柱微创方向脊柱内镜。

③ 马继征，医学博士，中国中医科学院广安门医院保定医院。研究方向：脾胃病，医院管理，医院文化建设。

④ 陈世波，医学博士后，中国中医科学院广安门医院保定医院。研究方向：内分泌，医院管理。

的不断改革，以及百姓对中医药的认可和身体健康的重视程度与日俱增，智慧医疗中医药领域迎来机遇。尤其是5G、物联网、人工智能技术的不断更新迭代，共同推动智慧医疗中医药板块的落地。其中“互联网+中医药”将人工智能与传统中医药板块深度融合，创造新的发展业态，进一步创建一系列适合中医药开发研究与应用的互联网技术，形成智能化背景的“智慧中医药”。[2]

一、智慧中药药学服务面临的困境

中药药学服务内容主要包括药品供应、药品质控、药品调剂、用药咨询、中药煎煮、临方炮制、自制制剂等。这些服务内容均需要人工进行操作，人工劳动强度大、专业性要求高，并且耗时较长。[3]中国老龄化日趋严重，百姓对就医和药学服务，尤其是中药药学服务提出了更高的服务要求。在中国，尤其是三甲公立医院，人员流动性大，就医拥挤，等候时间长，中药代煎需要二次到院，增加交叉感染风险。[4]尤其是随着病人人数的增加，等待时间延长，药师工作超负荷等问题，影响患者就医体验。但是，由于中医药是一个复杂的体系，在实现智能化的过程中还有很多问题。目前实现的智慧中药学服务更多的是在信息化和自动化方面，而对于智慧化还有一定的距离。例如，对于中药饮片处方的审核更多停留在中医大夫开具处方规范性方面，而对于饮片使用理法方药合理性的审核，尤其是对处方展现的辨证论治和配伍用药合理性并未实现。在传统医学和智能技术结合方面还需更多技术方面的介入。[5]

二、智慧中药学服务的政策引导

近年来，为规范持续推进“智慧医疗服务”，我国相继出台了多项政策，大力推进“互联网+药学服务”，掀起了探索建设“智慧药房”的热潮。国家卫生健康委员会《关于印发进一步改善医疗服务行动计划（2018—2020年）的通知》(国卫医发〔2017〕73号）第五项以“互联网+”为手段，建设智慧医院，以及第八项以签约服务为依托，拓展药学服务新领域；[6]国家卫生健康委员会和国家中医药管理局联合发布的《关于加快药学服务高质量发展的意见》(国卫医发〔2018〕45号）明确要求医院探索推进“智慧药房”建设。国务院也印发了中医药发展战略规划纲要（2016—2030年）的通知，通知中要求大力发展中医智慧医疗。从国家层面提出大力推进“互联网+中医医疗”发展，在药学行业建设方面，不断持续探索加快医院“智慧药房”和“智慧中药房”建设，加快中国药学服务高质量发展，对智慧中药房模式的应用价值和推广前景予以高度的肯定。在国务院办公厅颁布的《关于促进“互联网+医疗健康”发展的意见》文件中，明确提出推广“智慧中药房”。[7]各地方及团体也根据自身地域行业发展情况发布相关行业发展标准。如深圳市市场监督管理局发布深圳市标准化指导技术文件《智慧中药房》(编号SZDB/Z 283—2017)；何婷等[8]起草了团体标准《智能中药房建设规范》，对于智慧中药房的建设框架、目标、原则进行了梳理与规范，并对中药房建设所需设备提出了明确的要求。

三、智慧中药房的发展现状

智慧中药学服务是传统中药学服务现代化的必经之路，是传统中药学服务的转型新契机。对于医疗机构来说，智慧中药房依托于物联网、云计算、互联网、AI大数据等技术支持，在中药学服务过程中全流程信息化管理，实现中药房智能化、自动化、精细化的管理，推动医疗资源优化配置，缓解药师工作压力。尤其是全程可追溯等特点的一站式综合药学服务，更是在全院全要素之间实现了实时互联，医院药学部和其他各个部门、设备、人员实现实时互联，依托智慧中药房平台进行海量数据的收集、存储、处理以及应用，从而共建全院数据自动化、智能化、精细化以及安全高效的管理目标。[9]

中药饮片独特的临床应用特点决定了医院中药药学服务一直是劳动密集型工作。在目前阶段实现中药房智慧化服务的内容包括处方审核、饮片调剂、煎煮加工、物流配送、用药咨询等。经过长时间持续不断的努力，中国中药房的发展大致经历了实地中药房、模拟中药房（技术培训基地）、虚拟模拟中药房（虚拟技术培训场景）、智慧中药房（药学服务）四个阶段。其中智慧中药房按照规模和功能特征分为适合乡镇以及社区的基础型智能中药房、适合中小型中医医院的拓展型智能药房及适合大型中医院、调剂中心、煎煮中心的高级型智能中药房。[10]

由此可见，中国智慧中药房的发展从无到有并逐渐完善，目前进入了智能化的初级发展阶段。在国家政策鼓励和相关技术不断成熟的背景下，中药智慧药房已经实现医疗机构处方流转到煎药中心，自动进行审方、调剂、煎药、制剂、复核、配送等环节，患者无须在医院排队等候，大大提高了中药房效率。目前，中国已经有多家医院开启了“智慧中药房”项目，用于中药房日常业务管理，为患者提供中药代煎、中药临方调配个体化加工以及物流配送等服务，致力于提高药房效率，着力解决患者等药时间过长、处方流转不清晰等痛点问题，做到各个环节信息可追溯，服务更多更广的人群。与此同时，中药师也可以从烦琐重复性强的基础性工作解放出来，有助于药师朝药学服务方向转型。[11]

四、智慧中药房对于中药饮片管理现状

（一）中药饮片管理存在挑战

智慧中药学服务由于中药自身特色，与智慧药学服务有很大区别，尤其是中药制剂当中的传统中药饮片，相对于中成药，其使用复杂程度更高。中国中药饮片管理产业目前处于起步阶段，相较于其他智慧医疗领域，现阶段存在较多问题，例如，自然采收属性带来的渠道混乱无法溯源，中药饮片企业生产不规范，以及中药房在采购和养护方面不科学等。[12]另外，在智慧中药房中医院管理模块，政策盲区、基础设施发展不均衡、各地管理平台内部跟各个企业内部之间管理系统的一系列问题，造成数据并不能做到全面及时共享，无法形成数据集群与深度挖掘，使数据并不能向传统饮片管理者以直观、美观的方式呈现出来，进一步影响到传统中药饮片的“互联网＋”规范化管理。

（二）中药饮片管理现状

互联网背景下的中药饮片管理多见于互联网与传统中药饮片管理模式的结合，利用互联网作为基础设施目，充分发挥互联网在信息集成与共享方面的优势，完善编码溯源体系，促进中药饮片管理和质量的提高。尤其是中药饮片管

理平台系统的构建，在中药材基地、供应渠道、生产企业、医院智慧中药房各个环节数据，在已有数据平台系统基础上导入外部数据，在模块式结构数据基础上共享多个数据库信息。[13]

目前，中国的智慧中药房主要承担门诊中药饮片的调剂、煎煮、配送等药学服务。药房工作人员根据医院信息系统（hospital information system，HIS）发送到智慧药房的医生开具的门诊处方进行调剂和自动化煎药，以及复核包装、快递配送。在智慧中药房的操作生产过程中视频全程监控，并有监督人员实施监督流程是否规范。对于传统中药饮片服务各环节数据交联互通、调剂、煎煮等全流程自动化控制，不断完善信息化管理，建设安全、可靠、稳定的智慧中药房。[14]

对中药饮片实行智能验收，通过三维图像存档，建立饮片质量数据库。此过程技术主要涉及智能化质量评定技术与机器视觉技术，通过人工智能建立智能评价方法，改变以前单纯依靠人工经验进行饮片验收的情况，实现饮片质量数据的信息化存储和智能化判定[15]。

对中药饮片的保存，主要涉及智能中药库的建设，通过射频识别、传感器等技术实现对于饮片追踪、温湿度监测、数据整合，最终实现智能化饮片采购及库存管理。对中药处方管理，通过智能前置审方，弹窗警示，提高处方合格率，但是由于技术的限制，以及中药处方辨证论治的主观判断、大夫用药习惯、距离全智能审方还需要一些时日，相信随着 Chat GPT 的诞生，基于大数据下的智慧处方审核管理系统必然指日可待。

（三）智慧中药房饮片管理技术支撑

目前，中医药服务新技术中的智慧药房服务平台有现代通信技术、物联网技术、数据库技术、自动控制技术和地理围栏技术五大技术支撑。其中现代通信技术整合医院处方系统与药房系统，实现处方信息传递。与此同时，患者能及时从手机端追踪药品信息。条形码技术确保处方的唯一性，通过扫描条形码可精准追溯状态，并记录加工过程中的各项技术参数[16]。数据库技术帮助药师快速审核处方，数据库中存储中药的配伍禁忌、有毒草药剂量、特殊人群用药等用药安全相关数据，及时提醒药师关注有问题处方，同时，对中药中存在的同名异物、同物异名的情况建立统一的给付标准。中药煎煮的自动控制技术是通过在系统中设定合理技术参数进行煎煮，保证中药汤剂的质量。地理围栏技术，设置多个配送点，并对物流配送区域进行划分，选取最佳配送路线。[17]

五、智慧中药房的价值与前景

中国智能中药房的建设随着5G时代先进技术的应用，不断更新智能化的设备，传统中药饮片在医院使用的规范性得到了实质性的提高。医院在智慧中药房的建设中，传统中药饮片的出入库管理、处方调剂、复核发药、库存管理等方面标准化、信息化的创新举措，摸索出了现代智慧中医院管理的新模式。[18]但是，智慧中药房的建设过程具有建设周期长、成本高的特点，很少有医院能够做到一次性投入大量资金，对于智慧中药房的建设是一个循序渐进的过程，在完善智慧中药房的基础设施建设后，需要在智慧中药房的建设中持续不断地进行中药饮片处方的数据挖掘。

（一）传统中药饮片合理用药系统软件

2021年国务院办公厅颁布了《关于推动公立中医院高质量发展的意见》，公立医院需要转变粗放的管理模式，向精细化管理迈进，管理者也需要改变凭经验做决策的模式，转向在数据支持下的精准决策，医院中越来越多的机械式岗位设置取消，医疗数据能为医院创造更大的价值。[19]而做出正确决策需要正确的数据分析，合理用药系统是复杂的监管系统，采用智能推理技术，将专业药师的知识和经验融入信息化建设，进而实现处方审核流程的自动化处理与反馈，与此同时，对于医院传统饮片精细化的使用管理提供数据支撑。西药处方点评系统可以进行既往全处方点评，通过分析处方合理性，对大样本处方点评进行问题分析与汇总，根据问题发生的类型与频次，由临床药师与信息药师共同制订管评方案，有计划地制定系统内知识库规则，构建符合医院自身的专属数据库。但是，由于传统中药饮片处方在开过程中受到大夫主观因素、中药饮片同名异物、中药师中医理论知识不扎实等诸多方面的影响，针对传统中药饮片处方的审核仍然在技术上存在较大难点，难以整合共享。

（二）智慧中药房管理下中药饮片的数据挖掘管理

数据挖掘技术通过对于数据的收集、分析、处理等环节挖掘数据之间的内在联系，提取隐藏其中的有用信息。在大数据的数据资源支撑下，充分利用已有数据进行数据分析提取，发现内在规律与秩序，将数据变成重要的生产要素。智慧中药房作为重要的数据库平台，其中数据的深度挖掘对于饮片使用的季节性、地域性、潜在不良反应、最佳保存温度湿度等一系列数据进行关联聚类，发现中药饮片之间、各项信息之间有意义的关联，经过挖掘内在关联进一步完善中药饮片种植、养护、销售、不良反应、科学煎煮诸多方面提供数据参考，尤其是可以增强管理者对于管理饮片的效率，提高管理质量。[20]

（三）智慧中药房管理下的绩效评估

智慧中药房平台系统中的各个模块量化绩效指标，有助于提升医院服务品质和服务水平，提高工作人员的积极性。智慧中药房的平台系统能对接各类中药房岗位，如物料岗位、调剂岗位、发药岗位、复核岗位、煎煮岗位等的绩效模块建立，智能化计算每个人的累积绩效（实际能产生的量化绩效），再综合其他因素的影响，大大提高了以往靠手工统计的传统绩效计算方式。[21]不久的将来，智慧中药房系统仍然可以根据实际工作中的情况，开发更多的新功能；但是，从目前情况发现，此种绩效考核如何融入管理者的绩效考核仍未见到公开的数据，管理者的关键绩效指标（KPI）如何在智慧中药房的管理模块中展现量化指标，仍然是未来在智慧中药学服务中需要继续探讨的课题。

六、总结

立足于中国医疗产业改革的大背景下，本报告从实际情况和技术架构两方面入手，结合目前的成果，分析了传统中药饮片在智慧中药学服务的前景。智慧中药学服务目前是中医药现代化服务体系中的重要部分，也是满足老百姓对现代医疗要求的重要一环，能为百姓提供更加人性化和便捷的服务，提升生活质量，推动社会和谐发展。它的不断发展也响应了《中华人民共和国中医药法》提倡的“提高中医药服务能力”要求。《中医药发展战略规划纲要(2016—2030）年》指出，建立中医智慧医疗服务新模式，不断推动中医药的发展和创新[22]。在现代科学技术的推动下，传统中药饮片的发展朝着可靠、创新、互联、协作的方向不断推进。智慧中药学的发展不仅能带来医疗数据整合、中医药服务信息记录工作提供便利，也为个人健康管理方面的大数据需求提供信息支撑，包括为中医药新药研发方面提供最贴近临床的有价值数据，以及打破“信息孤岛”赋能医院管理层，进行合理管理决策，提供数据支撑。智慧中药学服务为中医药带来广阔的发展空间，伴随着中国人工智能技术、5G、物联网的飞速发展，以及信息化的软件、硬件建设，实现真正的智慧中药学服务指日可待。

参考文献

[1] 蒋硕民，蒋欣宇，王军，等．公立医院高质量发展中医院药学学科的建设[J]．医药导报，2023，42（5）：644－648.

[2] 国务院．国务院关于印发中医药发展战略规划纲要（2016～2030年）年的通知[EB/OL]．（2016－02－22）[2020－05－30]．http：//www. gov. cn/zhengce/content/2016－02/26/content_ 5046678. htm.

[3] 卫生部，国家中医药管理局．卫生部国家中医药管理局关于印发医院中药房基本标准的通知[EB/OL]．（2009－03－27）[2020－05－30]．http：//www. satcm. gov. cn/yizhengsi/gongzuodongtai/2018－03－25/6575. html.

[4] 程翼宇，张伯礼，方同华，等．智慧精益制药工程理论及其中药工业转化研究[J]．中国中药杂志，2019，44（23）：5017－5021.

[5] 唐春娟，宋军妹，惠权斌，等．品管圈在提升医院药事质量管理中的应用与体会[J]．中国医药导刊，2020，22（3）：193－196.

[6] 中华人民共和国国务院．中医药发展战略规划纲要（2016—2030年）[EB/OL]．（2016－02－22）[2023－02－09]．http：//www. gov. cn/ zhengce/content/2016－02/26/content_ 5046678. htm.

[7] 国家卫生健康委员会，国家中医药局．关于加快药学服务高质量发展的意见[EB/OL]．（2018－11－21）[2023－02－09]．http：//www. gov. cn/ zhengce/zhengceku/2018－12/31/content_ 5436829. htm.

[8] 何婷，虞日跃，宋维军，等．智能中药房建设规范[J]．中国医院用药评价与分析，2024，24（1）：1－4.

[9] 路然，张璐芳，付玉喜．河北省40所三级综合医院中药房现状调查与监管研究[J]．中国医院，2022，26（2）：5－7.

[10] 王梦昕．基于虚拟仿真技术的模拟中药房设计与构建［D］．北京：北京中医药大学，2022.

[11] 徐惠芳，彭敏，黄倩，等．基于问卷调查的“互联网＋中药房”规范化建设标准体系构建思路探讨［J］．中国药房，2021，32（12）：1520－1526.

[12] 余文康，董玲，裴文轩，等．基于中药质量树的中药饮片全程质量控制和管理系统的开发［J］．中国中药杂志，2017，42（23）：4488－4493.

[13] 吕慧芳，文林．“互联网＋”背景下中药饮片规范化管理的路径探讨［J］．江西中医药大学学报，2020，32（1）：110－113.

[14] 樊建光，沈建飞，金明，等．某中医院门诊中药房信息化管理的应用及其探究［J］．抗感染药学，2020，17（12）：1839－1841.

[15] 廖利平，吴培凯，徐美渠，等．基于中药编码体系的管理信息系统建设与应用［J］．中国中医药信息杂志，2016，23（10）：13－15.

[16] 谭超群，温川飙，吴纯洁．基于图像处理技术的中药饮片识别研究［J］．时珍国医国药，2018，29（7）：1706－1709.

[17] 彭敏，徐惠芳，徐玉婷，等．“互联网＋中药房”建设模式研究［J］．中医药导报，2018，24（24）：1－4.

[18] 熊伟芬，林娜．“互联网＋医联体＋中医药”背景下中医院智慧药房管理模式的应用与成效［J］．中医药管理杂志，2021，29（12）：96－98.

[19] 国务院办公厅关于推动公立医院高质量发展的意见［J］．卫生经济研究，2021，38（7）：7.

[20] 国家中医药管理局办公室．国家中医药管理局办公室关于2019年度全国三级公立中医医院绩效考核国家监测分析有关情况的通报：国中医药办医政函〔2021〕113号［EB/OL］．［2022－06－02］．http：//yzs.satcm.gov.cn/zhengce－wenjian/2021－04－26/21579.html.

[21] 中华人民共和国国务院．中医药发展战略规划纲要（2016—2030年）［EB/OL］．（2016－02－22）［2023－02－09］．http：//www.gov.cn/zhengce/content/2016－02/26/content_5046678.htm.

[22] 中华人民共和国主席令第59号．中华人民共和国中医药法［EB/OL］．（2016－12－26）［2020－05－30］．http：//fjs.satcm.gov.cn/zhengcewenjian/2018－03－24/2249.html.

HB.17 人工智能时代传统中医药的机遇与挑战

许莉莉[①]　田欣怡[②]　翟　煦[③]

摘　要： 随着人工智能技术的指数级发展，医学领域正在经历着范式转变，并为医疗从业者带来了许多的前景和挑战，包括致力于中医实践的从业者。本报告探讨了人工智能时代中医从业者的发展前景，强调人工智能虽有所帮助，但它不能取代中医从业者的作用。突出强调人类专业知识的内在价值，并强调人工智能只是一种工具。一方面，智能症状检查器、诊断辅助系统和个性化治疗方案等人工智能工具可以增强中医医生的专业能力，提高诊断准确性和治疗效果。借助人工智能，中西医之间的合作可以提高整体护理水平。另一方面，人工智能可能会颠覆传统中医的工作流程和医患关系。在接纳人工智能的同时保持中医的人文精神，需要从业者坚持职业道德并建立相应的规章制度。为了在保留中医精髓的同时利用人工智能，从业者需要培养整体分析的能力，并将人工智能视为一种互补。通过强调人工智能在中医领域的应用前景和潜在风险，本研究为利益相关者提供了战略见解，以促进人工智能与中医的融合发展，从而提高患者的治疗效果。通过适当的实施，人工智能可以成为中医从业者提高医疗质量的宝贵助手。

关键词： 人工智能；传统中医药；中医从业者；机遇；挑战

① 许莉莉，中医学硕士，中国中医科学院研究生院，助理研究员。研究方向：大学生互联网+，大学生创新创业教育。

② 田欣怡，中医学硕士，山东中医药大学，助理研究员。研究方向：中医药人工智能。

③ 翟煦，中医学博士，中国中医科学院研究生院。研究方向：中医信息化研究。

一、引言

近年来，人工智能取得了显著进展，像 Alpha Go 和 Chat GPT 这样系统的出现引起了广泛的关注和期待[1-2]。Alpha Go 在围棋比赛中击败人类专家的卓越成就令人惊叹[3]，Chat GPT 等生成型人工智能技术的兴起激发了人们对通用人工智能前景的无限想象。这些系统的成功应用和快速传播推动了全球对生成型人工智能技术的深入研究[4]。

人工智能已经在医疗领域展示出了积极的影响，并为实现健康公平、优化诊断流程和高效利用医疗资源提供了新的机会[5]。人工智能技术提高了医生的效率，改善了医患关系，并将以患者为中心的护理置于优先位置。利用大数据的复杂组合，人工智能建立了标准化的数据系统，并促进了医学教育的进步。这符合中医学的理论和以患者为中心的医学伦理原则，并强调人与自然的和谐[6-7]。人工智能高效处理信息的能力使医生能够有更多时间与患者进行沟通，培养更富有同情心的医患关系，并加强以患者为中心的护理。

值得注意的是，在人工智能技术的发展过程中，利用深度学习算法在检测冠状动脉疾病方面取得了重大突破。研究人员成功地开发并验证了一种利用深度学习算法基于面部照片检测冠状动脉疾病的方法。该方法表现出了卓越的性能，其敏感性为 80%，特异性为 54%，超过了传统的风险预测模型。这项创新性研究为冠状动脉疾病的筛查提供了潜在的新方法，通过面部特征分析可以更准确地诊断和预防冠状动脉疾病。

此外，研究人员在处方分析中广泛应用深度学习技术，通过探索处方数据中的潜在信息，为中医药研究和临床实践提取有价值的指导信息[8]。尽管人工智能在医疗领域取得了显著成就，但仍然存在各种挑战和局限。急需解决的关键问题包括确保信息准确性、保护数据隐私以及解决伦理和道德问题。未来的研究工作应着重解决这些问题，以确保人工智能技术的可持续发展和应用[9]。因此，人工智能是一项涉及患者、中医从业者和非生命系统之间复杂关系的新兴技术。患者在接受人工智能辅助诊断和治疗时，需要确保个人隐私和数据安全。另外，中医从业者在应用人工智能时，需要秉持专业知识和关爱患者的核心价值观。在这些关系之间找到平衡需要进一步的探索和研究。本报告提出了观点，并对该主题相关的现状和问题进行了探讨。

二、人工智能在中医诊疗中的应用

在诊断过程中，中医采用了包括“望、闻、问、切”在内的多参数评估，以获取有关辨证和治疗的信息线索。数据挖掘技术可以有效地分析中医临床实践中的实际处方模式。例如，一项研究将关联规则学习应用于一家中西医结合药房的电子病历[10]并发现了其批次处方的规则和指南，用以优化多个智能设备之间的配置。在脉诊方面，Zhang 等[11]提出了一种基于图形的多通道特征融合方法，利用两个传感器从三个脉搏模态中提取不同的特征，通过图卷积网络构建样本图来辅助诊断。实验结果表明，该方法在性能上优于其他先进方法。Feng 等[12]开发了一个智能舌诊识别系统，利用深度学习快速准确地识别舌诊和面诊中的病理特征。Yang 等[13]结合了 YOLOv5s6、U－Net 和 MobileNetV3 网络，对舌部分割、区域边界和牙印、斑点和裂纹特征进行了分类，该系统的分类准确率分别达到 93. 33%、89. 60%和 97. 67%，为客观智能的舌诊检测提供了有价值的参考。最近在其他医学领域的最新研究表明，目前在机器人手术中应用人工智能的自主水平较低，未来的评估将侧重于以结果为导向的过程中[14]。通过人工智能的辅助，认为这些技术可以帮助其他临床学科的医生更好、更快地工作。在人工智能的范畴内，提高诊断技术的准确性涉及从技术角度到改善医患关系的全面转变[15]。这种转型是在人工智能指导下医学领域的技术进步和整体发展。

然而，基于手机的标准化成像技术可以在加快医学图像分析速度的同时减少环境的干扰，为将相机捕获的图像应用于医学领域提供了可行的方法。总体而言，人工智能辅助技术显示出在中医药各个领域推动数据驱动洞见和精确方法的巨大潜力。

此外，研究表明，中医药适合应用人工智能进行医学诊断和治疗。中医药拥有悠久的实践历史，并发展出完整的理论体系，为人工智能的应用提供了良好的条件[16]：一方面，几千年来积累的丰富临床经验构建了庞大的数据库，为训练人工智能模型提供了丰富的学习样本；另一方面，中医理论是一个复杂的互动系统，它考虑了全面的病因和发病机制，依赖医生积累的临床决策经验。另外，中医药的应用场景在地域和从业者之间存在差异，导致许多因素可能影响诊断结果，使得预测结果变得困难。然而，这些特点也使得中医药适用于人工智能处理大规模数据和多个特征方面的优势，为人工智能的学习提供了有价值的参考。

中医的诊疗过程依赖医生丰富的临床判断经验，这为人工智能的学习和模仿提供了宝贵的参考示例[17]。此外，中医强调根据患者病情变化来调整治疗方法，这与科学研究的渐进性质相吻合。人工智能可以通过数据驱动的方法进一步优化诊断和治疗方案。中医药在地域和从业者之间存在的差异也可以使用人工智能去探索其共同的模式和规律[18]。随着生物医学技术的发展，中医药中的各种评估指标正在不断被量化，为人工智能的应用提供了更加丰富的基础。总之，中医药的话语系统与人工智能的处理能力相契合，为进一步的合作和交流奠定了坚实的基础。

三、人工智能时代传统中医药的机遇

中医凝聚了几千年来在医学实践中积累的宝贵经验和创新思维。作为一种不断发展的医疗系统，中医在许多健康领域显示了独特的优势。人工智能的快速发展为中医药提供了新的机遇。人工智能擅长高效地分析复杂的数据集，极大地促进了对中医药理论的探索和验证。人工智能还有助于中医药现代化，包括辅助药物的虚拟筛选，以及候选药物的吸收、分布、代谢、排泄和毒性预测[19]。人工智能辅助诊断系统对于 187 种常见中医模式取得了良好的准确率[20]。此外，人工智能赋予了中医药更个性化的治疗方式。通过分析个体症状、病史和健康指标，人工智能模型可以推荐与患者中医辨证相符的个性化草药配方和穴位处方[21]。这支持了中医药实践固有的个体化特点。人工智能还有助于大规模数据挖掘，从临床经验中发现新的中医药知识[22]。应用于中药数据库的机器学习模型已经发现了新的草药组合和网络药理学关系[23,24]。人工智能作为一种强大的分析工具，为中医药研究、临床实践和现代科学验证提供了新的前景。因此，随着人工智能与中医药的深度融合，中医药从业者面临着新的发展机遇，他们可以利用人工智能来增强培训并参与现代验证工作。数字平台将为中医药提供一个扩大的舞台，使其继续发挥其独特的预防和保健作用。在探索中医药从业者的未来时，必须重视中医药丰富的历史智慧。中医药凝结了几个世纪以来人类医学实践的宝贵经验，为人类提供了一个无价的知识库。总之，谨慎、明智地将人工智能与中医药结合起来，能够有潜力地推动中医药的认可与现代化，并同时保持其核心的整体观念价值。

人工智能在管理成本方面具有潜在优势，特别是对于以结果为导向和基于付费的医疗体系[25,26]。通过自动化和智能化技术，人工智能可以提高中医医生的工作效率，减轻他们的工作负担，使他们的生活更轻松。例如，人工智能可以自动地完成如文档记录和报告生成等烦琐的任务，节省医生的时间和精力。然而，发展人工智能与中医药需要坚守伦理原则，避免过度依赖算法，并维护良好的医患关系。在谨慎实施的前提下，人工智能可以成为中医药从业者的宝贵助手，并提升现代化时代的医疗质量。

四、人工智能时代传统中医药的挑战

（一）人工智能中缺乏中医人文关怀

“所有人类历史的首要前提无疑是存在着的活生生的个体。”[27]中医药服务的对象是人类，因此必须考虑中医药服务中的人文关怀因素。在证据为基础的医疗实践中，共享决策是弥合医学实践差距的重要方法，它的原则是将“患者置于中心”，鼓励患者参与关于他们的诊断、治疗和随访的讨论，从而促进制定最适合患者需求的个性化临床决策。人工智能对共享决策的影响尚不清楚，并且其应用面临着各种风险和挑战。目前，人工智能在中医领域无法与患者共同实现个性化的临床决策[28,29]，主要表现在以下几个方面：首先，人工智能是基于算法和数据的技术，无法体验情感或表现出同理心。人工智能无法理解患者的情绪、需求和痛苦，因此在提供个性化的医疗决策和关怀方面存在局限性。其次，虽然人工智能可以提供准确的诊疗建议，但它缺乏中医药从业者所具备的人际交往和沟通能力。由于医患关系涉及建立相互信任，因此建立信任、理解患者需求并提供心理支持是非常重要的。唐代著名医药学家孙思邈提出，一个好医生应该有一颗慈悲、同情的心，平等地对待患者，并全心全意致力于治愈患者的疾病。在医疗过程中，必须倾听和安抚患者，尤其是面对严重疾病或情绪困扰时。医生可以通过提供情感支持、理解患者的需求和提供心理援助来满足患者的整体需求，而目前人工智能无法实现这一点。此外，个性化需求的不确定性也带来了挑战。每个患者拥有不同的健康状况、生活背景和价值观念。人文关怀强调根据患者的个性化需求制订治疗计划。然而，由于人工智能主要依赖大数据和模式匹配，它很难全面地考虑这些差异。这可能会导致其忽视患者的个性化需求和偏好，尤其是在进行针灸和推拿等外治疗法时。与真实世界的医生相比，人工智能可能仍存在差距，影响医疗决策的准确性和患者的满意度。

因此，当前的研究聚焦于“以患者为先，以人为本”的研究范式[30]。这一范式强调以患者为中心的护理、医疗质量和公平性[31]。在这个研究框架下，人工智能的发展和医患关系对于共享决策至关重要[6]。通过医生和患者在决策过程中的积极参与，共同制订治疗计划和管理策略。这一范式强调人文关怀和个性化护理在整个医疗过程中的重要性。它关注改善医疗结果，并提供平等和公正的医疗服务。采用人工智能生成的共享决策模型可以增强医生和患者之间的沟通和信任，从而促进更好的治疗结果和患者满意度。

人工智能辅助决策是否能减少患者决策冲突、改善患者的健康状况、提高患者的知识水平并增强患者的满意度还需进一步探索。目前，在中医领域中人工智能还无法实现与患者协同的个性化临床决策。

（二）人工智能无法执行所有的诊断和治疗任务

从中医诊疗的角度来看，拥有人类的中医从业者是至关重要的。只有人类的中医从业者才能理解患者作为人的七情六欲。七情是指喜、怒、忧、思、悲、恐、惊等正常的情感活动，通常不会导致疾病。然而，超出身体正常承受能力的强烈或持久的情绪刺激可能导致脏腑失衡、阴阳失调以及气血循环紊乱，从而发生疾病。目前的人工智能发展还无法掌握人类复杂而高级的情感，更无法通过情感进行科学的中医诊断。人工智能只能增强特定的人脑功能，无法取代人类的思考。正如恩格斯所说，“我们可以使用实验方法将‘思维’归结为大脑中的分子和化学运动，但这就毫无疑问的包含了思维的本质吗?”[32]此外，人工智能辅助决策可以根据电子病历等数据生成个性化的风险预测。然而，当训练数据与特定决策目标人群不匹配或训练数据不足时，可能会产生数据偏见或歧视。例如，忽视弱势群体之间的差异可能会导致的不公平[33]。

（三）在中医领域，人与人工智能之间难以建立信任

在中医领域，人工智能在建立诊断和治疗的信任方面仍然面临相当大的挑战。中医处方的信息来源主要是各种医学书籍或期刊，但这些收集不是全面的。传统的中医文献常常包含复杂而模糊的术语，而人工智能在处理原始数据时往往会丢失大量信息，从而难以获得准确的结果。更重要的是，传统中医的实践经验尚未完全加入公共数据库，也没有从传统到现代的可复制性。与传统医学不同，现代医学的每一项重大发现都被添加到公共知识体系中，并深刻改变了基于证据的临床实践，而中医的实践技术和诊疗经验却没有得到广泛的记录和公开分享。这可能与中国历史的政治和文化背景有关，在这个背景下，权威和保密是重要的价值观。因此，许多珍贵的中医知识和技能长期以来一直局限于医师之间的传递，而没有被整合到公共医学知识体系中。此外，当前的研究缺乏对收集的数据进行标准化，如疾病名称、证候、方剂名称、药物的历史剂量和疗效。现代数据挖掘技术在中医领域的应用仍然不成熟和不完善，存在偏见和不准确性的问题。此外，中医领域缺乏统一和全面的术语数据库[34]。中医临床数据往往是不完整且主观的，影响了基于这些数据训练出来的模型的性能[35]。数据整合和缺乏标准化术语也带来了一定的困难[36]。更为关键的是，由于中医强调基于具体情况的个体化调整治疗，医生必须具备丰富的临床经验和对疾病的整体把握。如果人工智能算法以一种严格的固定模板方式进行推理，就很难捕捉到个体病情中的细微差别，这也是当前人工智能在中医领域应用中面临的主要挑战之一。

（四）关于人工智能辅助中医诊疗的相关法律法规尚不完善

由人工智能辅助中医诊断引起的医疗纠纷目前仍没有明确的法律定义或规定[37]。虽然人工智能诊断在速度和临床准确性方面远远超过了医生，但在错误发生时，需要进行合理的责任划分。Kiseleve 等[38]分析了人工智能在医疗保健中的应用问题，并指出有必要明确医疗人工智能开发中的责任。根据中国的非过错伤害赔偿法，赔偿仅涵盖通过选择性补救导致的错误，而不包括并发症和事故纠正，同时医疗机构不承担任何责任。智能诊断机器人的患者数据也缺乏法律保障[39]。在卫生信息立法不完善、数据所有权不明确、公众对隐私权利的意识薄弱的情况下，在临床广泛的应用人工智能将产生大量的个人健康记

录，从而增加了在当前尚未完善的治理框架下的安全风险。针对“智能手术机器人”或“人工智能辅助中医诊断”等新技术，需要进行制度和法律上的回应。北京的相关法规规定互联网诊所加强药品监管，在患者同意之前禁止自动处方。然而，关于人工智能护理的知情同意立法仍然不完善。改进临床实践指南和加强数据保护可以帮助管理涉及多利益相关者的转变[40]。

五、总结与展望

将中医诊疗与人工智能相结合已经引起了医疗领域的广泛关注。中医体现了数千年医学实践积累下来的宝贵经验和独特思维。与此同时，快速发展的人工智能也为中医带来了新的机遇。然而，鉴于中医关注的是生命的各个层面，医生在诊断和治疗中的作用仍然是不可替代的。治疗承载着风险和责任，这是人工智能无法完全承担的。虽然人工智能在中医领域显示出巨大的潜力，但它不能完全取代临床医生的专业知识和素养。公众对人工智能辅助中医的信任仍面临挑战。建立全面的人工智能与人类之间的信任需要进一步的研究和实践。此外，需要制定明确的法律和规定，明确人工智能诊断在中医实践中的责任，以确保安全和质量。

从本质上讲，人工智能时代的到来为中医实践者带来了一系列可能性和挑战。中医学作为一个融合了深厚专业知识和独特思考方式的体系，可以利用人工智能的潜力在数据分析和理论验证方面取得更高效的成果。然而，在提倡人工智能融入中医领域的同时，必须在技术进步和人文关怀的保护之间取得和谐的平衡。

参考文献

[1] Miao Q，Zheng W，Lv Y，et al. DAO to HANOI via DeSci：AI paradigm shifts from AlphaGo to ChatGPT［J］. 2023，10（4）：877－97.

[2] Wang F－Y，Zhang J J，Zheng X，et al. Where does AlphaGo go：From church－turing thesis to AlphaGo thesis and beyond［J］. 2016，3（2）：113－120.

[3] Wang F - Y, Miao Q, Li X, et al. What does ChatGPT say: The DAO from algorithmic intelligence to linguistic intelligence [J]. 2023, 10 (3): 575 - 579.

[4] Zhang L, Tashiro S, Mukaino M, et al. Use of artificial intelligence large language models as a clinical tool in rehabilitation medicine: a comparative test case [J]. J Rehabil Med, 2023, 55: jrm13373.

[5] Lin S, Li Z, Fu B, et al. Feasibility of using deep learning to detect coronary artery disease based on facial photo [J]. 2020, 41 (46): 4400 - 4411.

[6] Sauerbrei A, Kerasidou A, Lucivero F, et al. The impact of artificial intelligence on the person - centred, doctor - patient relationship: some problems and solutions [J]. 2023, 23 (1): 73.

[7] Brender TD. Medicine in the Era of Artificial Intelligence: Hey Chatbot, Write Me an H&P [J]. 2023, 183 (6): 507 - 508.

[8] Liu Z, Luo C, Fu D, et al. A novel transfer learning model for traditional herbal medicine prescription generation from unstructured resources and knowledge [J]. 2022, 124: 102232.

[9] Zhang Y, Pei H, Zhen S, et al. Chat generative pre - trained transformer (ChatGPT) usage in healthcare [J]. 2023, 1 (3): 139 - 143.

[10] Li X, Tan B, Zheng J, et al. The intervention of data mining in the allocation efficiency of multiple intelligent devices in intelligent pharmacy [J]. 2022, 2022: 1 - 12.

[11] Zhang Q, Zhou J, Zhang B. Graph Based Multichannel Feature Fusion for Wrist Pulse Diagnosis [J]. IEEE J Biomed Health Inform, 2021, 25 (10): 3732 - 3743.

[12] Feng L, Huang Z H, Zhong Y M, et al. Research and application of tongue and face diagnosis based on deep learning [J]. Digit Health, 2022, 8: 20552076221124436.

[13] Yang Z, Zhao Y, Yu J, et al. An Intelligent Tongue Diagnosis System via Deep Learning on the Android Platform [J]. Diagnostics (Basel), 2022, 12 (10): 2451.

[14] Vasey B, Lippert K A N, Khan D Z, et al. Intraoperative Applications of Artificial Intelligence in Robotic Surgery: A Scoping Review of Current Development Stages and Levels of Autonomy [J]. Ann Surg, 2023, 278 (6): 896 - 903.

[15] Boeken T, Feydy J, Lecler A, et al. Artificial intelligence in diagnostic and interventional radiology: Where are we now? [J]. Diagn Interv Imaging, 2023, 104

(1): 1-5.

[16] Wang Z Y, Guo Z H. Intelligent Chinese Medicine: A New Direction Approach for Integrative Medicine in Diagnosis and Treatment of Cardiovascular Diseases [J]. Chin J Integr Med, 2023, 29 (7): 634-643.

[17] Zhang S, Wang W, PI X, et al. Advances in the Application of Traditional Chinese Medicine Using Artificial Intelligence: A Review [J]. Am J Chin Med, 2023, 51 (5): 1067-1083.

[18] Zhuang J, Wu J, Fan L, et al. Observation on the Clinical Efficacy of Traditional Chinese Medicine Non-Drug Therapy in the Treatment of Insomnia: A Systematic Review and Meta-Analysis Based on Computer Artificial Intelligence System [J]. Comput Intell Neurosci, 2022, 2022: 1081713.

[19] Lin Y, Zhang Y, Wang D, et al. Computer especially AI-assisted drug virtual screening and design in traditional Chinese medicine [J]. Phytomedicine, 2022, 107: 154481.

[20] Zhang H, Ni W, Li J, et al. Artificial Intelligence-Based Traditional Chinese Medicine Assistive Diagnostic System: Validation Study [J]. JMIR Med Inform, 2020, 8 (6): e17608.

[21] Wang Y, Shi X, Efferth T, et al. Artificial intelligence-directed acupuncture: a review [J]. Chin Med, 2022, 17 (1): 80.

[22] Wang Y, Shi X, Li L, et al. The Impact of Artificial Intelligence on Traditional Chinese Medicine [J]. Am J Chin Med, 2021, 49 (6): 1297-13314.

[23] Li S, Chen J, Hu Y, et al. Editorial: Network pharmacology and AI [J]. J Ethnopharmacol, 2023, 307: 116260.

[24] Zhao W, Lu W, Li Z, et al. TCM herbal prescription recommendation model based on multi-graph convolutional network [J]. J Ethnopharmacol, 2022, 297: 115109.

[25] Schulman K A, Nielsen P K, JR., Patel K. AI Alone Will Not Reduce the Administrative Burden of Health Care [J]. Jama, 2023, 330 (22): 2159-2160.

[26] Hswen Y, Voelker R. Electronic Health Records Failed to Make Clinicians' Lives Easier-Will AI Technology Succeed?[J]. Jama, 2023, 330 (16): 1509-1511.

[27] Marx K, Engels F. Marx & Engels Collected Works Vol 01: Marx: 1835-1843 [M]. Lawrence & Wishart, 1975.

[28] Morrison T, Foster E, Dougherty J, et al. Shared decision making in rheumatolo-

gy: a scoping review; proceedings of the Seminars in Arthritis and Rheumatism, F, 2022 [C]. Elsevier, 2022, 56: 152041.

[29] Stacey D, Légaré F, Lewis K, et al. Decision aids for people facing health treatment or screening decisions [J]. Cochrane Database Syst Rev, 2017, 4 (4): Cd001431.

[30] The Lancet O. Patient first; person first [J]. Lancet Oncol, 2023, 24 (10): 1053.

[31] Khera R, Butte A J, Berkwits M, et al. AI in Medicine – JAMA's Focus on Clinical Outcomes, Patient – Centered Care, Quality, and Equity [J]. Jama, 2023, 330 (9): 818 – 820.

[32] Engels F. Karl Marx, Frederick Engels: Collected Works, Vol. 25 [J]. 1990.

[33] Kostick – Quenet K M, Cohen I G, Gerke S, et al. Mitigating Racial Bias in Machine Learning [J]. J Law Med Ethics, 2022, 50 (1): 92 – 100.

[34] Yan J, Wang Y, Luo S J, et al. TCM grammar systems: an approach to aid the interpretation of the molecular interactions in Chinese herbal medicine [J]. J Ethnopharmacol, 2011, 137 (1): 77 – 84.

[35] Long H, Zhu Y, Jia L, et al. An ontological framework for the formalization, organization and usage of TCM – Knowledge [J]. BMC Med Inform Decis Mak, 2019, 19 (Suppl 2): 53.

[36] Zhang J, Zhang Z M. Ethics and governance of trustworthy medical artificial intelligence [J]. BMC Med Inform Decis Mak, 2023, 23 (1): 7.

[37] Martínez E, Winter C. Protecting Sentient Artificial Intelligence: A Survey of Lay Intuitions on Standing, Personhood, and General Legal Protection [J]. Front Robot AI, 2021, 8: 788355.

[38] Kiseleva A, Kotzinos D, De Hert P. Transparency of AI in Healthcare as a Multilayered System of Accountabilities: Between Legal Requirements and Technical Limitations [J]. Front Artif Intell, 2022, 5: 879603.

[39] Haftenberger A, Dierks C. Legal integration of artificial intelligence into internal medicine : Data protection, regulatory, reimbursement and liability questions] [J]. Inn Med (Heidelb), 2023, 64 (11): 1044 – 1050.

[40] Harvey H B, Gowda V. Regulatory Issues and Challenges to Artificial Intelligence Adoption [J]. Radiol Clin North Am, 2021, 59 (6): 1075 – 1083.

HB. 18 中国数智中医药的政策走向探究

张 戈[①] 肖 波[②] 李荣耀[③]

摘 要： 近年来，随着信息技术的飞速发展和医疗健康产业的持续升级，中国中医药事业和行业正迎来一场数字化革命。数智中医药作为传统中医药与现代信息技术相结合的新兴领域，其发展备受关注。本报告旨在探讨中国数智中医药的政策走向，分析政府在该领域的支持和引导作用，以及未来发展的趋势和挑战。

关键词： 数智中医药；中医药信息化；中医药政策

一、数智中医药相关政策

（一）政策背景

政府在数智中医药发展中的支持和引导至关重要。作为传统产业转型升级的重要一环，数智中医药的发展离不开政府政策的支持和引导[1]。

1. 顶层设计进一步健全

《中医药发展战略规划纲要（2016—2030 年）》专章部署“推进中医药信息化建设”，信息化融入中医药各领域的顶层设计基本形成。《“十四五”国家

① 张戈，计算机硕士，广东省中医药科学院中医药发展研究中心主任。研究方向：中医药政策，健康大数据。

② 肖波，工学硕士，广东省中医药科学院中医药大数据研究团队研究员。研究方向：医学信号与信息处理，临床医学统计，中医药大数据挖掘与分析，中医药发展政策。

③ 李荣耀，医学信息本科，广东省中医药科学院中医药发展研究中心干事。研究方向：医院信息化，中医药人工智能。

信息化规划》指出，推动中医药健康服务与互联网深度融合。《中共中央 国务院关于促进中医药传承创新发展的意见》指出，以信息化支撑服务体系建设。国务院办公厅印发的《中医药振兴发展重大工程实施方案》指出，开展中医药数字便民和综合统计体系建设。国务院办公厅印发的《“十四五”中医药发展规划》指出，提升中医药信息化水平，强化中医药发展支撑保障。

2022 年 11 月 7 日，国家卫生健康委员会、国家中医药管理局、国家疾病预防控制局联合印发《“十四五”全民健康信息化规划》提出“互联网 + 中医药健康服务”行动，统筹建设国家和省级中医药数据中心，加强全民健康保障信息化工程中医药业务平台应用与完善，强化与全民健康信息平台互联互通。优化升级中医馆健康信息平台，扩大联通范围，推进与基层医疗卫生机构信息系统集成应用。深化数字中医药体系。鼓励地方加强中医医院信息化建设，加快信息基础设施提档升级，推动构建以中医电子病历、电子处方等为重点的基础数据库，推动一体化共享、一站式结算等数字化便民服务，鼓励医疗机构研发应用名老中医传承、智能辅助诊疗系统等具有中医药特色的信息系统。

2022 年 12 月，国家中医药管理局印发《“十四五”中医药信息化发展规划》，围绕中医药信息化高质量发展目标，主要部署了四个方面的任务：一是夯实中医药信息化发展基础，提出加快信息基础设施提档升级、强化网络和数据安全防护、推进中医药信息标准应用三个方面具体措施；二是深化数字便民惠民服务，提出加强中医医院智慧化建设、推动中医药健康服务与互联网深度融合、优化中医馆健康信息平台、做优智慧中医医联体四个方面具体措施；三是加强中医药数据资源治理，提出强化中医药政务服务和管理、实施国家中医药综合统计制度、建设中医药综合统计信息平台、推动中医药统计数据开放共享四个方面具体措施；四是推进中医药数据资源创新应用，提出加快中医药关键数字技术攻关、助力中药质量控制水平提升、创新中医药数字教育新模式、推动中医药文化数字化建设四个方面具体措施。同时，在四大任务下设立四个信息化项目专栏，共 14 个项目，全面支撑任务的具体部署、实施和落地。

2. 具体服务进一步细化

国家中医药管理局印发实施《关于推进中医药健康服务与互联网融合发展的指导意见》，联合国家卫生健康委开展就医诊疗、结算支付等 10 项“互联网 + 医疗健康”便民惠民活动，门诊患者平均预约诊疗率逐年提升、预约后平均等待时间逐步缩短。具有中医药特色的中医治未病、名老中医经验传承、中医辅助诊疗、中医临床研究分析等系统得到应用，互联网中医院、中医云诊间、智慧中药房、共享中药房以及中医远程医疗服务等不断发展。设置国家中医药应急数据采集平台等项目，信息化支撑中医药在抗击新冠疫情中发挥了重要作用[2]。

3. 政策抓手不断增强

成立国家中医药管理局监测统计中心，强化行业信息化建设与支撑。改善少数民族医院基础设施条件，加强少数民族医院专科能力、制剂能力和信息化能力建设。22 所中医药高等院校设立信息相关学院、开办中医药信息专业，推动建设 100 个左右中医药类一流本科专业建设点。逐步加强中药材第三方质量检测平台建设，研究推进中药材、中药饮片信息化追溯体系建设，强化多部门协同监管。加快中药制造业数字化、网络化、智能化建设，加强技术集成和工艺创新，提升中药装备制造水平，加速中药生产工艺、流程的标准化和现代化。信息标准体系逐步完善，行业协会、产业联盟对事业发展的参与度显著提高。

（二）发展现状

当前，中医药信息化发展不平衡、不协调、不深入等问题还比较突出，与数字中国、中医药传承创新发展、全民健康信息化要求存在较大差距，基础设施、数据应用等方面存在较大短板弱项，中医药政务信息化水平不高，中医医院信息化基础较差，中医药特色信息系统应用不够，便民惠民能力有待提高。

国家中医药综合统计体系尚不健全，贯通行业的综合统计平台还未建成；数据要素价值潜力尚未激活，挖掘应用不够，“数据壁垒”依然存在；专业人才不足，标准应用尚需加强，网络安全防护体系亟待完善，中医药信息化发展整体水平仍不能满足需求。同时，中医药信息化管理职能相对薄弱、投入保障亟待加强，各级中医药主管部门普遍缺乏专门管理力量，顶层设计不足、推进落实乏力。

（三）政策目标

2022 年 11 月 7 日，国家卫生健康委员会、国家中医药管理局、国家疾病预防控制局印发“十四五”全民健康信息化规划的通知，数字健康服务确立了以下目标。

1. 强化顶层信息建设

初步建设形成统一权威、互联互通的全民健康信息平台支撑保障体系，基本实现公立医疗卫生机构与全民健康信息平台联通全覆盖。加速推进高速泛在、云网融合、智能敏捷、集约共享、安全可控的全民健康信息化基础设施建设。依托国家电子政务外网、互联网、光纤宽带、虚拟专线和5G等网络建设完善卫生健康行业网。

2. 实现医疗机构数据互通

全民健康信息化统筹管理能力明显增强，全国医疗卫生机构互通共享取得标志性进展，二级以上医院基本实现院内医疗服务信息互通共享，三级医院实现核心信息全国互通共享。全员人口信息、居民电子健康档案、电子病历和基础资源等数据库更加完善。

3. 扩展数字健康服务

数字健康服务成为医疗卫生服务体系的重要组成部分，每个居民拥有一份动态管理的电子健康档案和一个功能完备的电子健康码，推动每个家庭实现家庭医生签约服务，建成若干区域健康医疗大数据中心与“互联网 + 医疗健康”示范省，基本形成卫生健康行业机构数字化、资源网络化、服务智能化、监管一体化的全民健康信息服务体系。

二、数智中医药的主要内容

数智中医药是指将数字化技术、信息技术和人工智能等现代科技与中医药相结合，以实现更精准、高效、个性化的中医药服务和管理。先行政策中，主要内容包括以下几个方面。

（一）中医药医疗平台

1. 中医药数据中心

国家在每个省建立省级国家中医药数据中心，该中心依托现有资源建好国家、省级中医药数据中心，推动建立稳定的专业化技术团队，参与区域中医药信息化规划编制和实施、承担工程项目建设与管理、指导中医医院智慧化建设、研究和制定信息标准、开展统计调查、组织人才培训等。

2. 中医馆健康信息平台

国家不断推进中医馆健康信息平台建设，扩大中医馆健康信息平台覆盖范围，优化升级辨证论治、知识库、远程教育和治未病等核心功能[3]，近1.62万家中医馆接入，部署了9个行业系统。“十四五”期间，支持10家左右中医医共体开展远程医疗中心或共享中药房建设，实现中医医共体内医疗机构间双向转诊、检查检验结果互认共享、中药制剂共享、中药同质化服务等。

3. 智慧中医医院建设

国家推动三级中医医院开展智慧医院建设，医院信息互联互通标准化成熟度测评、电子病历系统应用水平、智慧服务、智慧管理等级别达到国家要求。“十四五”期间，支持20家左右智慧中医医院试点建设[4]，并在二级以上中医医院开展中医药数字便民惠民试点建设，遴选数字便民惠民应用场景，形成可推广、可复制的案例，发展普惠便捷的数字中医药便民服务。

（二）中医药数智辅助

1. 中医药诊疗辅助系统

互联网、云计算、人工智能等新一代信息技术正推动中医药行业创新发展。国务院发布的《关于促进中医药传承创新发展的意见》提出，实施“互联网+中医药健康服务”行动，鼓励依托医疗机构发展互联网中医医院，开发中医智能辅助诊疗系统，推动开展线上线下一体化服务和远程医疗服务[5]。

中医作为一个完整的医学体系，是一门系统科学，有自己完整的理论体系、诊疗体系和技术体系。如今，随着人工智能、大数据与现代科技和研究方法的发展融合，为中医理论诠释、提升中医基层医疗、升级中医智能辅助诊断方面提供了较好的技术支撑和助力。国家鼓励开发中医药诊疗辅助系统，利用人工智能和机器学习技术，对患者的症状、体征、疾病史等信息进行分析和处理，辅助医生进行中医诊断和治疗方案的制订。数智中医药通过分析海量的病例数据、医学文献和临床试验结果，帮助医生提高诊断精度和治疗效果[6]。

2. 健康辅助管理系统

健康管理是变被动的疾病治疗为主动的自我健康监控，通过将物联网及人工智能技术广泛融合并应用于生活中，实现贯穿用户全生命周期的数据采集、监测，并对各项数据指标进行综合智能分析，服务于用户的健康管理[7]，从而提高健康干预与管理能力，由“治已病”向“治未病”逐渐过渡，有效缓解医疗资源供需矛盾，并为持续改善全民健康水平提供更全面的支撑。国家鼓励利用智能穿戴设备、健康监测传感器等技术，对个体健康数据进行实时监测和分析，为个性化的中医药健康管理和疾病预防提供科学依据。

数字化中医智能诊断设备能够帮助实现中医智慧问诊。不论是病前诊断，还是病后治疗，人工智能都能有所作为。在日常化的健康管理中，利用设备收集人体基本信息，智能化评估健康状态，为使用者在未病时提供个性化的养生攻略。中医药智能诊疗系统与临床医生的相互配合，有助于中医辨证体系与人工智能技术“强强联合”。

3. 中医药医疗服务智能化

人工智能在中医药领域有着广阔的应用发展前景[8]。凭借人工智能在数据挖掘与采集、数据处理与分析、深度学习等方面的卓越能力，有助于实现海量古籍文献和临床诊治经验的结构化、科学化表达，帮助中医诊疗建立客观化标准与评价体系，弥补中医药高质量人才短缺与资源不均，拓宽中医药互联网应用场景，更好地传承并发展中医药文化。医疗大数据的积累以及多样化先进技术的发展，推动中医诊疗方式不断向数字化、信息化、智能化迈进，为中医药的传承与革新创造了巨大空间。硬件设施、平台搭建、系统管理……当下，人工智能已经成功嵌入中医诊疗与服务过程的多个环节。

进一步开发中医药医疗服务智能化平台，包括在线问诊、远程会诊、智能健康管理等功能，为患者提供更便捷、高效的中医药医疗服务。建立基于临床路径的中医药治疗管理系统，通过数字化技术对患者的诊疗流程和治疗效果进行跟踪和管理，提高医疗服务的质量和效率。

（三）中医药数字资源共享

1. 中医药古籍数字图书馆

政府正组织实施名老中医学术经验、老药工传统技艺传承数字化、影像化[9]，建立国家中医药古籍数字图书馆，推动中医古籍数字化，建立中医药传统知识保护数据库，构建中医古籍人工智能技术应用平台和中医药知识服务系统。

2. 中医药博物馆数字馆

政府正建设国家中医药博物馆数字馆，从藏品的采集、保护、展陈以及藏品资源的数据挖掘，制作数字藏品，建立藏品数据库，以数字化的思维规划建设智慧型国家中医药博物馆。

3. 中药资源基础数据库

政府正持续开展中药资源动态监测，充实全国中药资源基础数据库，有序推进中药资源基础信息开放共享和应用创新。推进中药材、中药饮片、中成药信息化追溯体系建设，基本实现中药重点品种来源可查、去向可追、责任可究。加快中药制造业数字化、网络化、智能化建设，提升中药饮片、中成药自动化、智能化生产水平。

（四）中医药行业数字支撑平台

1. 中医药政务信息化网络建设

应用数智中医药技术，政府已建设中医药政务信息化网络，推动核心业务线上流转、建设具有中医药政务信息化特色的跨地区跨部门应用，支持20家左右三级中医医院开展智慧医院建设，医院信息互联互通标准化成熟度测评、电子病历系统应用水平、智慧服务、智慧管理等级别达到国家要求[10]；在二级以上中医医院遴选数字便民惠民应用场景，形成可推广、可复制的案例，发展普惠便捷的数字中医药便民服务；支持10家左右中医医共体开展远程医疗中心或共享中药房建设，实现中医医共体内医疗机构间双向转诊、检查检验结果互认共享、中药制剂共享、中药同质化服务等，实现政务信息互联互通。

2. 国家中医药综合统计平台

政府加强制度宣贯及人员培训，开展数据采集、数据汇总、分析研究、督导检查等工作，推动国家中医药综合统计制度落地实施。“十四五”期间，国家拟建成国家—省级中医药综合统计信息平台，建立统一规范的中医药统计网络直报系统，构建统计设计、数据采集、加工处理、分析研究等统计生产流程，加强与业务应用系统互通衔接，实现统计渠道共建、数据集中共享。

3. 中医药数字教育及管理示范

完善国家级中医药继续教育网络平台，开发一批以中医基础理论、中医临床实践为重点的慕课、微课、精品资源共享课和视频公开课，探索国家中医药考试数字化管理。致力于建设数字化的中医药教育平台和资源库。通过开发在线教育平台和移动应用程序，实现中医药课程的网络化、数字化教学资源的共享，为广大学生和医务人员提供便捷、高效的学习途径。其次，推动中医药教育的智能化和个性化发展。借助人工智能、大数据分析等技术可以根据学生的学习情况和特点量身定制学习计划和教学内容，提高教学的针对性和效果。同时，探索数字化管理手段，提升中医药机构的管理效率和服务水平。利用信息化技术可以实现中医药机构的电子化管理、信息共享和远程协作，提高医疗资源的利用效率和医疗服务的质量。

此外，加强对中医药数字教育及管理示范的政策支持和规范引导。通过制定相关政策法规和标准规范，可以推动中医药数字教育和管理工作的有序开展，促进中医药事业的健康发展。总的来说，政府正以数字化技术为支撑，不断探索创新，为中医药事业的现代化发展搭建起坚实的基础和有效的支撑体系。

（五）数智中医药创新研发

1. 新一代信息技术在中医药领域试点建设

开展云计算、大数据、物联网、人工智能、5G、区块链、智能感知等新一代信息技术在中医药领域的集成应用研究，探索一批中医药数字化应用场景建设[11]。逐步构建起覆盖全行业的信息网络。通过数据的采集、存储、处理和分析，能够更加全面、准确地了解中医药的发展现状和趋势，为政策制定和决策提供科学依据。

2. 中医药药物研发与评价

利用计算机模拟、生物信息学等技术对中药的成分、作用机制、药效评价等进行研究，加速中医药新药的研发和临床应用[12]。通过对大量数据的分析和挖掘，能够更准确地识别中药材的活性成分和药效，为药物研发提供科学依据。致力于建立多层次、多维度的中药数据库和知识图谱，这些数据库包括中药成分、药效、药理等方面的信息，为药物研发提供了丰富的数据支持和参考。同时，推动中药药物研发的数字化模拟和虚拟筛选，利用计算机模拟和虚拟筛选技术，可以快速评估中药化合物的活性和毒副作用，为药物设计和优化提供高效路径。此外，注重加强中药药物的临床评价和效果监测，通过云计算、远程医疗等技术手段，实现了对中药药物临床试验的远程监测和数据管理，提高了临床试验的效率和质量。

（六）信息安全

1. 网络安全

坚决贯彻《中华人民共和国网络安全法》等相关法律法规要求，印发《国家健康医疗大数据标准、安全和服务管理办法（试行）》，制定卫生健康行业关键信息基础设施认定规则。建立卫生健康行业网络信息与数据安全责任制。健全网络安全治理体系，制定网络安全事件应急预案，完成重大活动期间网络安全保障任务，全面提升网络安全防护能力[13]。加大网络安全管理和技术培训力度，组建网络安全专家队伍和技术支撑队伍，举办卫生健康行业网络安全技能大赛，开展全行业网络安全监测，不断提高快速处置网络安全事件能力，切实提升网络安全保障水平。

2. 数据安全

坚持安全和发展并重，全面贯彻《中华人民共和国网络安全法》《中华人民共和国数据安全法》《中华人民共和国个人信息保护法》等法律法规，落实党委（党组）网络安全与数据安全责任制，压实主体责任。在国家卫生健康委员会网络安全和信息化工作领导小组框架下，推进落实关键信息基础设施保护、等级保护、数据分类分级安全管理、个人隐私保护、安全审查、数据风险评估、监测预警和应急处置等各项工作，强化网络安全态势感知、事件分析和快速恢复能力，支持发展社会化网络安全服务，形成多方共建的网络安全防线，全面提升中医药行业安全保障能力[14]。

三、政策走向展望

数智中医药相关政策的走向涵盖了多个方面，包括技术研发、数据管理、临床应用、伦理规范等。政府需要采取积极有效的措施，促进数智中医药技术的健康发展和应用，推动医疗行业朝着智能化、信息化、数字化的方向迈进。

（一）更加完善的政策体系

随着数智中医药技术在医疗行业的应用不断深化，相关政策的完善和制定显得尤为重要。政府需要建立健全的政策体系，包括法律法规、规章制度、行业标准等，以规范和引导数智中医药在医疗领域的发展和应用[15]。政府将加强数智中医药领域的伦理规范和法律法规建设，制定数智中医药技术的伦理准则和行业规范，明确技术应用的道德底线和责任义务，同时完善相关法律法规，保障数智中医药技术的合法合规运行。

（二）激发技术创新与研发投入

政府会增加对数智中医药科研项目的投入，支持相关科研机构与企业开展基础研究和技术创新，继续保持对数智中医药技术的支持力度，鼓励企业增加研发投入，推动技术创新，提升数智中医药技术的核心竞争力[16]。通过政策引导和资金扶持，促进数智中医药技术在医疗诊断、治疗、管理等方面的创新应用，提高医疗服务的水平和效率[17]。政府可以通过设立专项资金，设立研究机构，加强与高校、科研院所的合作等方式，促进数智中医药领域的技术创新和成果转化。政府会进一步优化数智中医药产业的政策环境，简化审批流程，降低准入门槛，为企业创新发展提供更加便利的政策支持和服务保障。

（三）满足新质生产力需求的产业升级

政府会持续推动数智中医药技术与人工智能、大数据、物联网等新一代信息技术的深度融合[18]，促进中医药医疗、养生等领域的创新发展[19]。政府可能通过财税政策、产业政策等手段，促进数智中医药产业需要实现从传统生产制造向智能化、数字化转型升级。支持医疗机构和企业引进和应用数智中医药技术，提高医疗服务的质量和效率[20]。同时，会进一步鼓励医疗行业与数智中医药企业开展合作，推动产业链的协同发展，打造具有国际竞争力的数智中医药产业集群。

（四）更新标准和规范

政府会加强对数智中医药标准化建设的支持，推动制定统一的技术标准和规范。这将有助于提升数智中医药产品和服务的质量水平，增强消费者的信心和认可度。这些标准和规范可以涵盖技术应用、数据管理、隐私保护、伦理道德等方面，为数智中医药的发展提供行业指导和规范约束。政府将出台政策规范数智中医药技术在临床应用中的使用。此外，政府会制定临床试验、评估和审批标准[21]，加强数智中医药产品和技术的监管，确保其安全有效，同时促进数智中医药技术与临床实践的深度融合。

（五）加强人才培养

人才作为数智中医药发展的重要保障，政府会加大对数智中医药人才的培养力度，通过加强教育培训、推动产学研合作、吸引人才回流等措施，培养和引进，建立多层次、多渠道的人才培养体系，培养具有医学背景和数智中医药技术能力的专业人才[22]。同时，鼓励高校和科研机构加强数智中医药技术在医疗领域的教育和研究，培养更多的数智中医药医学专家和领军人才。

（六）强化技术普及

政府会通过政策引导和经费支持，推动中医药信息化和数智中医药技术的普及与应用推广，通过加强宣传推广、建立示范项目、推动技术转移等方式，促进中医药信息化和数智中医药技术的广泛应用[23]，提高医务人员和患者对数智中医药技术的认知和运用能力，提升社会公众对数智中医药在医疗领域的接受和认可程度，让更多的人受益于这些先进技术的发展成果。

（七）优化保障措施

政府将制定严格的数据管理和隐私保护政策，保障医疗数据的安全和隐私[24]。建立完善的数据管理机制，规范医疗数据的收集、存储、传输和使用，同时加强对个人隐私的保护[25]，确保数智中医药技术的合法、安全、可控使用。政府会制定更加明确的政策法规，规范数智中医药技术的研发、生产和应用。这些政策法规将为数智中医药产业的健康发展提供法律保障和制度支持。

四、未来发展的挑战与应对

数智中医药的快速发展给医疗行业带来了巨大的机遇，同时也面临着诸多挑战[26]。为了有效应对这些挑战，政策的制定和实施至关重要，需要综合考虑技术安全、数据隐私、伦理道德、社会接受等多方面因素，为数智中医药的健康发展提供有力保障。本报告将针对数智中医药未来发展的挑战，提出一系列政策措施，以期为数智中医药的健康发展提供指导和支持。

（一）技术安全挑战

数智中医药技术的复杂性和高度自主性，可能导致算法失控、系统漏洞等安全隐患，威胁患者安全和医疗数据的完整性[27]。可能涉及以下方面：

数据隐私保护[28]：在数字化过程中，涉及大量的医疗健康数据，包括患者病历、诊断结果等敏感信息，如何确保这些数据的安全、隐私和合规性是一个重要挑战。

网络安全威胁：随着信息技术的发展，网络攻击、数据泄露等安全威胁也在增加，中医药数字化系统需要具备强大的网络安全防护能力，以防范各类网络攻击和数据泄露风险。

技术标准和规范缺乏：中医药数字化领域缺乏统一的技术标准和规范，导致系统之间互操作性差、信息交换困难等问题，需要建立完善的技术标准体系，以促进中医药信息化建设的顺利推进。

虚假信息和不良内容：在数字化平台上，可能存在虚假医疗信息、不良内容等问题，影响患者健康和医疗服务质量，因此需要建立有效的监管机制和内容审核体系，保障信息的真实性和可信度。

技术人才短缺[29]：中医药领域对于掌握信息技术的专业人才需求大，但技术人才短缺的情况较为普遍，如何培养和吸引更多的信息技术人才参与中医药数字化建设，是一个重要挑战。

面对技术安全挑战，政策可以从以下方面进行应对。

1. 建立技术安全标准

政府部门应牵头制定数智中医药技术安全标准，明确技术开发、使用和运营中的安全要求，确保技术的稳定性和可靠性。数智中医药技术安全标准应涵盖系统安全、数据安全、网络安全、隐私保护等多个方面。具体内容包括系统架构设计、数据传输加密、权限控制、用户身份认证、漏洞管理、应急响应等。

制定数智中医药技术安全标准的主体可以由政府部门、行业协会、标准化组织、企业等共同参与。这些机构应该具备丰富的技术经验和专业知识，能够充分考虑中医药领域的特点和需求，制定科学、合理的标准。

制定数智中医药技术安全标准的过程应该充分考虑各方利益和意见，包括政府、医疗机构、科研院所、技术企业、学术界等相关利益主体。通过广泛征求意见、开展专家评审、组织标准论证等方式，形成具有广泛共识的标准文本。

2. 加强技术审查和监管

设立专门的技术审查机制，对数智中医药技术进行严格审查和监管，防止技术滥用和安全漏洞[30]。随着技术和应用环境的不断变化，数智中医药技术安全标准也需要不断更新和完善。制定好的数智中医药技术安全标准需要得到有效的实施和监督。政府相关部门应该通过建立专门的标准认证机构或者监管机构，对标准的实施情况进行监督检查，并对不符合标准要求的机构进行惩罚或者整改。政府制定机构应定期对标准进行评估和修订，及时吸收最新的技术成果和行业经验，确保标准始终与时俱进。

3. 促进技术合作和信息共享

政府可以鼓励医疗机构和科研单位之间的技术合作，建立信息共享机制，加强对技术安全的监测和预警。

构建跨界合作，促进不同领域、不同机构之间的技术合作，充分利用各方的专业知识和资源优势，加快中医药数字化技术的研发和应用。例如，与信息技术企业、大数据公司、人工智能研究机构等进行合作，共同开展中医药数据挖掘、智能诊断、个性化治疗等方面的研究与实践。

促进开放共享，建立开放的技术平台和数据共享机制，鼓励各方共享技术成果、医疗数据和研究资源，实现信息共享、互通有无。这样可以避免重复研发、提高研发效率，同时也能够更好地服务于临床医疗、科研教育等领域。

展开国际合作，加强与国际组织、国外研究机构、跨国企业等的技术合作与交流，借鉴国际先进经验和技术成果，推动数智中医药的国际化发展。通过开展联合研究项目、举办国际学术交流会议、建立国际合作平台等方式，促进全球范围内的技术合作和信息共享。

制定和完善相关法律法规，明确技术合作和信息共享的政策和规范，为各方合作提供法律保障和制度支持。同时，建立健全的知识产权保护机制，保护技术创新成果的合法权益，鼓励更多的科技人员和机构积极参与到技术合作和信息共享中来。

通过促进技术合作和信息共享，可以有效整合各方资源，提高中医药数字化技术的创新能力和竞争力，推动数智中医药事业迈向更加广阔的发展前景。

（二）数据隐私与伦理挑战

数智中医药技术需要大量患者的医疗数据作为训练和验证的基础，但患者对个人隐私的担忧日益加剧。在应对数据隐私与伦理挑战方面，可以采取以下政策法规措施。

1. 加强数据隐私保护法律法规

加强数据隐私保护法律法规是当今数字化社会中至关重要的议题之一。随着互联网的普及和技术的飞速发展，个人数据的收集、存储和处理已成为日常生活中的常态。因此，确保个人数据的隐私和安全成为保护公民权利和社会稳定的重要任务。

首先，加强数据隐私保护需要完善相关的法律框架。这包括明确个人数据的定义、规范数据的收集和使用、设立严格的数据安全标准等。在法律层面，应该建立起一系列细致的条款和规定，确保数据处理实践符合法律的要求，并对违规行为进行惩罚。

其次，加强数据隐私保护需要加强监管和执法。政府部门应当加大对数据处理机构和企业的监督力度，确保它们遵守相关法律法规，妥善处理个人数据。此外，还需要建立有效的投诉处理机制，让公民能够便利地举报违法行为，并及时得到处理。

另外，加强数据隐私保护还需要提高公众的意识和参与度。通过教育和宣传活动，让人们了解个人数据的重要性，知晓自己的权利，并学会保护自己的数据安全。同时，倡导企业和组织采取透明的数据处理政策，与用户建立信任关系，确保数据的合法、透明和安全使用。

因此，加强数据隐私保护法律法规需要多方合作，包括政府、企业、社会组织和个人在内的各方共同努力。只有通过建立健全的法律制度、加强监管执法、提高公众意识和参与度，才能有效保护个人数据的隐私和安全，推动数字化社会的健康发展。制定和完善相关法律法规，保护患者个人隐私信息，规范数智中医药数据的收集、存储和使用[31]。

2. 建立数据共享和交换平台

政府可以建立医疗数据共享和交换平台，统一管理和监管医疗数据，确保数据的安全和合规使用。建立数据共享和交换平台是推动中医药行业数字化转型、促进中医药传统知识保护和创新发展的重要举措。这样的平台可以为中医药领域的医疗机构、研究机构、企业以及个人提供一个集成的数据资源共享和交换平台，以实现数据的高效利用、加速科研成果转化和提升医疗服务质量 。

首先，建立数据共享和交换平台有助于整合分散的中医药资源。中医药领域涉及大量的传统医学文献、临床案例、药物信息等多种数据资源，但这些资源往往分散在不同的机构和地区，难以共享和利用。通过建立统一的平台，可以将这些分散的资源整合起来，形成一个全面、系统的数据资源库，为中医药研究、教育和临床实践提供更加丰富和可靠的数据支持[32]。

其次，建立数据共享和交换平台有助于促进中医药知识的传承和创新。中医药传统知识是中华文化的重要组成部分，但随着时代变迁和社会发展，部分传统知识面临遗失和衰退的风险。通过建立数据共享和交换平台，可以将传统知识数字化、存储、共享，为后人传承和学习提供便利。同时，平台也为中医药研究和创新提供了更多的数据支持和资源，促进中医药理论的深化和发展。

另外，建立数据共享和交换平台还有助于提升中医药服务的质量和效率。通过共享临床数据、医疗经验等信息，可以帮助医生和研究人员更好地了解患者的病情，提供个性化的诊疗方案。同时，平台也为中医药研究提供了更多的数据资源和合作机会，推动中医药领域的科研成果转化，促进中医药服务的现代化和智能化发展。

因此，建立数智中医药数据共享和交换平台是推动中医药行业数字化转型、促进中医药传统知识保护和创新发展的重要举措。通过整合资源、促进合作、推动创新，这样的平台将为中医药领域的发展带来新的机遇和活力，推动中医药事业迈向更加广阔的发展前景。

3. 加强伦理教育和指导

应对数智中医药技术中的数据隐私与伦理挑战时，加强伦理教育和指导是至关重要的一环。推动医疗从业人员和技术开发者接受伦理教育[33]，强调技术应用中的伦理原则和社会责任，保障数智中医药的合法合规运行。以下是一些建议措施。

医务人员和研究人员伦理教育：政府可以通过开展培训课程、举办讲座、制定指南等方式，加强医务人员和研究人员的伦理教育。这些教育内容可以涵盖个人隐私保护、数据安全、患者知情同意等方面的内容，使医务人员和研究人员更加重视患者隐私权，遵守伦理规范。

患者伦理指导：政府可以向患者提供相关的伦理指导，让他们了解个人数据的用途、安全保障措施以及隐私权的保护方式。通过开展宣传教育活动、提供信息手册等方式，向患者普及数据隐私知识，增强他们的自我保护意识。

建立伦理咨询机构：政府可以建立专门的伦理咨询机构，为医务人员、研究人员和患者提供咨询和指导服务。这些咨询机构可以提供关于伦理规范、法律法规等方面的咨询服务，解答相关问题，帮助各方更好地理解和遵守伦理要求。

加强监督和审查：政府可以加强对于医疗机构和研究机构的监督和审查，确保它们严格遵守伦理规范和法律法规，保护患者的个人隐私和权益。对于违反伦理规范的行为，政府应当依法追究责任，维护社会公正和秩序。

通过加强伦理教育和指导，政府可以提升医务人员和研究人员的伦理素养，增强患者对于个人隐私保护的信心，有效应对数智中医药技术中的数据隐私与伦理挑战，推动技术与伦理的有机结合，促进医疗服务的质量和社会效益的最大化。

（三）社会影响

数智中医药的发展可能导致医疗资源不均衡、就业压力增加、患者信任度不足等社会问题，引发公众的担忧和抵触情绪[34]。在应对社会接受与医疗人文关怀方面，政策可以从以下方面进行考虑。

1. 加强医患沟通和信任建立

加强医患沟通和信任建立对于解决数智中医药发展可能引发的社会问题至关重要。政府可以基于数智中医药推动医患沟通平台的建设，促进医生和患者之间的有效沟通和信任建立，增强数智中医药技术的社会接受度[35]。具体可以采取以下措施。

信息透明化：政府可以通过建立专门的信息平台或者网站，向公众提供关于数智中医药发展的详尽信息，包括政策法规、发展进展、技术应用等方面的内容。透明的信息公开可以增加公众对于政府政策的理解和信任。

开展宣传教育活动：政府可以组织各种形式的宣传教育活动，向公众介绍数智中医药的概念、特点、优势以及应用前景，提高公众对于数智中医药的认知度和理解力，减少对于新技术的不确定性和抵触情绪。

加强医患沟通渠道建设：政府可以建立医患沟通平台，提供在线咨询、诊疗指导等服务，方便患者与医生进行沟通交流。同时，政府还可以鼓励医疗机构加强与患者的沟通，提高医疗服务的透明度和可信度。

建立第三方评估机制：政府可以设立第三方机构或者专家委员会，对数智中医药技术和服务进行评估和监督，提供客观的评价和建议。这样可以增加公众对于数智中医药技术和服务的信任度，减少不必要的担忧和抵触情绪。

加强法律法规的监督和执行：政府应当建立健全的法律法规体系，明确数智中医药领域的相关政策和标准，加强对医疗机构和从业人员的监督和管理，严厉打击违法违规行为，维护公众的合法权益和社会秩序。

2. 推动技术与人文关怀的结合

鼓励医疗机构将数智中医药技术与人文关怀相结合[36]，提供更加温暖和人性化的医疗服务，满足患者的身心健康需求。具体可以采取以下措施。

加强政策引导：政府可以制定政策，鼓励医疗机构在引入数智中医药技术的同时，注重人文关怀，保障患者的权益和利益。政府可以通过政策和经济激励措施，引导医疗机构将技术创新与人文关怀相结合，提供更加全面、温暖的医疗服务。

加强医务人员培训：政府可以组织培训班、研讨会等活动，加强医务人员对于人文关怀的培训和教育。培养医务人员的人文关怀意识和沟通技巧，使他们能够更好地理解患者的需求和感受，提供更加个性化和贴心的医疗服务。

建立评价指标体系：政府可以建立评价指标体系，评估医疗机构在技术应用和人文关怀方面的表现。制定相关标准和指标，对医疗机构进行评估和排名，促使医疗机构注重人文关怀，提高医疗服务的质量和满意度。

加强社会监督：政府可以建立医疗服务投诉举报渠道，鼓励患者和社会公众对于医疗机构的服务进行监督和评价。及时处理患者的投诉和意见反馈，加强对医疗机构的监督，保障患者的合法权益和利益。

推动医疗服务标准化：政府可以推动医疗服务的标准化建设，制定统一的服务标准和规范，明确医疗机构在技术应用和人文关怀方面的要求。建立健全的医疗服务质量监测机制，提高医疗服务的规范化水平，保障患者的安全和权益。

3. 加强社会宣传和教育

政府可以组织宣传活动和教育培训，积极宣传医疗人工智能技术的好处和潜力，提高公众对技术的认知和接受度。具体可以采取以下措施。

开展公众教育活动：政府可以组织各种形式的宣传教育活动，如举办讲座、论坛、展览等，向公众介绍数智中医药的概念、特点、应用场景以及社会意义。通过这些活动，提高公众对于数智中医药的认知度和理解力，减少不必要的担忧和抵触情绪。

制作宣传资料：政府可以制作宣传资料，如宣传册、海报、视频等，向公众介绍数智中医药的相关知识和成就。这些资料可以通过各种渠道进行发布和传播，包括互联网、电视、报纸等，扩大宣传影响，提高社会关注度。

利用新媒体平台：政府可以充分利用新媒体平台，如微博、微信、抖音等，开展数智中医药的宣传推广工作。通过发布宣传内容、开展互动交流等方式，吸引更多的公众关注，传播正面信息，减少负面情绪。

邀请专家解读：政府可以邀请专家学者、医务人员等参与宣传教育活动，向公众解读数智中医药的意义和作用，回答公众的疑问和担忧。专家的权威性和专业性可以增加公众对于数智中医药的信任度和认可度[37]。

建立互动平台：政府可以建立互动平台，如在线问答、专家咨询等，为公众提供便捷的交流渠道。通过回答公众的问题、解决公众的疑惑，及时传递正面信息，增强公众对于数智中医药的信心和支持。

五、结语

中国数智中医药的发展既面临着巨大的机遇，也面临着挑战和困难[38]。数智中医药的发展是一个复杂而严峻的过程，需要政府、企业、专家和公众的共同努力。政府需要加大对数智中医药产业的支持和引导，为其健康发展创造良好的政策环境和发展条件。同时，企业也需要加强技术创新和产业升级，不断提升产品和服务的品质和竞争力，希望在各方的共同努力下，数智中医药能够不断取得新的突破和进展，为推动中国医疗健康事业的发展作出更大的贡献。

参考文献

［1］吴应强，石乐怡．数字赋能全民共享——2023 年全民数字素养与技能提升高峰论坛会议综述［J］．图书与情报，2023（3）：121－125.

[2]“十四五”全民健康信息化规划［J］. 中国实用乡村医生杂志，2023，30（12）：1－9，13.

[3] 周雪明，梁碧月，隋方宇，等. 大数据背景下中医诊断学教学平台的搭建与应用研究［J］. 黑龙江高教研究，2022，40（9）：151－155.

[4] 张艺然，聂莹，李海燕. 中医医院信息互联互通标准化现状分析与思考［J］. 医学信息学杂志，2022，43（2）：13－17.

[5] 罗立波，程逸文，张彤，等. 互联网医院推动中医药优质资源辐射的探索与实践［J］. 江苏中医药，2021，53（7）：68－70.

[6] 姚一帆，孔娇，刘传鑫. 中药安全性事件的危险因素与防治对策［J/OL］. 药物评价研究，2024（4）：873－888［2024－04－15］. http：//kns－cnki－net－https. cnki. gzzyy. yuntsg. cn：2222/kcms/detail/12. 1409. R. 20240408. 1343. 048. html.

[7] 徐维维，彭沪，杨佳芳，等. 人工智能在医疗健康领域的应用与发展前景分析［J］. 中国医疗管理科学，2019，9（5）：37－41.

[8] 邵长年. 论人工智能进入医疗领域的机遇与挑战［J］. 中国医疗器械信息，2020，26（20）：170－171.

[9] 曹琴，玄兆辉. 主要国家中医药发展特征及对我国医药创新发展的思考［J］. 全球科技经济瞭望，2020，35（7）：13－19.

[10] 赵霞，李小华. “十四五”期间医院信息化建设发展的若干思考［J］. 中国医院，2021，25（1）：64－66.

[11] 徐振强. 智慧城市理论与实践初探［J］. 城乡建设，2020，（14）：23－27.

[12] 胡昌平，邓胜利. 数智背景下的信息交互与服务发展［J］. 情报理论与实践，2024，47（4）：1－9.

[13] 黄丽晖，欧志斌，罗立波. 新时代中医医院科研管理背景、存在问题及优化策略分析［J］. 江苏中医药，2024，56（3）：63－67.

[14] 赵浩强，窦津晶，王运丽，等. “学院＋书院”双院制协同育人模式的研究与实践：以北京中医药大学中药学拔尖学生培养基地时珍书院为例［J/OL］. 中医教育，1－12［2024－04－15］. http：//kns－cnki－net－https. cnki. gzzyy. yuntsg. cn：2222/kcms/detail/11. 1349. R. 20240405. 1713. 010. html.

[15] 谢亚东，郑金，周飞飞. 传承创新发展背景下中医药立法面临的挑战与机遇——以《中华人民共和国中医药法》实施5周年为背景［J］. 中医药管理杂志，2023，31（16）：218－220.

[16] 商洪才，张晓维. 数智融合促进中医药传承创新发展［J］. 北京中医药，

2023，42（5）：464－466.
[17] 梁燕，蒋杰，刘忠，等．提升广东省中药产业竞争力的策略研究：以佛山市中药产业发展现状为例［J］．科技管理研究，2011，31（19）：39－42.
[18] 肖荣辉，李捷．数字经济赋能区域产业高质量发展研究［J］．当代经济，2024，41（4）：3－9.
[19] 王建勋．“健康中国”背景下杭州市健康产业发展的对策建议［J］．中国市场，2020（18）：20－21.
[20] 朱庆华，王晰，赵宇翔．数据要素在医疗健康领域的内涵、价值与应用［J/OL］．图书情报知识，1－5［2024－04－15］．http：//kns－cnki－net－https. cnki. gzzyy. yuntsg. cn：2222/kcms/detail/42. 1085. G2. 20240410. 1020. 002. html.
[21] 刘井瑞，杨晶娜，袁大为，等．解毒承气汤治疗术后早期炎性肠梗阻的临床观察［J］．中国中西医结合外科杂志，2024，30（2）：238－242.
[22] 谢俊英．全面风险管理视域下数字档案馆项目风险防控的理论逻辑与体系构建［J］．兰台世界，2024，（4）：102－105.
[23] 夏思洋，朱学芳．面向老年人的智慧健康信息服务系统研究：基于多源数据融合技术［J/OL］．情报科学，1－14［2024－04－15］．http：//kns－cnki－net－https. cnki. gzzyy. yuntsg. cn：2222/kcms/detail/22. 1264. G2. 20230915. 1530. 027. html.
[24] 刘乾坤，马骋宇．互联网医疗健康服务平台隐私保护现状及对策研究［J］．中国医院，2019，23（9）：16－19.
[25] 郑江．新时期疾病预防控制中心数字档案管理工作［J］．办公室业务，2023（9）：149－151.
[26] 张咏．阿斯利康（中国）发展战略研究［D］．南昌：南昌大学，2022.
[27] 贺星．数字治理背景下档案数据安全模型建构研究［D］．哈尔滨：黑龙江大学，2023.
[28] 武汉大学工业互联网研究课题组．“十四五”时期工业互联网高质量发展的战略思考［J］．中国软科学，2020（5）：1－9.
[29] 庞锦绣．新媒体在企业党群政工工作中的应用［J］．中外企业文化，2023（12）：71－73.
[30] 周梅珊，邬凤娟．慢性病大数据管理的隐私保护困境及应对策略［J］．医学与哲学，2024，45（5）：21－26.
[31] 张筱烽，林晖．基于“互联网＋医疗”的网上健康服务业有关问题研究

［J］．四川医学，2016，37（6）：681－685.

［32］胥昀．《浙江中医药大学学报》系统评价及 Meta 分析类文章载文情况分析［J］．浙江中医药大学学报，2020，44（11）：1131－1135.

［33］祝丹娜，吉萍．医学人工智能社会实验项目伦理审查与管理思考［J］．中国医学伦理学，2024，37（2）：210－213.

［34］娜地达·阿西木，尹悦，吴晓凡，等．“十四五”时期我国中医类医院卫生人力资源配置公平性及需求预测研究［J］．中国医院管理，2024，44（4）：78－82.

［35］张增瑞，周吉银．以患者为中心的临床试验的伦理审查挑战［J/OL］．中国医学伦理学，1－9［2024－04－15］．http：//kns－cnki－net－https. cnki. gzzyy. yuntsg. cn：2222/kcms/detail/61. 1203. R. 20240408. 1631. 002. html.

［36］徐娟．智慧医疗运行风险防控的法治化策略［J］．甘肃政法大学学报，2024（1）：88－99.

［37］武晓立．探析新媒体环境下的健康传播［J］．新闻研究导刊，2016，7（22）：73－74.

［38］杨连举．基于“互联网＋”推动大健康医药产业优快发展［J］．中国发展，2017，17（5）：79－81.

HB.19 合规风控视角下数智中医药产业发展问题研究

邓 勇[①] 高薇涵[②]

摘 要： 中医药产业作为健康产业的重要组成部分，在促进经济发展、推动健康中国建设方面发挥着重要作用。为了更深入地强化中医药在保障人民生命健康中的核心作用，专家学者正积极投身于中医药产业的数字化与智能化探索之中。目前，这一努力已经取得了令人瞩目的成果，不仅在中医诊断、中医处方、中医治疗以及中医教育等各个环节实现了数智化的显著进步，还在技术上取得了突破性的发展。为了解决中医药产业数智化发展过程中在政策与法律方面还存在的问题与困境，本报告综合运用文献研究、案例分析等研究方法，以合规发展与法律风险防控作为切入点，从完善法规、加强监管、厘清法律关系与法律责任等角度对中医药产业数智化发展过程中存在的问题提出针对性对策与建议，进一步强化与巩固数智中医药产业的纵深发展，以期未来能够进一步更加有效地借助数字化、智能化手段助推中医药行业高质量发展，促进中医药产业数智化转型升级，为中华民族伟大复兴保驾护航。

关键词： 中医药产业；数智化；合规发展；法律风险防控

一、引言

当前，云计算、大数据、人工智能、物联网等新一代数字化、智能化技术正在逐步与实体经济深度融合，数智化成为推动行业发展的新动力。在全球数

① 邓勇，法学博士，北京中医药大学人文学院法律系卫生健康法学教授。研究方向：医药卫生法。

② 高薇涵，北京中医药大学人文学院研究生。研究方向：卫生健康法学。

字化大背景下，中医药数字化发展势在必行，推动中医药高质量发展必须借助数字技术提升中医药服务能力。为进一步提高中医药行业保障人民身体健康和生命安全的能力，必须加快中医药产业数智化转型升级的进程，顺应信息时代发展大势和国内国际发展大局，高瞻远瞩、科学谋划、统筹推进数智中医药产业建设，“十四五”规划也明确指出要将“互联网＋中医药”上升到国家发展战略层面，中医药数字化转型必将成为中医药学科在新时代转型发展的共识。目前，中医药行业已经启动数字化进程，取得了一定成绩。但相比其他行业，中医药行业数字化进展还比较落后，在中医药产业数智化应用的许多场景下还面临着政策法律合规与风险防控方面的挑战与困境。为了防止数智中医药产业发展进程受阻，有必要对中医药产业在数字化、智能化转型过程中存在的政策法律问题进行深入的研究，并探究可行的应对方法与实现路径，助力数智中医药产业的高质量发展。

二、数智中医药产业的发展背景

（一）数智中医药的内涵

“数智中医药产业”是指数字化、智能化的中医药新兴研究领域。北京中医药大学东直门医院商洪才研究员首次在《“数智中医”推动中医药循证研究》一文中提出了“数据筑基、智慧引航”的“数智中医”发展理念。[1]“中医数智化”是利用人工智能、大数据、云计算、物联网、区块链等数字技术为中医药数智化提供技术支撑，为中医药“望、闻、问、切”人工诊断以及疗效性的可能“模糊性”诟病提供解决方案，数智化可应用在健康管理、咨询诊疗、远程诊疗、远程教育传承、开方配药、中药材种植加工流通贮藏等各个环节。

（二）数智中医药产业的发展现状

党的二十大报告提出“推进健康中国建设”“促进中医药传承创新发展”“创新医防协同、医防融合机制”，对中医药发展提出了新的要求和更高期望。[2-3]从新时代的人民群众日益增长的多层次多样化健康需求出发，中医药仍处于不平衡、不充分的发展状态中，迫切需要数字化智能化融合驱动转型以进一步提升供给能力，充分发挥其“简、便、验、廉”的优势，提升服务水平，创新服务模式。[4]《“十四五”中医药发展规划》指出，要实施中医药振兴发展重大工程，补短板、强弱项、扬优势、激活力，推进中医药和现代科学相结合。《“十四五”医疗装备产业发展规划》强调，要发挥中医在疾病预防、治疗、保健康复等方面的独特优势，在中医药理论指导下，深度挖掘中医原创资源，开发融合大数据、人工智能、可穿戴等新技术的中医特色装备，重点发展脉诊、舌诊以及针刺、灸疗、康复等中医装备；促进中医临床诊疗和健康服务规范化、远程化、规模化、数字化发展。数智融合为中医药发展带来了新的契机，有望成为未来中医药传承创新发展的关键驱动，助力中医药行业突破当前发展瓶颈，进而步入数字智能化快车道。[5]

（三）数智中医药产业的应用领域

为进一步加强中医药对人民群众生命健康的保障作用，顺应数字化、智能化潮流，当前数字化技术在中医药行业的应用已经较为广泛。在数字化浪潮的推动下，中医领域展现出了勃勃生机。其中，中医药信息数据平台建设、中药材种植加工流通、中医药智慧医共体建设中医互联网诊疗与中医远程教育传承等关键环节，通过数字化手段均取得了显著成果。技术的飞跃性进步，还为这些领域的发展注入了强大动力。

1. 中医药信息数据平台建设

近年来，为深化中医药领域的信息化进程，提升中医药服务的便捷性和效率，响应医药卫生体制改革关于“构建实用共享的医药卫生信息系统”的号召，中国各地陆续打造了一批高效统一、资源整合、互联互通的中医馆健康信息平台。这些平台以互联网为基石，结合多种技术手段，为中医馆提供了在线健康教育、医疗咨询、远程诊断或会诊、电子处方、电子健康档案等线上健康医疗信息服务，使患者能够享受到更加便捷和全面的中医药服务。信息化不仅是中医药高效、科学发展的必由之路，中医馆健康信息平台还是中医药现代化的重要举措。它通过整合中医药信息资源，加强信息交流和知识共享，有效提升了中医药服务质量，展现了中医药迈向现代化的新篇章。

2. 中医互联网诊疗

中医互联网诊疗是一种全新的医疗模式，它充分利用云计算、大数据、物联网等现代信息技术，以互联网为媒介，将传统中医医疗业务与现代科技相结合，实现了两者的交叉渗透与融合创新。这种模式不仅打破了传统医疗服务的时空限制，让更多人能够享受到便捷、高效的中医医疗服务，同时还为中医药事业的发展注入了新的活力和动力。2015 年出台的《中医药健康服务发展规划》首次提出了要求将互联网技术融合发展中医药。2016 年国务院出台了《中医药发展战略规划纲要（2016—2030 年）》中，提出推进“互联网 + 中医医疗”，探索中医远程医疗、移动医疗和智慧医疗等新型医疗服务模式。2018 年国家中医药管理局印发《互联网诊疗管理办法（试行）》《互联网医院管理办法（试行）》《远程医疗服务管理规范（试行）》等法律法规，为互联网医院的诊疗提供了法律约束与保障。2020 年 1 月以后，越来越多的中医院开通互联网诊疗平台，依托本院资源，开展线上咨询、线上诊疗、拍方取药和科普宣传等业务。截至 2021 年 8 月，中国共有中医互联网医院 61 家，其中公立中医互联网医院 57 家。[6]

通过巧妙地将互联网技术融入中医医疗服务中，中医互联网诊疗能够极大地优化中医医疗资源的配置和诊疗服务，为患者提供更加多元和个性化的就医体验。这一过程涵盖了线上中医诊疗、线下患者就诊以及智慧中医大数据分析三个关键方面。

中医互联网诊疗结合了物联网、人工智能技术和大数据技术，对传统中医诊疗服务进行了革新，将诊疗中的各个环节与模块进行有机整合和协同工作，实现了中医诊断的智慧化。同时，互联网诊疗还建立了一套以患者数据为核心的医疗服务模式，融合了人工智能、物联网和云计算等技术，为患者的线下就诊提供了极大的便利。此外，互联网诊疗还整合了互联网技术和云平台大数据，建立了标准化的智慧中医数据库，并运用人工智能技术对这些标准化数据进行了深入分析。通过挖掘中医领域的名医特色诊疗方案，以及从患者角度出发的精准化健康指导，为智慧化中医诊疗及健康管理开辟了全新的视角。总而言之，这种整合了互联网技术的中医医疗服务模式，不仅提升了医疗资源的利用效率，还为患者带来了更加便捷和个性化的就医体验，为中医诊疗和健康管理的发展注入了新的活力。

3. 中医药互联网电商

中药材行业领域竞争日趋激烈，在信息时代的潮流下，互联网不可避免地渗透到该领域，经过互联网潜移默化的改造，中药材的货源组织方式、行情获取方式、中药材的交易方式均发生较大变化，“互联网 + 中药材产业”应运而生。

随着国家对中医药产业的逐渐重视，不论国家层面、部门层面，抑或是地方政府层面，有关“互联网 + 中医药”的政策性文件不断出台，如《中医药发展战略规划纲要（2016—2030）》《中医药信息化建设“十三五”规划》等，国家对于“互联网 + 中医药”越发重视，使得与之密切相关的“互联网 + 中药材”产业的地位也水涨船高。目前“互联网 + 中药材”产业正处在政策利好、行业繁荣的机遇当中，各企业有关于此的改革实践不断涌现，且多取得了较为不错的成绩。

不仅仅是中药材，借着互联网的东风，越来越多的中药通过电子平台进行销售，中药电商的发展也进入了快车道。中药的网络销售市场规模不断扩大，发展势头强劲。不过，由于中药自身的特殊性，特别是其药品属性，使得中药电商在合法合规方面一直处于模糊地带，这在很大程度上限制了中药电商的发展。在此新形势下，中药网络销售如何在保持高质量发展的同时做好合规工作避免法律风险显得尤为重要。

4. 中医智慧医共体建设

提升基层医疗水平是医疗改革中的重要一环。近年来，随着传统中医药行业的蓬勃复兴，互联网技术和人工智能的迅猛发展也为中医药的传承与创新开辟了新的道路。在国家卫生健康委员会和国家中医药管理局的推动下，医联体、互联网诊疗等概念成为基层医疗改革的重要方向，频繁出现在相关政策文件中。在这一背景下，浙江省海盐县积极响应国家“互联网 + 中医药”的政策号召，借助互联网技术和人工智能系统，进行了中医智能化建设的实践，并取得了显著的成果。海盐县以区域中医智能医联体云平台为核心，推进基层中医化和应用智能化建设，将中医与人工智能紧密结合，创新中医药发展模式，为中医药事业的现代化发展注入了新的活力。

在此背景下，智慧共享中药房应运而生。智慧共享中药房模式助推了医共体建设。实现智慧共享中药房推进建设医共体，主要是通过应用智能化，以提高县域中医药医共体新能力，建设区域中医智能医共体，打造成“五智型”中医药医共体。

5. 中医远程教育传承

人才培养是中医传承、创新，是中医药发展的关键要素之一。由于中医秉承辨证施治的理念，而该理念的具体落地在很多时候依赖中医医生的个人经验，因此中医教育环节的数字化尤为重要。中医知识传承是中医可持续发展的必要条件之一。医案是中医临床实践的记录，是医家诊治疾病思维过程的表现。名老中医在长期临证中形成许多经方验方，历代名家医案也是中医药宝库中的璀璨瑰宝，这些数据是中医传承中最基本、最可靠的知识载体，也是医学生学习的宝藏。中医知识传承的数字化主要包括中医古籍数字化、名医名方数字化、现代医案数字化、中医教学数字化等。通过上述数字化环节，不仅可以将诊疗过程中理、法、方、药等知识传递给学生，还可以将“大医精诚”等理念加以传播，提高中医队伍的整体素质。此外，通过将互联网＋、云计算、大数据、人工智能等技术应用于中医教育领域，还可以从大量的数据中挖掘并发现常人难以发觉的规律，从而有效提高教育效果。

三、数智中医药产业发展过程中存在的政策合规与法律风险困境

（一）中医药卫生信息系统平台建设存在的问题

1. 远程医疗服务中的法律关系与法律责任面临新挑战

通过运用互联网技术开展远程医疗咨询，能够突破地域和时间的限制，实现医疗资源的优化配置和共享。这种方式对于边远地区的县级、市级医院来说是一种强大的技术支持和人员补充，能够弥补其在技术和人员方面的不足。同时，它还能够最大程度地满足人民群众对于便捷、经济的医疗服务的需求，使更多人能够享受到优质的医疗服务。

在传统医疗模式下，法律关系与责任划分相对清晰明了。然而，在中医馆健康信息平台的建设过程中，远程医疗服务的运用使得法律关系变得更为复杂。除了传统的医患关系，还涉及远程端医疗机构、网络运营商、设备供应商等多个主体。这种复杂的法律关系使得法律责任的承担也变得更为复杂。根据《远程医疗服务管理规范（试行）》的规定，当远程医疗服务过程中出现医疗争议时，患者应当向邀请方所在地的卫生健康行政部门提出处理申请。对于远程会诊，邀请方需承担相应法律责任；而对于远程诊断，需要邀请方和受邀方

共同承担责任。当医疗机构与第三方机构合作开展远程医疗服务，发生争议时，应由邀请方、受邀方和第三方机构根据相关法律、法规和协议进行处理，并各自承担相应责任。

然而，目前互联网中医远程医疗服务仍处于起步阶段，如何更准确地界定远程医疗服务中的法律责任，以及如何进行医疗责任的鉴定，仍然是中医馆健康信息平台建设中亟待关注和解决的重要问题。未来，我们需要进一步研究和探讨这些问题，以确保远程医疗服务在法律框架内得到规范发展，为患者提供更加安全、高效的医疗服务。

2. 线上平台在处理患者信息时面临着严峻的隐私保护挑战

借助互联网平台和多元化技术，中医馆健康信息平台应运而生，为患者带来了前所未有的线上健康医疗体验。这一创新平台整合了众多中医馆的资源，提供包括在线健康教育、医疗咨询、远程医疗诊断与会诊、电子处方开具以及电子健康档案管理等多元化的线上服务，让患者能够更便捷地获取到中医专业的医疗服务，享受到全新的就医体验。

在传统的医疗体系中，患者的信息通常被严格保存在病案室内，只有患者和医疗机构的相关负责人能够接触到这些信息，确保了较高的隐私保护水平。然而，随着中医馆健康信息平台的广泛应用，患者的隐私信息保护面临着更大的挑战。在这种模式下，患者信息的暴露范围显著扩大，不仅近端中医馆能够接触到，远端的医疗机构、平台以及设备提供者也可能有机会获取到这些信息。这种广泛的信息共享和流通，无疑增加了患者隐私数据泄露的风险，使得线上平台在隐私保护方面面临着更为严峻的挑战。

随着“互联网＋”诊疗的兴起，中医院在发展过程中不可避免地会面临一系列挑战。其中，如何提升传统信息系统对数据泄露的防范能力，增强其抵御网络攻击的能力，以及明确对网络窃取医疗信息行为的法律制裁，将是中医院必须面对的重要难题。同时，在中医馆健康信息平台的建设过程中，这些问题也需要得到谨慎而周密的处理，以确保平台的安全性和稳定性，保障患者的隐私权益。因此，中医院需要不断探索和创新，加强技术研发和安全管理，为“互联网＋”诊疗的健康发展提供坚实保障。

3. “互联网＋医疗健康”服务支撑体系正处在不断完善的过程中

《关于促进“互联网＋医疗健康”发展的意见》（简称《意见》）由国务院办公厅发布，其中明确指出了完善“互联网＋医疗健康”支撑体系的重要性。意见强调，必须加快推动医疗健康信息的互通共享，致力于建设高效的基础资源信息数据库。此外，意见还提出，应完善全员人口、电子健康档案、电子病历等关键数据库，并健全基于互联网和大数据技术的分级诊疗信息系统，以推动医疗健康服务的数字化、智能化发展。

尽管“互联网 + 医疗健康”服务支撑体系的建设已经取得了一些进展，但总体来看，其完善程度仍然有限，建设难度也相当大。以中医馆健康信息平台为例，医疗健康信息的互通共享是其发展的关键所在。然而，要实现这一目标，就必须按照相关《意见》的要求，各地区、各有关部门需要紧密协作，共同推进全民健康信息平台的建设，并确保其具备统一性和权威性，实现与国家数据共享交换平台的无缝对接。同时，还需要加强对人口、公共卫生、医疗服务、医疗保障、药品供应、综合管理等方面的数据采集工作，打破部门、区域、行业之间的数据壁垒，实现健康信息的共享与应用。

国家卫生健康委员会在解读相关管理办法时也明确指出，对互联网诊疗的初诊和复诊进行监管是至关重要的，而这需要依赖正在建设的区域卫生信息平台以及电子病历数据库。通过将这些平台与数据库连接起来，可以将电子病历与居民的电子健康档案进行有效的整合。然而，要建立起统一的中医电子病历系统，并实现与基层医生机构现有信息系统的互联互通、资源共享，还需要付出更多的努力和智慧。当前，各医院信息系统缺乏统一性、协同性、共享性，而供全国各中医馆使用统一的信息系统还没有明确提上议程，同时也需要通过立法进行统一规范和信息保护。

（二）中医药互联网诊疗模式下存在的法律风险问题

1. 线上中医药诊疗服务的法律边界缺乏明确的界定与规范

《互联网诊疗管理办法》对于线上诊疗的范围设定了明确的限制，即禁止进行首诊，而复诊则限于部分常见病和慢性病的相同诊断。然而，在实际操作中，这个“部分”所涵盖的范围并未给出具体明确的界定。同时，关于复诊的具体规定也显得模糊不清，如复诊的时间期限和次数限制等细节并未明确。此外，对于患者是否经过线下初诊的核实也存在一定的困难。中医药领域由于其独特的特性，这些问题更为复杂，需要更加谨慎和细致的处理。详于辨证，略于辨病，“相同诊断”这一说法在中医药领域的适用性不强，与西医的病种不能完全画等号，采用过于简单的“一刀切”监管规定，对于互联网中医诊疗的规范和发展并不利。

2. “互联网 + 中医”诊疗服务机构的准入门槛低

《互联网医院管理办法》明确规定，在省级互联网医院监管平台建立之后，方可批准互联网医院的准入。然而，现实情况呈现出一种倒置的现象。各地的互联网医院纷纷掀起“申请热潮”，大量申请并成立后才迫使各省加速建立互联网医院监管平台，这使得原本的准入规则显得形同虚设。更令人担忧的是，即使监管平台得以建立，关于其监管的具体内容、方式、权限、法律责任以及主体等关键要素均缺乏明确的规范。制度性建设和程序性建设的缺失，使得整个监管机制显得空洞无力。

3. 患者个人信息保护的立法滞后

尽管我国近期推出了三个关于互联网医疗的法律文件，旨在保护病患的个人信息安全，但这些文件主要是指导性质的，实际应用性相对较弱，难以完全适应互联网医疗行业的快速发展和变化。特别值得注意的是，文件对于“个人信息不当行为”的界定并不精确，而仅仅停留在“买卖、泄露”患者信息的层面，主要关注的是隐私保护。然而，在大数据时代，单纯保护隐私已无法满足人们对信息安全的心理需求。隐私通常被视为精神层面的权益，而个人信息除具有精神性外，更多地表现为财产性权益。尽管两者在内容上有所重叠，但个人信息的范围远大于隐私权。因此，患者的个人信息保护亟待加强，需要更全面、细致的法律规定来确保信息安全。

4. “互联网 + 中医”诊疗服务事后惩罚缺失

在《互联网诊疗管理办法》中，对于法律责任的承担并未作出明确规定。因此，当互联网诊疗过程中发生医疗损害事件时，仅能依赖医师作为实体机构的注册人员这一身份，依照《医疗事故处理条例》《执业医师法》以及《医疗机构管理条例》等现有法律、法规进行处理。然而，这些法律、法规在制定时受到立法技术、时代背景以及认知水平等因素的限制，未能充分考虑到互联网时代涌现的新技术，因此难以有效适用于互联网诊疗事故。

尽管《互联网医院管理办法》与《远程医疗服务管理规范》对各方主体的责任有所明确，但由于涉及的三方主体可能位于不同地点，这无疑增加了患者的举证负担，使得责任主体难以明确。同时，由于缺乏具体的惩治措施，这些规定的威慑力也相对有限。

（三）“互联网 + 中医诊疗”存在监管漏洞

推拿按摩作为一种保健养生和中医诊疗的方式，至今已有5000多年的历史。随着互联网技术和应用的兴起，上门按摩服务逐渐成为新的健康消费项目。相较于传统推拿按摩行业，互联网推拿按摩具有商家资质展示和比较、整合多种服务项目以及优质优价等特点，解决传统按摩行业中从业者资质不达标、服务项目单一的问题。但作为一种新兴的商业模式，其发展中也有一些难题有待破解。产业的良性发展离不开严格的监管。当前，“互联网 + 推拿按摩”缺乏相应的监管体系，主要有以下四个方面的问题。

1. “互联网 + 中医诊疗”行业中信息不对称现象依然存在

以中医中的典型诊疗犯法推拿按摩为例，店家往往为了扩大客户群体，在顾客反馈中雇水军刷评论，消费者无法有效区分真实的消费评价与虚假的注水评价，还有店家浑水摸鱼，复制、捏造相应资质，欺骗消费者，加剧“信息不透明”问题。推拿按摩技师水平参差不齐，甚至很多技师没有经过严格的按摩培训就开始从事足疗按摩服务，用户体验差，再次利用平台消费的意愿降低，严重破坏产业生态的建设和平台企业的发展。

2. 监管主体不清，对象不明

由于缺乏法律依据，“应由谁来监管”尚不明确，“九龙治水”的乱象或会导致相关行政部门缺位，致使部分不法经营者有可乘之机。相关监管主体越权监管也时有发生，以干预、损害市场主体合法权益的方式进行监管，阻碍推拿按摩O2O行业的长远发展。即使进行监管执法，也难以确认监管对象。网上推拿按摩涉及按摩店家、网络平台、技师、投资商等多个监管对象，监管部门往往不知“该管谁”。

3. 监管机制和体制不完善

在现行监管机制中，针对推拿按摩O2O等新兴行业存在“重审批、轻管理”“重按摩店家、轻平台”“重追责、轻维权”等问题。在中国的监管体系中，O2O行业主要受到政府的全面监管。然而，在推拿按摩O2O行业内，缺乏统一的组织规范，导致平台与店家的信息披露制度并不完善。尽管有行业协会的存在，但其在自律监管方面所发挥的作用相当有限，同时平台与店家自身的监管也显得苍白无力。因此，一个全面、立体的行业监管体系至今尚未形成。

4. 监管手段单一

推拿按摩产业涉及线上和线下，如若不改变传统的监管方法，转而采用网络等新技术手段，将很难实现及时有效的监管。应积极引入新技术，让公众通过多种渠道参与监管，既可及时发现行业违规问题，成为法律和行政监管的有力补充，又可加强维权赔偿机制与监管工作的衔接。

（四）中药材互联网电商产业面临极大挑战

机遇与挑战并存，“互联网＋中药材”产业发展前景良好，但在快速发展的过程中存在着一些难点、堵点、卡点问题。

1. 交易机制亟待完善

交易方式是互联网对中药材难以渗透、难以改造的一个困难环节。由于中药材有其特殊性，如中药材的道地性、中药材的质量、中药材品规的分类等，这些参数和规格很难隔着屏幕进行验证，且相关 PS 剪辑技术能够修改图片视频的内容，加剧买卖双方的攻讦，降低互联网交易的成功率。一般来说，药材的品质主要靠有经验的药商现场分辨，而互联网尚未能提供与之匹配的标准化展示工具，验货缺乏统一规范的标准。而且通常中药材的质量容易出现问题，难以控制。例如，有些中药材品种容易发生虫蛀、霉变、残次缺陷等问题，但在互联网上交易中难以及时发现其问题。中药材不同品种的品规分类方式差异较大，不同品种的品规分类难以通用，需要对中药材进行标准化，但中药材进行标准化并非易事。中药材市场的复杂性，使得管理标准一时间难以出台细化，没有完善明确的管理流通标准，导致交易双方各执一词，各说各理，产生纠纷。同时，第三方交易模式也存在着缺陷，即平台为资金做担保，买家付钱给平台，卖家交货后，平台再付钱给卖家的这种模式，会导致平台没有对药材的定价权，无法承担稳定药价的管理作用，为哄抬药价、阴阳买卖等违法行为提供可乘之机。

2. 相关部门监管不到位

电商平台没有动机和意愿对中药材交易的信息进行规范，有些电商平台上的第三方卖家仅仅给出了药材的产地、生产日期、中药材的食用方法等信息，却没有关于药材安全性的证明，甚至关于该药材的剂量、禁忌也没有说明。大部分卖家虽然自称“农家自产自销”，但在购物页面出示相关药材收购证明的卖家极少。之所以会出现这样的情况，是因为网店上的中药材交易缺乏有效监管。假冒伪劣商品也搭了互联网的顺风车，销售极为便利。

3. 互联网中药材产业规模较小

鉴于医药领域受到诸如强制许可和《药品经营质量管理规范》（GSP）管理等严格管控措施的特殊性影响，其起步相对较晚，发展速度也相对较慢，因此在电子商务领域中所占的比例较小。目前，中国网上药店总体市场规模只有数十亿元。为解决扩大交易规模，可以联通网上药店和医保，目前医保和网络平台并没有并网。医保能否支付网上购药，与普通消费者的关系十分密切。如果能够联通网上药店与医保，网购药材的数量和对消费者吸引力都将激增，有利于中药材电商的发展。

4. 中药材追溯体系平台推广困难

囿于中药材信息化追溯体系建设、运行、维护成本高昂的问题，自建体系往往只存在规模较大的医药企业和第三方科技公司。对于中小型企业而言，无法承担如此高额的硬件、软件设施费用，更遑论中药材追溯体系的建设需要在生产加工过程中加入新的工序，采集数据、赋码、数据储存等工作，随之带来人力、物力成本上升。对于成本投入无法在短期内看到显著受益，反致加剧资金链紧张问题，许多中小型企业反对推广中药材追溯体系平台。

5. 中药材电商经营过程的行政监管风险

2017 年，国务院印发《关于第三批取消 39 项中央指定地方实施的行政许可事项的决定》，明确指出“取消互联网药品交易服务企业（第三方平台除外）审批”，对于药企来说是一个重大利好，意味着广大医药企业可以合法合规地在网络平台上销售药品，促进了中药在网络平台的流通，为药企在电商平台售卖中药松绑，曾经困扰大部分中药企业的行政审批不再成为障碍。

但是，行政许可上的松绑并不意味着没有监管，《中华人民共和国电子商务法》（下简称《电子商务法》）出台后明确规定：电子商务经营者从事经营活动，依法需要取得相关行政许可的，应当依法取得行政许可。因此，对于在网络平台上售卖中药的企业来说，要坚持依法依规，取得相应的生产或者销售资质，同时也必须在线下有相应的实体店，否则可能将面临相应的处罚。

6. 中药材电商经营过程中需要关注税收问题

电子商务领域的税收问题是市场高度关注的话题。随着 2019 年 1 月 1 日电子商务法的正式实施，其中专门新增的“电子商务经营者应当依法履行纳税义务，并依法享受税收优惠”条款，使得税收问题成为相关电商产业在经营活动中需要注意的重要问题。

近年来，国内中药材电子商务平台的数量逐渐攀升。例如，康美药业中药材大宗交易平台于2013 年 5 月投入试运行，涵盖了亳白芍、当归、黄芪等多种中药材的交易。而在 2010 年，重庆农畜产品交易所便推出了国内首个中药材期货金银花交易平台。此外，江西樟树也建立了“中药之都云电子商务平台”，甘肃陇西则推出了“药材盈”中药材物联电子商务平台，南京同仁堂也携手绿金在线设立了中药材交易中心。这些平台的涌现，为中药材的交易提供了更为便捷和高效的渠道。随着中药材交易迈入“电商时代”，中药材电商经营者需要规范经营行为，积极履行依法纳税的义务。

7. 中药材电商经营过程的质量风险

中药质量标准模糊一直是中医药行业发展过程中面临的一大障碍，很多消费者由于缺乏明确的质量标准而无法顺利维权。相关立法没有明确网上药店违规后的处罚主体、处罚措施、执行主体等规定，网上药店缺乏监管、肆无忌惮。

2015 年 6 月，农业部与相关行业通过评议，一致通过中国首个“中药材电商标准”，填补中药材电商行业的标准空白，为中国中药行业的发展提供了有效保障，有效防止了不法商家利用标准模糊损害消费者利益。

电子商务法的出台，更是进一步从法律上保障了消费者的利益，根据其规定，电子商务经营者销售商品或者提供服务，不履行合同义务或者履行合同义务不符合约定，或者造成他人损害的，依法承担民事责任。这就要求中药销售企业在网络平台上销售中药必须严格保证药品质量和其他相关要求，否则，消费者就可以依法要求商家承担相应的责任。

8. 中药材电商运营过程的药品追溯风险

电子商务法要求电子商务经营者应当全面、真实、准确、及时地披露商品或者服务信息，保障消费者的知情权和选择权。这要求商家在药品销售过程中应公开中药的各种信息，包括产品质量、产业、加工单位等，保证消费者的知情权益，并且建立完整的药品质量追溯体系，明确责任主体。因为所有有关药品的信息都是由药品经营者提供，如果药品经营者在此时未能充分披露相关信息，那么消费者的知情权将受到直接影响，进而可能威胁到消费者的生命安全。但根据中药具有不同的特性，中药材分为可以直接选用、炮制成饮片后销售等多种类型，中药材质量追溯也综合了鲜活产品、农产品、食品行业等多个行业，追溯广度与难度可见一斑。而在发散性的网络中，主体延展便利，信息繁多复杂，加剧追溯困难，更难以厘清各个责任主体。

从实际运行来看，药材采收后，经过多级收购商采购、包装、贮藏、运输、混批、混包、混储等环节，导致药材的来源混杂，很难溯源。在运输过程中，包装、仓储条件不规范，也有可能导致药材变质、污染，从而影响药材质量。在此背景下，中药在销售过程中往往无法实现各种信息准确公布，无法有效保护消费者权益。同时，中药材的生产、加工、包装、存储、运输等环节的质量标准规范不健全，造成进入溯源体系的中药材有假药劣药现象。

9. 中药电商过程中的虚假宣传风险

互联网药品交易不同于传统药品交易的关键在于网络的虚拟化，便于广告发布者以低廉的方式发布虚假广告，使得中药电商虚假宣传的现象屡见不鲜。网上药品销售企业为了吸引消费者，往往用夸张的语言来宣传药品效果，甚至进行虚假宣传。其中，中药材产品由于鱼龙混杂、没有明确的标准，虚假宣传现象更为普遍。一些不法商家利用中药药效相对模糊的特点进行夸张宣传，或者利用网络传播虚假药品信息，通过夸大药品疗效等方式来获利。部分电商网站充斥大量所谓“权威专家”“患者”，通过使用绝对化、承诺性的语言，对“药品”疗效进行虚假宣传，如药到病除、服用几个疗程病症全无、无毒副作用、免费试用等。面对虚假宣传，患者往往难以辨识，最终上当受骗，导致疾病治疗的贻误。

（五）中医药数智医共体信息化建设存在的问题

当前，国医共体信息化建设与医共体发展的契合度不高，基层能力与分级诊疗承载度不高，惠民信息化应用相对滞后，制约医共体的运行体制和机制的切实有效落实。[7] 由于医共体整体规划和顶层设计不足，信息壁垒难以打破等问题，医共体信息化建设在实际运作中仍然面临挑战。数据互通共享程度较低，医疗资源难以高效协同。一方面，由于信息化厂商众多，统一的数据标准和互操作性机制缺乏，医疗数据整合和共享过程变得复杂；[8] 另一方面，虽然多数县域医共体已建立数据资源共享中心，但其数据协同的核心作用未得到充分发挥。

医共体信息安全问题日益突出，信息安全建设有待加强。一是医共体信息化建设面临与其他网络平台一样的终端安全问题，急需防御恶意软件等外部网络攻击；二是医共体网络的共享和开放导致数据传输和存储过程中存在敏感信息暴露风险，[9]数据隐私保护问题依然存在；三是医共体网络内部用户安全意识薄弱也会导致患者数据泄露或医疗服务被破坏，患者隐私权及个人信息保护亟待加强。[10]

四、助力数智中医药产业高质量发展的风险防控路径及法律对策

（一）完善法规，利用先进技术加大健康信息保护力度

网络安全不仅是“互联网＋”发挥最大效用的基石，更是其不可或缺的前提条件。目前，全球已有109个国家和地区制定了专门的个人信息保护法，但遗憾的是中国尚未建立起完善的医疗信息安全保护法律体系，导致我们在个人信息及隐私保护方面主要依赖间接手段，而这些手段往往存在模糊不清、威慑力不够等问题。这种法规的缺失不仅纵容了隐私信息的泄露者，而且在出现纠纷时，受害者往往无法找到合适的法律依据来维护自身权益。因此，必须尽快出台针对个人信息和医疗健康信息的专项法规，完善相关制度规范，深入研究并确立医疗健康数据的确权、开放、流通、交易及产权保护等方面的法律法规，并建立起与之配套的制度体系。同时，网络安全的建设工作必须与这些法规的制定和实施同步规划、部署、推进和落实，这对于“互联网＋医疗健康”领域的健康发展至关重要。

同时，在中医馆健康信息平台的建设过程中，各地应充分利用先进技术手段，确保患者医疗信息的存储与传输安全。具体而言，可以建立互联网医疗服务的技术应用审查机制，通过构建分级分类审查制度来加强对技术应用的管理和评估。在技术手段的选择上，可以积极引进国际先进的访问控制技术、匿名技术、加密技术、安全监控和审计技术等，以提升信息保护的安全性和可靠性。此外，还应鼓励创新，推动与中国国情相适应的信息技术的研发和应用，为医疗信息安全提供更有力的保障。

（二）完善中医互联网医疗的法律规制体系

1. 清晰界定线上中医药服务诊疗范围的法律界限

针对目前线上中医药服务诊疗范围模糊不清的问题，可以积极推动各地先行开展试点工作。通过实践中的摸索与探索，可以发现问题并寻找相应的解决方案。在经过科学论证和检验后，可以逐步推行并制定出针对互联网诊疗范围的具体实施细则。在中医药领域，可以由国家中医药管理局牵头，出台一系列规范性文件，为互联网中医诊疗明确划定范围和规则。由于中医药服务的就医咨询与诊断往往难以明确区分，仅仅依赖是否开具处方作为判断依据显然不够合理。因此，需要尽快制定和完善中医药诊疗技术规范，开展中医临床诊疗指南、技术操作规范和疗效评价标准的制定工作。[11]这些举措将为互联网中医诊疗行为提供坚实的法律依据，确保服务的专业性和合法性。

2. 提高“互联网＋中医”诊疗服务机构的准入门槛以保障质量

现有的法律、法规对于互联网诊疗机构的准入标准主要还是基于传统医疗机构的框架，然而互联网医疗的发展已经对我们提出了更高的标准和要求。因此，需要加强对医疗机构的资质审核，实施更为严格的准入制度，使中医医疗机构实现分级分类管理。同时，还需要建立一套完整的互联网诊疗机构准入规则，为行政部门在审批时提供明确的法律依据，从而防止一些不良机构和不具备线上诊疗能力的医师利用法律漏洞，进行虚假的咨询和诊断服务，特别是销售假冒伪劣的中药的行为。

在中医诊所的互联网诊疗准入方面同样需要提高准入门槛。只有当备案的中医诊所符合互联网准入门槛的规定时，才应被允许申请进行互联网诊疗。此外，还需要及时统一各地中医馆互联网诊疗的准入资质，确保标准的统一性和公正性。同时，对于中医师的互联网诊疗准入资格也应当应加强监管，完善医师资格认证与电子注册系统的实时对应，让患者能够在线查找医师的资质信息，从而避免不具备资格或超范围诊疗的中医医师提供服务。这些措施的实施将有助于提升“互联网＋中医”诊疗服务的质量和安全性，保障患者的合法权益。

3. 通过立法手段加强互联网医疗患者个人信息保护

在制定个人信息保护策略时，首要任务是出台《中华人民共和国个人信息保护法》这一基础法律，以便对个人信息进行分级管理。根据信息的敏感程度，可以将个人信息划分为敏感信息、特殊信息和一般信息，并针对不同级别的信息设定相应的授权程度和方式。鉴于信息技术的日新月异，行业自律机制可作为一种有益的补充，用以弥补法律在应对新技术发展时可能存在的滞后性。在医疗领域，应制定专门的行业规范，明确医疗数据公开使用的标准、规范和清单，并引入行政罚款等惩罚措施以增强法律的威慑力。此外，还需制定应对突发病患信息安全事件的预案，以确保在个人信息受到侵害时受害者能够迅速获得有效的法律救济途径。

4. 完善“互联网＋中医”诊疗服务的惩罚措施

为了有效规范“互联网＋中医”诊疗服务，必须明确各主体（包括医疗机构、医师以及第三方平台）与监管部门之间的法律责任。需要制定针对性的惩罚措施，并及时更新现有的法律、法规，加入与互联网医疗相关的责任条款，从而确保医疗机构和医生的诊疗行为既合法又安全。对于在互联网上进行非法行医的中医师，市场监督管理局、工信部门、中医药管理局以及公安等部门应建立联合行动机制，共同打击这种非法行为。一旦发现有中医师达到刑事处罚标准，应立即将其移交给公安部门处理，并禁止其再次从事线上诊疗活动，以维护医疗行业的秩序和患者的权益。

5. 积极构建完善、有效的互联网医疗服务监管体系

在推动中医药健康信息平台建设的过程中，各地市级监管部门需从三个核心方面加强监督工作：首先，要明确监管标准，这是确保健康医疗服务安全与质量的基础。通过制定严格的监管标准，可以规范服务流程，降低医疗风险，保障患者的权益。其次，需要明确在提供互联网医疗健康服务过程中的责任划分。这包括按照属地化原则进行管辖，实现线上线下统一监管，同时建立医疗责任分担机制。通过推行在线知情同意告知，可以有效防范和化解医疗风险，确保服务过程的透明性和公正性。最后，提高监管能力也是至关重要的。利用互联网运用过程中全程留痕的特点，监管部门可以建设卫生健康行政部门的监管端口，实现对互联网医疗行为的动态监管。这不仅可以确保医疗服务依法依规开展，还能及时发现和纠正违规行为，保障整个行业的健康发展。

在推动互联网中医发展的同时，也应确保不过度限制其创新步伐。为此，可以适度赋予行业协会一定的监管职责，以形成更为灵活和高效的监管机制。此外，还需进一步完善社会公众监督机制，畅通各类举报渠道，实现由单一治理主体向多元治理模式的转变，让社会自我规制的力量得以充分发挥。具体而言，可以从以下几个方面着手：首先，建立社会公示制度，确保线上医疗机构和中医医师的资质信息公开透明，便于公众查询；其次，建立黑名单制度，将存在严重违法、失信行为的医务人员和机构列入其中，进行重点监管，直至其符合相关要求；最后，对达到社会危害性的机构和人员，应采取限制手段，实施取消职业资格这一最为严厉的惩罚措施。

（三）加强中药材溯源体系建设，实现中药材产品全过程监管与风险把控

1. 依托市场，从自身出发

对于中小企业而言，随着国家中药材追溯体系建设工作的不断推进，反而呈现出有心无力的状态，他们既希望能加入中药材追溯体系建设这一行列，又出于成本的考虑望而却步。因此，政府应当积极作为，进行宏观调控，同时企业跟紧政策引领，充分发挥主观能动性。

首先，政策法规应调动企业积极性。政府可以出台相应的优惠政策加大对中小企业的扶持力度。同时，多层次、多方面开展中药材追溯体系建设宣传活动，运用创新激励机制，调动企业积极性。其次，明确市场导向。消费者作为产业链中的重要一环，是中药材产品的最终消费者，一切生产经营活动应当围绕消费者进行。在追溯体系中，具有溯源标识的中药材产品是每个企业的名片，消费者的每一次购买，除增加产品销量，提升企业效益外，同时也是对企业的进一步认知。最后，营造联合共建、合作共赢的环境。对于规模较小的药企而言，鼓励联合共建药材追溯体系，弥补资金上的不足。

2. 引入区块链技术，加快中药材溯源体系全面覆盖

区块链技术是指通过去中心化的方式集体维护一个可靠数据库的技术方案，是基于密码学的一种分布式储存方式，具有确保流通过程中的信息安全性与完整性作用。

在中药材追溯体系中引入区块链技术旨在以低成本、高效率的方式解决在追溯体系中数据篡改，信息虚假的问题。通过区块链技术，能够有效构建中药材数字化产业链并提高其透明度；通过 CA 身份认证方式，区块链中每个节点的通信难度增加，信息变得更加私密；通过每个节点之间的“智能合约”方

式，大大增加被存入溯源系统中的数据修改难度；通过中药材溯源 ID，加之其道地特性，可以提高流通中药材信息的完整性与安全性，最终实现全产业链的溯源。

3. 中药材生产、运输、销售、监管等各环节标准化落实

标准化工作管理部门和商务部门会同相关部门建立完善中药产品追溯标准体系。标准化内容或应包含以下四个方面。

（1）种植标准化。生产种植者应该做到：实现同类品种集合式种植，增强批量供应能力。把控种植环境，提高道地药材质量。重视生产技术力，减少化肥使用，保证药材安全性。加强种植过程跟踪管理，进行药材生长过程监测。加强与市场联系，做到供求相应，减少陈料囤积。记录生产种植过程中的数据信息。

（2）制程标准化。生产加工者应当遵循的要求：严格把关原料来源，减少残次品流入市场；严选加工环境，减少原料及产品损坏、污染；合理合法使用加工辅料，保证产品安全性；古法炮制技术与现代技术结合，保证产品疗效；对接市场，提高原料利用率，减少产品积压；记录加工过程中的数据信息。

（3）运输流通标准化。根据 GSP 相关规定，从业人员应当做到：遵循市场交易规则，保证产品来源可溯。把控仓储条件，保证出入库产品质量。监控产品市场流通态势，及时召回问题产品，并做好不良反应处理工作。记录产品流通过程中的有关信息。

（4）监管标准化。地方管理部门制定该地区可溯源产品名录并通过追溯平台进行汇总。对于该地区流通的中药产品，应当严格按照名录信息进行监管；开展专项检查与飞行检查，覆盖跟踪高风险产品及企业；明确责任主体，让监管透明。对于市场所出现的产品问题，通过对消费者的走访调查和信息采集，精准定位问责对象，并将不良反应案例进行公告。

中药材溯源体系建设是实现药品市场数字化监管必不可少的一环，也是中医药事业发展重要的一步。因此，相关部门应统筹兼顾，发挥全产业链中各方作用，发掘市场价值，走标准化道路，加快推进中药材溯源体系建设，实现中药材产品来源可溯、去向可追、过程可控、责任可究。

4. 明确中药材生产过程主体责任

中药材经过采收后，经过多级收购商收购以及包装销售等环节，导致药材的来源混杂，很难溯源。因此，为了规避风险，明确责任划分，药企在整个药品的生产和流通过程中要建立完整的药品质量追溯体系，明确各个过程中的主体责任，这样才能保证在出现质量问题的时候明确责任主体，从而降低被追责的风险。

（四）合法合规，确保中药网售平稳运行

合法的中药网络销售企业是指具备保证网络销售药品安全能力的药品上市许可持有人或者药品经营企业，主要包括中药药品上市许可人、中药药品批发企业和中药药品零售企业。其中，中药饮片生产企业销售其生产的中药饮片，应当履行药品上市许可持有人相关义务。中药互联网销售企业在事前、事中和事后三个阶段都需要注意的合规事项如下。

1. 做好信息的报告与公示工作

中药网络销售企业应当向药品监督管理部门报告企业名称、网站名称、应用程序名称、IP 地址、域名、药品生产许可证或者药品经营许可证等信息。中药药品上市许可持有人或者中药药品批发企业向所在地省级药品监督管理部门报告，中药药品零售企业向所在地市县级药品监督管理部门报告。中药网络销售企业需要公示的内容：一是需要在网站首页或者经营活动的主页面显著位置，持续公示其药品生产或者经营许可证信息平台信息；二是应当展示依法配备的药师或者其他药学技术人员的资格认定等信息。

2. 广告营销避开“雷区”

中药网络销售药品中的中药配方颗粒、中药注射剂等都属于处方药。处方药的网络销售曾被《药品流通监督管理办法》这一部门规章明令禁止。新出台的《药品网络销售监督管理办法》(简称《办法》）开了处方药网络销售的口子，但总体上还是持审慎的态度。中药处方药的网络销售在广告营销方面应当注意：一是应当在每个药品展示页面下突出显示“处方药须凭处方在药师指导下购买和使用”等风险警示信息。二是中药药品网络零售企业应当将处方药与非处方药区分展示，并在相关网页上显著标示处方药、非处方药。在处方药销售主页面、首页面不得直接公开展示处方药包装、标签等信息。通过处方审核前，不得展示说明书等信息，不得提供处方药购买的相关服务。三是中药的广告禁止在针对未成年人的大众传播媒介上发布，也不得以介绍健康、养生

知识等形式变相发布中医药广告。

3. 严格实行中药产品溯源制度

《办法》明确提出，药品网络销售企业应当建立并实施药品追溯制度。溯源制度对网络销售中药企业提出了更高的产品质量要求，施行后中药产品质量将面临更加严格的监管。长期来看，有利于中药网络销售的高质量发展。

4. 谨慎对待处方类中药产品

中药网络销售企业通过网络向个人销售处方类中药，应当确保处方来源真实、可靠，并实行实名制。《办法》第九条的规定明确了药品网络零售企业关于承接电子处方与纸质影印处方、第三方平台承接电子处方必须尽到核查、标记，以避免处方重复使用的责任与义务。这体现了市场监管部门对网售处方药的严控态度，中药药品网络零售企业必须严格制定处方管理与核查的相关程序，配备相应的人员做好审核工作，不要对“人工能开方”与“先买药后开方”等形式合规行为抱有侥幸心理。企业还应对严禁在院外流通的中药配方颗粒和中药制剂等严格管理，禁止这些药品在自家平台上出现并销售。

5. 依法依规开展在线药学服务

中药网络零售企业应当建立健全在线药学服务制度，由依法经过资格认定的药师或者其他药学技术人员开展处方审核调配、指导合理用药等工作。药学服务是药品流通、使用过程中的薄弱环节。中药网络销售企业应充分发挥互联网优势，探索从片段式服务到全过程服务，从“以药品为中心”到以“患者为中心”的转变。提升患者购药咨询、用药指导等服务的质量，增强患者用药的信赖感、安全感。

6. 建立健全中药配送制度

中药配送有其特殊性，有些中药的储存必须避光、防潮、防霉，温度和湿度都必须控制在一定的范围内。为了患者用药的安全有效，中药网络零售企业应当对药品配送的质量与安全负责。配送药品的方式分为药企自己配送和委托第三方物流配送。药企自己配送时应当根据药品数量、运输距离、运输时间、温湿度要求等情况，选择适宜的运输工具和设施设备，配送的药品应当放置在独立空间并明显标识，确保符合要求、全程可追溯；委托第三方物流进行配送时，应当选择符合药品三方物流 GSP 要求以及具备第三方医药物流资质的第三方医药物流公司，以最大限度地确保药品在运输、储存、配送等环节中的质量与安全。

7. 做好中药产品销售凭证记录管理

为了应对日后可能出现的医药安全等方面的纠纷，保存好凭证记录等资料是中药网络销售企业风险防范意识的一种体现，需做到：向个人销售药品的中药网络销售企业，应当按照规定出具销售凭证。销售凭证可以以电子形式出具，药品最小销售单元的销售记录应当清晰留存。中药网络销售企业应当完整保存供货企业资质文件、电子交易等记录。销售处方药的还应当保存处方、在线药学服务等记录。相关记录保存期限不少于5年，且不少于药品有效期满后1年。

（五）强化主体责任，推动中药网售高质量发展

中药网络销售第三方平台是中药网络销售的重要搭载平台，承担着提供网络经营场所、交易撮合、信息发布等重要功能。2022年《药品网络销售监督管理办法》的出台强调压实网络销售第三方责任，对第三方平台的管理提出了诸多要求，这些要求都是中药网络销售第三方平台需要注意的合规重点。

1. 应认真履行好备案义务

中药网络销售第三方平台应当将企业名称、法定代表人、统一社会信用代码、网站名称以及域名等信息向平台所在地省级药品监督管理部门备案。

2. 做好内部管理工作

第三方平台在中药网络销售过程中，应当设立专门的中药药品质量安全管理机构，以确保药品的质量与安全得到有效管理。配备具有中医药背景的药学技术人员承担中药药品质量安全管理工作，建立并实施药品质量安全、药品信息展示、处方审核、处方药实名购买、药品配送、交易记录保存、不良反应报告、投诉举报处理等管理制度。中药网络销售第三方平台应当在其网站首页或者从事药品经营活动的主页面显著位置，持续公示营业执照、相关行政许可和备案、联系方式、投诉举报方式等信息或者上述信息的链接标识。中药网络销售第三方平台保存药品展示、交易记录与投诉举报等信息的期限不少于5年，且不少于药品有效期满后1年。中药网络销售第三方平台应当确保有关资料、信息和数据的真实、完整，并为入驻的中药网络销售企业自行保存数据提供便利。

3. 履行好监督管理职责

中药网络销售第三方平台应当加强检查，对入驻平台的中药网络销售企业

的药品信息展示、处方审核、药品销售和配送等行为进行管理，督促其严格履行法定义务。事后处理方面，中药网络销售第三方平台若发现入驻的中药网络销售企业有违法行为的，应当及时制止并立即向所在地县级药品监督管理部门报告。发现存在严重违法行为，应当立即停止提供网络交易平台服务，停止展示药品相关信息：不具备资质销售药品；违反《药品网络销售监督管理办法》第八条规定，销售国家实行特殊管理的药品；超过药品经营许可范围销售药品；因违法行为被药品监督管理部门责令停止销售、吊销药品批准证明文件或者吊销药品经营许可证；其他严重违法行为。如果中药网络销售企业的药品注册证书被依法撤销、注销，中药网络销售第三方平台不得展示相关药品的信息。

4. 认真完成相关部门要求的配合义务

中药网络销售第三方平台的配合义务主要有三项：一是中药药品上市许可持有人依法召回药品，中药网络销售第三方平台应当积极予以配合。二是药品监督管理部门开展监督检查、案件查办、事件处置等工作时，中药网络销售第三方平台应当予以配合。药品监督管理部门发现药品网络销售企业存在违法行为，依法要求第三方平台采取措施制止，第三方平台应当及时履行相关义务。三是药品监督管理部门依照法律、行政法规要求提供有关平台内销售者、销售记录、药学服务以及追溯等信息，中药网络销售第三方平台应当及时予以提供。

（六）中医智慧医共体建设策略

海盐县以构建区域中医智能医联体云平台为核心战略，全面推动基层中医的现代化与智能化应用建设。通过深度融合中医智慧与人工智能技术，海盐县正积极开创中医药发展的新模式，为未来的医疗健康领域注入新的活力，同时为全国其他地区县域中医医共体建设提供了经验借鉴。

1. 加强政策保障

针对各地区特有的环境与需求，必须针对性地规划中医药事业的布局，确保将中医药事业有机地融入地方发展的大计中，并把推动中医智能化的进程作为促进中医药事业发展的重要一环。在医疗机构内部，应设立专门的中医科室，并配置专业的管理人员来全面协调当地的中医药工作。同时，每年的中医药事业经费应当单独列入财政预算，并保障中医药经费在卫生总投入中占有合适的比例。这一系列政策措施的联动配合，将为本地区中医药的发展构筑起稳固的保障基础，并为其营造出有利的政策环境。

2. 强化硬件设施

为了构建完善的中医药服务体系，应建立以区域内中医院为核心，人民医院中医科为重要支撑，社区卫生服务中心（卫生院）服务站为基础的多元化层级结构。首要任务是强化县、镇、村（社区）三级医疗卫生服务机构的建设，确保它们符合规范和标准。在县级中医院，需设立中医药诊疗区、名医堂和中医馆等，并构建能够覆盖整个地区的中医药养生保健和技术培训中心。此外，凭借上级医院全面托管的便利条件，可以打造专业化和高水平的诊疗中心，从而显著提升本地的中医药服务能力。同时，还需在各个医疗机构设置中医药诊疗区，确保中医药在社区卫生服务中的全覆盖，实现一体化管理率达到百分之百。

3. 加强信息平台建设

为了优化卫生信息管理，可以计划建立区域化的卫生信息中心，并构建居民的电子健康档案与电子病历数据库。此举将有利于整合区域内的卫生信息资源，从而促进信息在不同地区、部门和领域之间的共享与交换。这一举措旨在实现与人口健康信息平台的纵向和横向连接，确保中医药数据中心之间、中医药数据中心与中医药机构之间，以及中医药机构之间的无缝互联。此外，还可以有计划地将诊断、处方、用药等临床数据上传至平台的云端，实行集成化管理。这将有助于规范临床诊疗行为，并为中医科研等活动提供坚实的数据支持。

4. 建立补贴机制

对当地公立医疗机构采用普通针刺、灸法、推拿等传统中医非药物治疗手段的服务项目，可以按照固定的标准给予价格补助。当地政府也可以对在公立医院采用传统中医非药物治疗、出售中药饮片等服务项目实行专项补贴补助。此外，还应当积极鼓励医务人员充分利用中医药技术，针对群众的常见病和多发病进行有效治疗。为了进一步推动中医药的应用，可以对当地医院提高中药饮片使用比例的行为给予奖励，以激发其积极性。在中医治疗理念的宣传上，可以将“冬病夏治”的理念延伸到社区卫生服务站，使更多的居民能够享受到中医药带来的健康益处。

5. 推广中医智能化系统

为了进一步完善中医智能开方系统，可以选定县中医院以及乡镇、街道医疗机构作为系统的试点单位。这些试点单位将负责从日常的临床操作中发掘潜在问题，并以此为基础加强项目的研发工作。通过实践经验及数据的不断积累总结，能够逐步优化智能开方系统的各项功能，以确保其更好地服务于临床实践和患者需求。

以中医智能诊疗系统为基石的中医智能诊间系统也是中医智能化系统的重要组成部分。该系统不仅集成了 TMT 热成像、熏蒸仪以及中心药房等多种设备和资源，而且能够将检查与干预设备紧密相连，进而实现中医诊疗全过程的可视化操作。在此基础上，各科室医生可以运用先进的医用检查设备，全方位收集患者信息，并结合中医智能云系统的深度分析，为患者制订个性化的治疗方案。

中医智能诊间系统的建立，不仅打破了诊疗地点的限制，使得乡镇卫生院和村卫生室也能进行高效的中医诊疗。这一系统不仅加强了县、镇、村三级之间的中医智能诊疗联系，还通过多模信息诊断处方和干预诊断的互联网化，形成了一个基层中医医联体的非药物诊疗智能模式。这种模式有效地解决了基层医疗机构在非药物疗法方面人才短缺的问题，为基层患者提供了更为便捷和高效的中医诊疗服务。

6. 创新中医药人才培养机制

中医智能云系统的应用，对于拓宽中医药人才培养路径具有积极意义。具体来说，中医智能辅助诊疗系统所包含的临证学习功能，能够向临床中医师展示国医名师的医案，为他们提供宝贵的学习资源。同时，中医智能开方系统则可以帮助基层中医师学习名家的开方经验，从而提升其诊疗水平。此外，基层中医师还可以通过互联网与中医专家进行在线交流，接受专家的指导和经验传授，进而提升自己的医学素养。这种方式不仅为创新中医师承模式提供了新的思路，也为中医药的传承与发展储备了更多的人才，促进了中医药事业的持续发展。

7. 建立区域化中医药联合体

可以充分借助省内高水平中医院的优质资源，实施高效的托管机制，构建起以县中医院为中心，其他基层医疗机构为基础的中医药医联体。在此基础上，应积极推动中医远程医疗、移动医疗等新型医疗服务模式的发展，以满足广大群众对中医药服务的多元化需求。同时，还应强化以中医电子病历和医院管理为核心的信息系统建设，以提升中医药服务的信息化水平。此外，加强基层医疗卫生机构中医馆（国医堂）等中医综合服务区的健康信息云平台建设，也是提升基层中医药服务能力的重要举措。

为了更好地推动中医药事业的发展，医联体还可以探索实行“中心大药房”机制。这一机制有助于实现县域中药饮片的快速周转与同质化管理，规范中药饮片的采购、使用、储存等各个环节，从而确保饮片采购的质量和用药的安全。这将为中医药事业的健康发展提供有力保障。

五、结语

当前，云计算、大数据、人工智能、物联网等新一代信息通信技术正在成为各行各业创新发展的新动力，也为中医药复兴带来了重大机遇，使中医药产业发展进入数智化时代。中医药领域还需要更加主动地拥抱数智化发展浪潮，积极探索中医互联网诊疗发展技术，纵深推动中医药信息数据平台、中医药智慧医共体建设，加快完善中药材种植加工流通全过程溯源体系，并努力破解在中医药产业数字化各方面应用过程中存在的法律合规风险，通过完善法律及政策保障、弥补行政监管漏洞、创新数智化发展动力、各方主体严格遵规守纪，才能使中医药产业更好地抓住这次数智化发展机遇，走上真正的复兴之路，为健康中国战略的实现和中华民族伟大复兴作出应有的贡献。

参考文献

[1] 商洪才．“数智中医”推动中医药循证研究［N］．中国中医药报，2022，3.16（3）．

[2] 中华人民共和国中央人民政府．中共中央 国务院关于促进中医药传承创新发展的意见［EB/OL］．（2019－10－20）［2023－04－01］．https：//www.gov.cn/gongbao/content/2019/content_5449644.htm.

[3] 中华人民共和国中央人民政府．国务院关于印发中医药发展战略规划纲要（2016—2030年）的通知［EB/OL］．（2016－02－22）［2023－04－01］．https：//www.gov.cn/gongbao/content/2016/content_5054716.htm.

[4] 商洪才，张晓维．数智融合促进中医药传承创新发展［J］．北京中医药，2023，42（5）：464－466.

[5] 方子寒，王芳，韩岚，等. 中医药重大科学问题和工程技术难题（2019—2021 年）在国家科技布局中的应用［J］. 中国中药杂志，2023，48（5）：1137－1144.

[6] 田娟，高山. "互联网+" 中医医疗发展制约因素及对策分析［J］. 卫生经济研究，2022，39（3）：70－73.

[7] 朱岩，马敬东，郭双燕，等. 紧密型县域医共体三省信息化调研分析［J］. 中国社会医学杂志，2023，40（3）：249－252.

[8] 蒋文秀，张冬梅，张芮，等. 整体性治理下中国县域医共体信息化建设现状分析［J］. 中国医院管理，2023，43（1）：57－60.

[9] 郭建雄. 基于网络安全的医共体信息化建设［J］. 移动信息，2021（6）：84－85.

[10] 李贤毅. 县域医共体信息网络建设方案分析［J］. 通讯世界，2020，27（12）：52－53.

[11] 张博源，李筱永，赵晓佩，等. 放松管制背景下中医药服务风险治理的法治应对：基于医患双方的调查［J］. 中国医学伦理学，2018，31（6）：688－692.

HB.20 中医互联网医院发展现状与前景分析

卢艳丽[①] 郭 静[②] 袁 一[③] 金启明[④] 杨志强[⑤]

摘 要： 中医互联网医院在政策支持和“人工智能+”技术推动下逐步崭露锋芒，在现代医疗体系中发挥着日益重要的作用。为促进中医互联网医院发展，本报告利用中国知网、万方数据知识服务平台、美国国家医学图书馆生物医学信息检索系统等权威平台，围绕“互联网医院”“中医互联网医院”“远程医疗”“telemedicine”等关键词进行文献梳理，并结合中国政府网、国家卫生健康委员会、国家中医药管理局等官网资料，对中医互联网医院背景、定义特点及发展历程进行阐述，揭示中医互联网医院应用情况及发展趋势，以及与国外互联网医院应用比较，展现国内中医互联网医院在医疗服务、药事服务、分级诊疗等多个维度发挥的显著价值。本报告列举网络技术、诊疗问题、医保支付及物价体系、中医药诊疗服务规范和监管体系等方面的问题，探索性提出解决方案，未来人工智能与中医互联网医院将深度融合，助力技术突破与应用普及，推动中医药文化和技术传承发展。

关键词： 中医互联网医院；互联网诊疗；人工智能+；智慧医院

2024年3月，《政府工作报告》提出“深化大数据、人工智能等研发应用，开展‘人工智能+’行动”，为中国今后技术发展及应用指明方向。2024

① 卢艳丽，公共卫生与社会医学管理硕士，北京市第六医院院长兼北京协和医学院卫生健康管理政策学院教师，研究员。研究方向：医院管理。

② 郭静，临床医学硕士，北京市第六医院副院长，主任医师。研究方向：医院管理。

③ 袁一，外科学硕士，北京市第六医院医务部主任，副主任医师。研究方向：医疗质量管理。

④ 金启明，工商管理硕士，北京市第六医院门诊部主任，主治医师。研究方向：医政管理。

⑤ 杨志强，计算机科学与技术学士，北京市第六医院信息管理中心主任，工程师。研究方向：医院信息化建设。

年，人工智能技术应用在世界范围内突飞猛进。中医作为医疗行业中的一员，代表中国的璀璨文化，是中国五千年文明的结晶，中医院是中医的载体，她与现代技术的结合赋予新的生命与发展机遇。中国地域辽阔，医疗资源发展极不均衡，互联网医院、“人工智能＋”与中医的结合有利于百姓健康的守护，为实现全民健康、方便、快捷、精准、个体化服务提供有力保障，为中医的发展与推广闯出一条新路。

一、中医互联网医院的背景

随着信息技术的飞速发展和互联网的普及，互联网医疗作为一种新型的医疗服务模式应运而生，中医互联网医院作为其中的重要组成部分，近年来受到了广泛的关注。中医互联网医院不仅是对传统中医诊疗模式的数字化改造，更是中医与现代科技深度融合的产物，它继承中医的传统精华，同时借助互联网的优势，实现医疗资源的优化配置和服务模式的创新。

在技术层面，大数据、云计算、人工智能等技术的快速发展，为中医互联网医院的建设提供强大的技术支撑；在政策层面，国家对于互联网医疗的发展给予大力支持；在社会层面，随着人们生活水平的提高和健康意识的增强，以及高速老龄化对于便捷、高效的医疗服务需求日益增长，中医互联网医院的出现满足这一需求，同时实现了精准医疗、个性化治疗，提高医疗服务质量和管理效率。

二、中医互联网医院的定义与特点

（一）中医互联网医院的定义

国家卫生健康委员会和国家中医药管理局制定的《互联网医院管理办法（试行）》中定义互联网医院包括作为实体医疗机构第二名称的互联网医院，以及依托实体医疗机构独立设置的互联网医院。互联网医院根据开展业务内容设置相应临床科室，并与所依托的实体医疗机构临床科室保持一致。必须设置医疗质量管理部门、信息技术服务与管理部门、药学服务部门。

（二）中医互联网医院的特点和作用

中医互联网医院的医疗服务逐渐迈向数字化和网络化，展现出高效性、便捷性、互动性、普惠性，以及个性化、智能化等特点，在现代医疗体系中正发挥着日益重要的作用。

1. 促进医疗服务均质化

中医互联网医院通过线上平台，将优质的中医医疗资源链接到患者身边，患者可通过互联网享受到高水平的中医诊疗服务，打破地域限制，缩小城乡医疗差距。

2. 优化医疗资源配置

传统的医疗体系常面临资源分布不均问题，而中医互联网医院则能够通过信息技术，将医生、药品、设备等资源进行合理配置，高效利用资源。通过大数据分析预测不同地区的医疗需求，提前进行医疗资源布局，避免医疗资源闲置和浪费。

3. 促进分级诊疗落实

中医互联网医院在分级诊疗中扮演着重要角色。通过互联网平台，基层医疗机构可以与上级医院实现无缝对接，患者在基层进行初步诊断和治疗，对于需要进一步检查或治疗的患者，平台可以迅速转诊到上级医院，避免奔波和延误。这种分级诊疗模式不仅提高医疗效率，也减轻了大型医院的负担。

4. 提高精细化管理程度和运营效率

中医互联网医院通过平台建设与管理，整合医生资源，加强绩效分配和成本控制，线上线下通过多种渠道市场推广等方式建立完整的运营管理体系。同时，借助信息技术手段，从患者挂号、问诊、处方开具到药品配送等各个环节，都可以通过线上平台进行精确把控，实现对医疗流程的精细化管理，从而提升运营效率。

三、中医互联网医院的发展历程

中国互联网医院起步于20世纪90年代末，发展历程可分五个阶段，分别为远程医疗阶段、互联网医院野蛮生长阶段、监管加强阶段、疫情促进蓬勃发展阶段和规范化精细化阶段[1]。

2015 年,《中医药健康服务发展规划》提出探索发展用于中医诊疗的便携式健康数据采集设备，与物联网、移动互联网融合，发展自动化、智能化的中医药健康信息服务。2016 年 2 月，《中医药发展战略规划纲要（2016—2030 年)》(国发〔2016〕15 号）提出发展中医远程医疗、移动医疗、智慧医疗等新型医疗模式，进一步明确要将“互联网 + 中医诊疗”作为中医药事业发展的重点任务[2]。2018 年,《国务院办公厅关于促进“互联网 + 医疗健康”发展的意见》提出允许依托医疗机构发展互联网医院,《互联网医院管理办法（试行)》《远程医疗服务管理规范（试行)》等文件明确了互联网医院的性质、内涵、准入标准、执业规则、监督管理等。

2020 年开始，各地中医院提供在线咨询、线上问诊服务，医保互联网支付政策逐步完善，这些都对“互联网 +”中医医疗加速发展起到了推动作用。2022 年以后，国内互联网医疗产业进入深化转型期[3]，互联网医院与实体医疗机构的整合不断深入，线上医疗业务模式渐趋成熟，“互联网 + 中医诊疗”也逐渐步入规范化、精细化发展的新阶段[4]。

四、中医互联网医院发展现状具体分析

（一）国际互联网医疗发展现状

目前，世界上 50% 以上的移动医疗应用集中在美国，欧洲约占 20%、非洲拉美约占 12%、亚太地区只占 4% 左右。据不完全统计，全球市场上共 80 余种关于移动医疗卫生方面的应用，主要包含通信、数据监测、疾病监控预警及远程诊断医疗四个方面[5]。美国从 21 世纪初期至今，在互联网医疗服务支付方面，逐步扩大支付范围，增加医保基金支出；随着 2015 年 6 月《平价医疗法案》通过，在“互联网 +”医疗服务项目准入上，公立保险已纳入 100 多个项目，私立保险覆盖学科 70 余个。近年来，远程医疗技术、工具和服务已成为美国医疗卫生系统的重要组成部分[6]。Macedo 等[7]通过远程医疗对心肌梗死患者进行药物治疗，病情严重者可转至上级医院接受介入治疗；结果显

示，远程医疗可有效降低心肌梗死患者的病死率，降低医疗成本。Lamothe等[8]对老年心力衰竭患者进行远程家庭护理，通过智能可穿戴设备连接医院监控中心后台，医务人员可接收到预警，再根据患者信息调整治疗方案，对患者进行健康管理。

目前，互联网医院已过渡到“人工智能 + 医疗”的发展阶段。人工智能被定义为“一个科学和工程领域，通常被称为智能行为的计算理解，以及创造表现出这种行为的人工制品”[9]。国外智能病历书写系统已经取得了显著进展，许多顶级医疗机构正在使用自然语言处理（NLP）技术来解析非结构化的临床笔记和报告，提取关键医疗信息。

智能机器人在医疗行业的应用也取得显著进展，在护理、康复、手术等多个方面展现出其潜力和价值。例如，手术机器人（Intuitive Surgical）达芬奇系统（Da Vinci System）被广泛用于执行微创手术，包括前列腺切除、妇科手术、心脏手术等，提高了手术的精确度，减少了患者的恢复时间和并发症风险。

基因编辑技术已经在某些发达国家用于治疗遗传性疾病和癌症；脑机接口（BMI）技术允许大脑与外部设备直接通信，用于治疗神经性疾病，如帕金森病，以及辅助残疾人士。

（二）国内互联网医疗发展现状

截至2021年底，全国中医医院达到5715家[10]，审批设置1700余家互联网医院；远程医疗服务平台已覆盖31个省份及新疆生产建设兵团，县级远程医疗覆盖率达到90%以上。中医互联网医院200余家，占互联网医院12.8%[11]。2024年2月28日，国家卫生健康委员会表示30个省份建成了省级互联网医疗监管平台，全国批复设置了2700余家互联网医院，互联网医院发展迅猛。

互联网医院的应用范围，据《2021中国互联网医院发展报告》数据显示[12]，实现功能占比情况较大的为预约挂号（91.1%）、在线支付（88.6%）、报告查询（86.2%）、在线复诊（81.3%）。而中医医院远程医疗有待进一步普及，35.9%的中医医院未开展任何远程医疗活动，在已开展的远程医疗活动中远程会诊为52.0%、远程诊断为30.3%、远程医学教育为17.7%。互联网医院建设模式有实体医疗机构建设和第三方依托实体医疗机构设置两种模式。

其中公立中医院的医疗资源丰富，公众认可度高，建设互联网医院有显著优势，可全面实现挂号、复诊、调方、交费及药品配送一站式中医药服务体系，多作为线下医疗的补充。

1. 中医互联网医院网络架构建设体系

中医互联网医院网络架构多采用云服务部署方式，依托云计算平台结合容器化技术，实现系统的快速部署和弹性扩展。

在开发互联网诊疗系统软件时，有多种技术方案以确保系统的稳定性、安全性和卓越性。技术架构（图 1）前端可利用超文本标记语言（Hyper Text Markup Language，HTML）/层叠样式表（Cascading Style Sheets，CSS）/JavaScript 构建网页基础，打造出直观且交互性强的用户界面。后端可采用 Java、Python 或 Node. js 等服务器端语言实现高效的数据处理和业务逻辑。数据库方面，MySQL、PostgreSQL 或 MongoDB 等被广泛使用，确保数据的稳定存储和高效访问。移动端应用，可采用原生开发或 React Native、Flutter 等混合开发框架，实现跨平台的移动医疗服务。安全设计方面，基于互联网医院三级等保及密评等安全要求，多运用 SSL/TLS 加密技术保护数据传输，采用 JWT（OAuth、JSON Web Tokens）等机制实现用户身份验证和授权，并配备防火墙和分布式拒绝服务攻击（Distributed denial of service attack，DDoS）防护机制，确保系统免受外部威胁。

我国中医互联网医院与西医互联网医院在技术层面上基本一致。与西方发达国家相比，在移动支付、社交媒体平台方面具有优势，但在数据安全、隐私保护方面仍需进一步提升。随着技术的不断进步和国际合作的加强，这些差距有望逐渐缩小。

系统设计方面：互联网医院平台基本分设患者端、医生端、药师端、运维管理端等。患者的复诊流程（图 2）：患者通过医院智能手机 App、微信平台服务号等患者端，进入互联网医院服务平台进行复诊预约挂号；签署知情同意书、支付医事服务费后，上传病历资料，等待医生接诊；医生在医生端查阅病历资料后与患者进行视频或图文沟通，根据患者情况开具处方、检查检验等并书写病历；处方经药师端审核签名后回传给患者端；患者在线交费后选择购药方式，选择医院取药可以通过手机上的凭证直接到医院发药窗口取药，选择邮寄药品方式的处方会同步给药品配送企业，通过物流配送到患者手中。

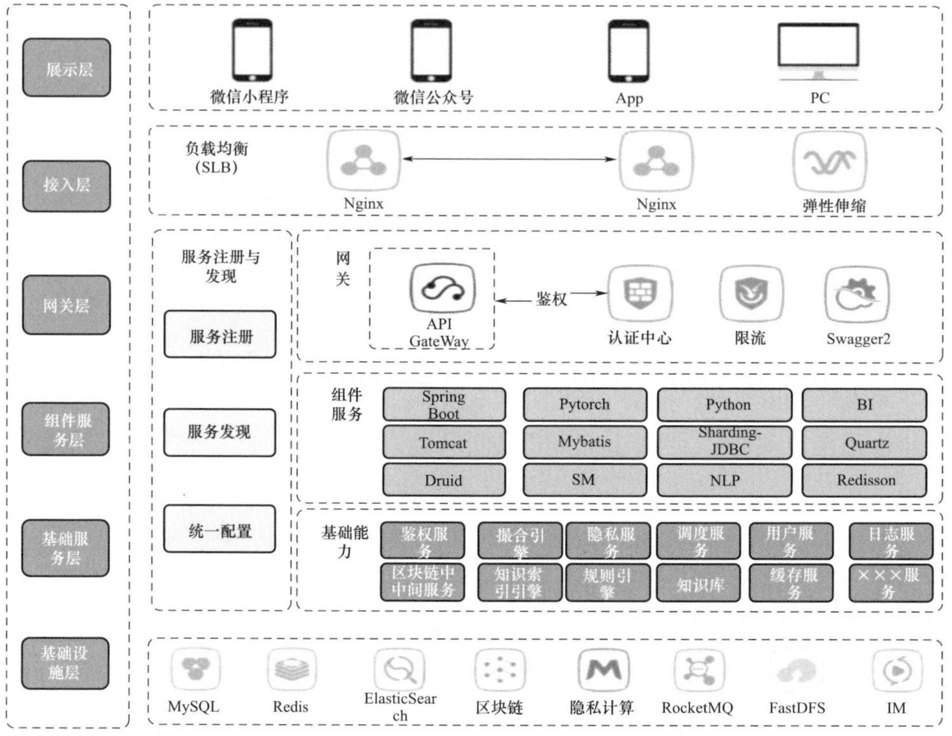

图 1　技术架构

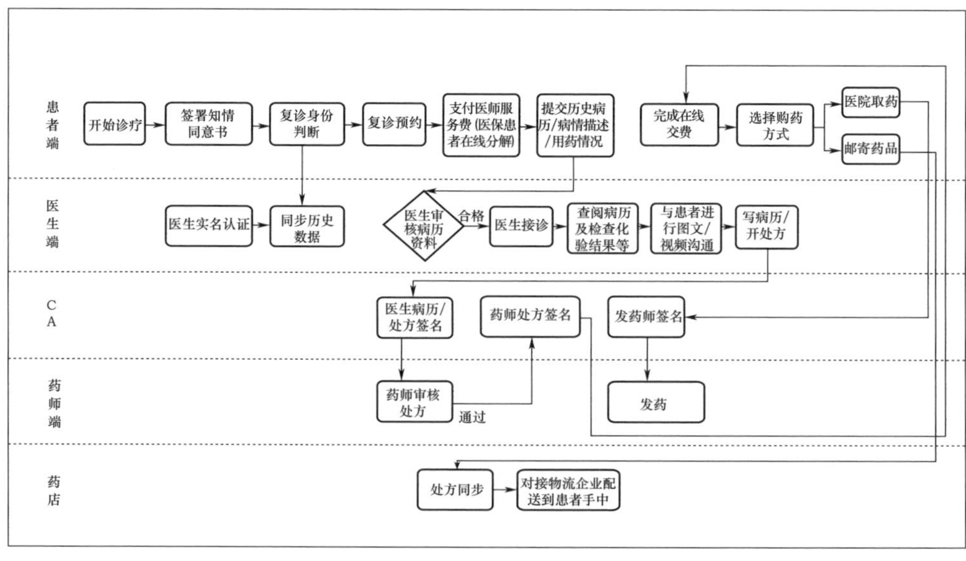

图 2　患者就诊流程

肆　综合发展篇

2. 中医互联网医院平台建设及运营模式

中医互联网医院通过不同层级的平台建设逐渐成为医疗服务领域的新宠，依托省、市级平台、医联体、质控中心及中医院等建设起来的互联网医院各自发挥着独特的作用，在医疗服务、药事服务、分级诊疗、学科建设、科研教学、人才培养、质量管理等多个方面展现出显著的应用价值。

1）中医互联网医院建设主体模式

（1）省、市级平台互联网医院

省域平台的互联网医院通过搭建统一互联网医疗服务平台，实现省级医院与基层医疗机构信息互通和资源共享，有效缓解基层中医药服务资源不足问题。同时，省级平台还通过远程医疗、在线教育等方式，为基层医生和患者提供高质量的中医药知识和技能培训，提升了整体医疗服务水平。

以完成省域平台建设的江苏省为例，其通过统一标准规范体系和基础应用支撑服务，构建江苏省“互联网+医疗健康”服务生态体系，自 2019 年 8 月起，72 家互联网医院已完成与平台对接工作，还有 32 家医院在对接过程中，全省上线医生 14927 人，已为患者提供互联网诊疗服务 14 余万人次[13]。2017 年，上海市申康医院发展中心也整合全市 38 所三级医院推出“互联网总医院”。

（2）医联体互联网医院

依托医联体核心实体中医院建立区域性互联网问诊平台，医联体与互联网医院的结合，不仅能发挥医联体资源整合的优势，还能利用互联网的特性，提供更加便捷、个性化的医疗服务。嘉兴市中医院建设“医院+互联网”区域智慧中医平台，整合线上线下医疗服务，覆盖 24 家医联体基层单位，打通了区域内中医诊疗服务体系，切实提高基层中医药服务能力[14]。

（3）质控中心“互联网+医疗”

依托区域质控中心内各质控中心成员单位共同推广，建立“互联网+医疗”的模式，一方面能协助完成分级诊疗体系的建设，另一方面能提高合作单位的基本医疗服务能力、共享能力、信息化水平及疑难疾病的诊断能力，降低了转诊率及异地就医率，普遍地惠及了广大人民群众。

如四川省中医重症医联体“共生模式”，其建设依托四川省中医重症质控中心，该联盟由成都中医药大学附属医院重症医学科牵头，借助四川中医重症联盟远程信息系统，覆盖省内 70 余家县（区）、市（州）医院重症医学科，主要开展远程会诊、协作查房、教育直播和在线培训[15]。

（4）单体医院互联网医院

作为医院线下诊疗模式的线上延伸，各中医院依托本院的信息中心建立互联网医疗平台，与医院信息系统（HIS）连接，患者通过公众号，进入平台看医问诊。此类互联网医院以公立中医院为主，就诊的患者往往局限于本院或医院所在城市，覆盖范围较窄。

2）中医互联网医院功能及应用

（1）医疗服务

《2021 中国互联网医院发展报告》数据显示，非核心医疗业务的“医学咨询”和便民服务业务的“挂缴查”是目前互联网医院使用最多、最成熟的业务；核心医疗业务中部分常见病、慢性病在线复诊是互联网诊疗、互联网医院最重要的业务，覆盖率超过 80%，普及率不断提高。

中医适宜性诊断技术开展是指在互联网医院中，运用中医理论和方法，对患者进行望闻问切、中医治疗等诊疗活动。这些活动都可利用“互联网 + 中医 + AI”技术整合实现对患者的初步诊断，这些网络医疗技术包括远程治疗技术、电子病历系统、在线咨询平台、人工智能辅助诊断、个性化治疗方案、医疗资源优化、患者教育[16]。

（2）药事服务

互联网医院将“传统实体医院院内处方流转及线下取药”转为“互联网医院院内处方流转及线下取药或药品配送”模式。互联网药事服务的优点是方便快捷，能通过智能化管理药品和患者信息，避免亲自到医院或药店，实现远程药事服务，提高服务效率和质量。中医互联网医院药房目前提供院内取药、配送到家两种药品配送方式。

目前，中医互联网医院药品目录遴选以实体医院药品目录为基础，根据互联网医院诊疗范围而确定并首选国家基本药物目录、医保目录[17]。为了保障用药安全性、减少处方退回率、保证特殊药物的监管，设置前置管理及处方审核系统进行把控审核，通过维护中药饮片用量、饮片配伍禁忌“十八反、十九畏”，有毒饮片管理，特殊人群用药等，根据诊断信息设定弹出安全提示及拦截、“医师双签字”等设定[18-19]。目前，中医互联网医院在线药师服务系统与实体 HIS 相互独立，因此无法实现中药饮片、中成药，尤其是与西药联合使用的全部信息，需要药师在药师服务过程中深度挖掘、了解患者既往用药情况，确保患者能够合理用药。中医互联网医院还要加强对中药饮片的质量监管，确保饮片来源可查、去向可追、责任可究。

（3）分级诊疗应用现状

互联网中医院分级诊疗制度构建互联网医院模式下的医联体内双向转诊模式，让患者的医疗信息在医联体内“流动”，加强医务人员的线上交流，从而使分级诊疗运行畅通。

以上海市浦东新区人民医院为例，其建立了“上海市浦东新区人民医院医生—全科医生—患者”三方互动的互联网分级诊疗体系和专科医生与全科医生共同诊疗系统，在互联网医院就诊的患者能够实现多学科视频会诊，使区域性医疗中心内优质资源下沉，提升了整体医疗服务水平，提高了就诊患者的满意度[20]。上海“徐汇云医院”与徐汇区内的社区卫生服务中心互联互通，形成云医院同时还专门设有线下医联体转诊办公室，对云医院转诊的患者实行三个优先，促进了医疗资源的下沉和共享[21]。

（4）学科建设应用

学科建设作为互联网中医院发展的核心，对于提升医疗服务质量、推动中医药现代化具有重要意义。通过学科建设，可以整合和优化医疗资源，提高医疗服务的覆盖面和可及性。

互联网中医院的学科建设，一是优化学科布局：根据区域疾病谱和患者需求，科学规划学科布局，形成特色鲜明、优势互补的学科群。同时，加强与其他医疗机构的合作，实现资源共享和优势互补。二是推动科技创新：充分利用互联网、大数据、人工智能等现代信息技术，推动中医药领域的科技创新，提高医疗服务的智能化、精准化水平。三是打造服务品牌：中医互联网医院强化优势学科的培育与发展，将传统中医的智慧与现代科技相结合，在学科建设上不断创新，以患者需求为导向，努力打造具有中医特色的互联网医疗服务品牌。

在互联网中医院学科建设过程中，面临着技术更新迅速、医疗安全风险增加等挑战。为此，应加强对医务人员的法律法规培训，增强其法律意识和风险防范能力；同时，建立完善的医疗质量管理体系和医疗纠纷处理机制，保障患者权益和医疗安全。

（5）科研教学和人才培养

中医互联网医院较传统医院在科研、教学中逐渐展现出其巨大的潜力和价值。在互联网平台上，医生和科研人员可以不受时空限制，便捷地分享与交流研究成果和最新的医疗技术，推动中医药学科的创新和进步。借助于数字化手段，构建庞大的中医药数据库，将名医的诊疗经验、医案、学术著作等进行整理和归档，对中医古籍文献及海量的医疗数据进行深度挖掘、处理及分析，为中医药科研提供更加科学、精准的数据支持。通过5G建立多中心、多层级协同科研机制，打造科研新模式。

随着4K高清视频及虚拟现实（VR）远程教学等多媒体技术的发展，新一代信息技术为中医知识的抽象表达提供了有效工具，为中医传承提供了可行路径。基层中医医生可通过互联网“身临其境”地观摩和学习名医大师诊断、治疗技术，接近传统“手把手”式的教学模式使得名老中医的宝贵经验能不断传承，进一步发挥名院、名医示范引领作用，促进了优质医疗资源提质扩容[22]。国际远程诊疗和国际教学服务的开通，也为中医药向海外传播开启了新的大门。

（6）质量管理

质量管理控制与监管是互联网中医院的生命线，建立完善的质量控制体系至关重要。这包括病历质量管理、医生的服务质量、处方合规性、药品质量等方面进行严格的监管和审核，以确保患者得到安全、有效的医疗服务。

病历质量管理：目前互联网医院采取在网上挂号、医生接诊完成诊疗过程，医患双方的诊疗关系明确，病历成为医疗争议最重要的证据，医生应重视病历书写质量，网上诊疗应该建立具有标准化的病历系统或模板。处方质量管理：由于网上诊疗的特殊性，因此应该采取更为严格的处方检查，增加抽查比例以减少问题处方发生，确保网上诊疗处方的规范。药物流通质量管理：是互联网医疗开展过程中出现的新课题，目前采取将运送药品密封进行快递，嘱咐患者或家属在收到药品后检查密封未被损坏后方可收取，最大程度地保障患者用药安全。

医疗机构应明确线上、线下诊疗标准，当患者出现超出互联网诊疗标准的症状或体征时，建议患者必须前往实体医疗机构进行诊治，最大程度地保证患者安全。

（7）运营管理

互联网中医医院作为相对独立的机构主体，应建立完整的运营管理体系，包括平台建设与维护、医生资源整合、绩效分配、成本控制、市场推广与合作。

互联网中医医院的首要任务是搭建一个稳定、安全、易用的在线医疗平台。这一平台不仅要能满足患者线上咨询、预约挂号、远程诊疗等基本需求，还要能够处理大量的医疗数据，保障信息安全和用户隐私。平台的建设过程中，需注重用户体验，持续优化界面设计，提高系统响应速度，确保患者在使用过程中的便捷性和舒适性；医生资源是互联网中医医院的核心竞争力之一。通过整合线上线下的优质医生资源，形成一支高水平的医疗团队，为患者提供全面、专业的医疗服务。合理的绩效分配体系是保障互联网中医医院持续发展的关键因素。绩效分配应综合考虑医生的工作量、服务质量、患者满意度等多个方面，确保分配公平、透明，既能激励医生积极工作，又能保障医院的运营效益。成本控制对于互联网中医院来说至关重要。医院应通过精细化的财务管理，有效控制运营成本，提高资源利用效率。医院应制定科学的市场推广策略，利用社交媒体、搜索引擎优化、线上线下活动等多种渠道，扩大品牌影响力，吸引更多患者。互联网中医院还应关注政策变化，及时调整运营策略，以适应行业发展和监管要求。

3. 中医互联网医院医保支付体系

目前，国家医疗保障管理局（下简称国家医保局）积极鼓励建设中医互联网医院，并提出健全中医互联网医院医疗服务收费定价机制，坚持线上线下同类服务合理比价的基本原则，将医药费纳入医保，实行线上直接结算。

2020 年 11 月，国家医保局颁布了《关于积极推进“互联网 +”医疗服务医保支付工作的指导意见》，明确“互联网 +”医疗服务纳入医保支付的具体内容，开展“互联网 +”医疗服务的机构可申请签订医保定点协议，线上、线下医疗服务实行公平的医保支付政策。根据指导意见，医保定点医疗机构提供符合规定的“互联网 +”医疗复诊服务，按照公立医院普通门诊诊查类项目价格收费和支付，发生的药品费用比照线下医保规定的支付标准和政策支付。医保支付方式也随着互联网医院发展迅速发展，从线上诊疗—线下支付发展到现在的线上诊疗—线上支付，患者可应用电子医保凭证借助移动支付平台，直接在线上进行医保结算。

五、探索中医互联网医院存在的问题

中医互联网医院作为传统医疗服务的现代化延伸，虽然在提供便捷服务方面取得了显著成效，但在技术、诊疗过程、医保支付、物价体系以及监管体系等方面仍存在一系列问题。为了解决这些问题，需要从技术、法规、监管等多方面入手，加强技术研发，完善相关法律法规，建立统一的监管平台，提高医疗服务质量，保障患者隐私安全，以及推动医保支付和物价体系的改革，以促进中医互联网医院的健康发展。

（一）中医互联网医院网络技术问题

中医互联网医院是依托于实体医院新的服务方式的延伸，是实体医院信息化的有力补充，发挥信息技术手段在地域空间上的优势，能够更好地服务患者；同时，受现有技术条件所限，在中医互联网医院的建设和诊疗过程中仍有一些技术问题需要解决。

1. 中医线上诊疗受技术限制

中医讲究整体思维和个体化服务，在中医互联网诊疗时受技术条件所限，医生获取患者信息的途径较线下问诊受到限制，获取患者信息不全面及无法量化。中医互联网医院无法面对面进行诊疗，中医又讲究“望、闻、问、切”四诊合参，并因人而异，主观性较强，在中医互联网诊疗时缺乏切诊的情况下，涉及不同于西医的获取信息问题，较西医互联网诊疗存在更大困难。因此医生获取患者信息的途径较线下问诊受到了一定的限制，只能通过患者本人的描述，以及之前在其他医院的各类检查资料中获取信息。

2. 数据安全需要技术保障

医疗数据具有高价值性的特征。实体医疗机构的患者信息、医疗数据等依附于医院内网系统进行保存[23]。在互联网诊疗中，患者信息会从患者端传送到医生端、药品配送企业，整个环节均暴露在互联网上，在带来便利的同时，也对患者隐私数据保护提出了更高要求。患者详细的个人信息、中医诊疗过程中患者提供的舌象及面部照片，既往病历资料、中医需要知晓如女性经带胎产情况，网络安全防护不到位可能导致患者个人信息外泄。

3. 智能化高端技术应用受限

国内互联网医院在高端医疗技术方面尚未广泛应用或处于起步阶段，虽然拥有庞大的医疗数据资源，但缺乏统一的标准和规范，数据质量参差不齐，数据共享机制不完善、AI 技术与医疗实践的结合度不高都限制了 AI 技术在临床应用中的发展和推广。另外，大部分医院对 AI 技术的理解和应用能力有限，导致 AI 技术在临床应用中难以发挥预期的效用。

（二）中医互联网医院诊疗相关问题

中医互联网医院作为一种新兴的医疗服务模式，为广大患者提供了便捷、高效的诊疗体验。然而，也暴露出了一些问题，值得我们深入思考和探讨。

1. 诊疗准确性受限

中医互联网诊疗中，由于患者与医生之间的空间隔离，医生无法亲自对患者进行面诊和体格检查，这在一定程度上影响了诊疗的准确性。此外，患者自行描述的病情和症状可能存在主观性和误导性，进一步加大了诊疗难度。

2. 诊疗范围受限

《互联网诊疗管理办法》对诊疗范围做出“不得首诊”的规定，患者未在实体医疗机构就诊，医师只能通过互联网医院为部分常见病、慢性病患者提供复诊服务。

3. 诊疗效率低下

患者在线上就诊时，多方面因素可能导致诊疗中断和延迟，如患者未及时按约定时间上线，患者端或医生端网络异常等，导致整个诊疗过程的时间过长和效率低下，一位医生在一个诊疗单元内线下能看 40 ~ 50 位患者，而在线上最多只能看诊 20 位患者。

4. 实施中医治疗有难度

针灸推拿等中医适宜技术和治疗方法需要当面治疗，由专业医师为患者提供服务，当患者有此类治疗需求时，只能到实体医院就诊。

（三）医保支付及物价体系问题

虽然互联网医保线上直接结算功能日渐完善，但目前还不能实现“门诊特种病”互联网医保结算。随着互联网医院的发展，医疗不再受地域的限制，跨省远程医疗将很普遍，下一步要尽快推动“跨省异地医保线上直接结算”功能。

目前，网上医疗服务仅限于“复诊医疗服务以及药品费用”，远程家庭护理、智能实时监控及预警等相关的医疗服务收费成为新的问题。按现有的政府定价模式流程缓慢，跟不上互联网医院发展趋势，需要开放物价体系，根据自身的实际情况和服务质量，结合市场需求和竞争状况自主定价，政府备案。这种定价方式不仅更加符合市场经济的特点，也有助于推动中医医疗行业的健康发展。

（四）诊疗服务规范和监管体系问题

2022年国家卫生健康委员会发布了《互联网诊疗监管细则（试行）》（国卫医发〔2022〕2号）作为互联网医疗监督和管理的政策依据，然而该文件中有关“互联网+中医诊疗”的监管内容却属空白。

中国尚未建立统一的国家级互联网医院监管平台及完善、先进的互联网医院评价体系，不同地区存在不同的监管标准和实施方式，导致地方互联网医院存在管理漏洞。省级卫生健康主管部门未全面建立互联网诊疗服务监管平台，未实现实时监管互联网诊疗活动。

患者隐私数据存在医疗信息泄露的风险，现行的医疗法律法规对互联网患者信息安全的法律保护多为原则性内容，适用性和现实操作性不强，尤其对互联网诊疗中发生的信息安全事件的属性和处理形式未做出明确规定，上述问题都有待于进一步解决。

六、中医互联网医院的发展趋势及展望

中医互联网医院与人工智能相结合，为中医药的发展带来了机遇和挑战，实现技术突破及推广应用，使中医药技术得到传承和发展。

（一）人工智能推动中医互联网医疗发展

AI推动未来中医智慧医院发展，从AI 1.0符号AI及概率模型到AI 2.0的深度学习，再到AI 3.0的基础模型和生成式AI[24]，利于中医传统辨证分析“一人一方”治疗方式，AI模型的应用正成为推动传统中医现代化的重要力量。

1. AI技术在中医诊疗中的应用

AI技术应用在辅助智能诊断、个性化治疗、健康管理等方面。通过深度学习和大数据分析，AI模型提取面部特征参数，结合中医理论辅助医生进行

更准确的诊断；还可以根据患者的具体情况，如体质、病史等，提供个性化的治疗方案；同时，通过收集和分析用户的生理数据，也可以在日常健康管理中发挥作用。

2. AI 技术在中医互联网医院中的管理作用

AI 技术通过智能问诊系统提升服务效率和医疗质量，使患者快速获得初步诊断和建议，减少患者等待时间和医生问诊时间。AI 模型能够处理和分析大量的医疗数据，帮助医院建立更加完善的患者健康档案，为临床研究和疾病预防提供数据支持。

3. AI 技术在中医理论研究中的推进作用

相对于西方医学，中医理论体系在标准化培训及可重复性上还有待提高，中医病例的数据往往包含主观描述，需要建立标准化的数据收集和处理流程；中医基础理论与西医不同，可以通过 AI 2.0 模型（图3）进行深度学习，对中医基础理论进行深入挖掘和整理，建立适合中医体系的 AI 算法。

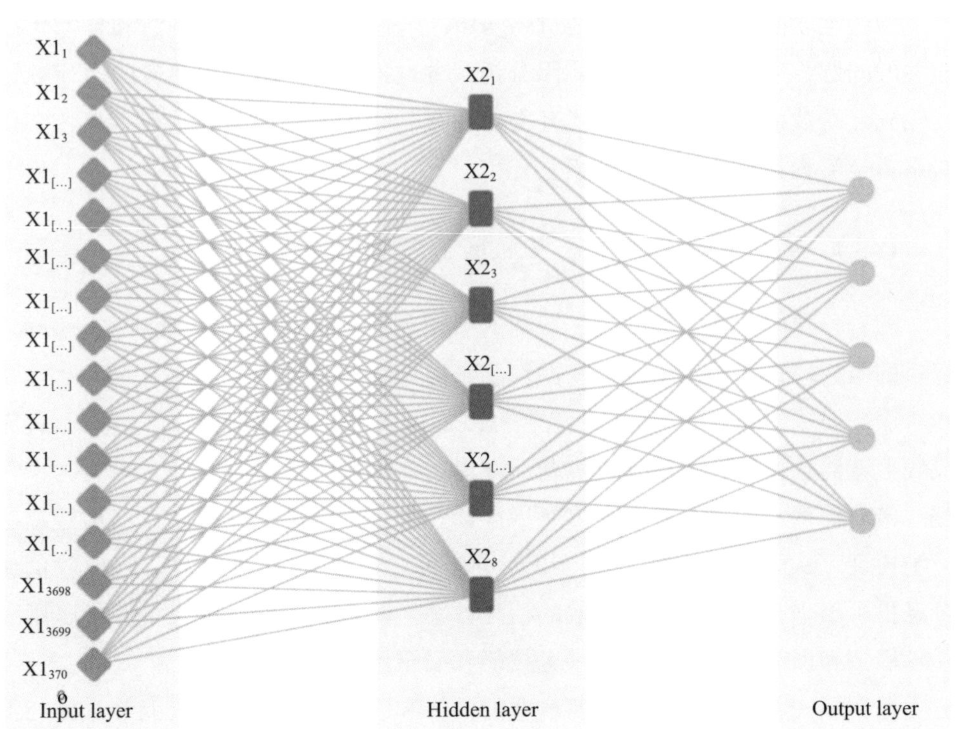

图3　AI 2.0 模型

一个适合中医体系的 AI 模型，应该能够“看”和“理解”语言（问），通过 AI3.0 模型（图 4）进行深度学习。借助可穿戴设备进行图像分类（望）、语音识别（闻）、体格检查（切），尝试模拟中医的辨证论治过程（将中医诊断流程系统化、标准化），以辅助医生制订个性化的治疗方案，还能作为教学工具，帮助学习和训练中医知识，培养新一代的中医人才。

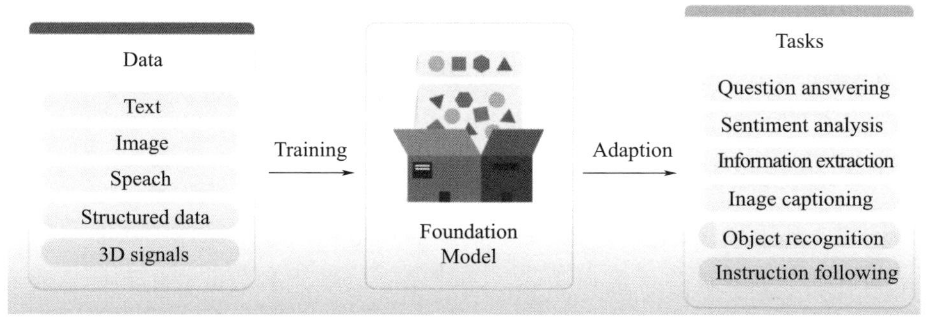

图 4　AI3.0 模型

中医互联网医院发展还需要进一步解决与硬件设备、优化算法和技术集成相关的问题，通过全息诊断、病因分析、方剂推荐等手段，将患者的诊疗数据传输到云端数据库中，通过算法开发出一系列临床辅助诊断和治疗工具，实现对患者全流程数据的采集和分析。

（二）人工智能促进中医互联网医院模式创新

随着科技的飞速发展，人工智能的应用创新和优化的线上线下“一站式”接轨的服务模式，推动中医互联网医院走向“人工智能＋”智慧医院。

服务模式上通过 6G 技术，患者可以通过文字、语音、视频等多种形式完成线上就诊；还可以为患者提供药品配送、上门服务等便捷服务，拓展健康管理、康复护理、医养结合等更多领域。诊疗中还可借助全息投影技术构建患者三维模型，从而更直观地完成“望、闻、问、切”，将患者经络、穴位等信息全息投影出来，制订出更为有效的治疗方案。此外，全息投影技术还可以用于手术模拟和训练，提高医生的手术技能和安全性。

运营模式创新将推动中医药产业的升级和发展，中医药企业能够直接与消费者建立联系，了解市场需求和反馈，从而推动产品研发和服务创新。同时，中医智慧医院也为中医药企业提供了更广阔的市场空间和销售渠道，有助于提升中医药产业的竞争力和影响力。结合开放物价体系和自主定价策略，为中医医疗行业注入了新的活力。

（三）人工智能拓展中医药文化传承与推广

互联网医院为中医药文化的传承提供丰富的资源、便捷的服务、多样化的传承方式，增加中医药文化传播途径，因此可以使得中医药优质资源辐射实践效果、中医药服务满意度以及中医药服务效率均得到有效提高[25]。

江苏省人民政府与多部门联合建立中医药国际交流人才培养基地、“一带一路”中医药国际合作示范基地（江苏）、全国首个中医惠侨基地。以互联网为纽带与16个国家开展合作，面向海外医疗或教学机构，提供特色国际远程会诊、远程教学，给海外华侨华人送去祖国温暖，推动中医药“走出国门”[26]。中医药文化在互联网医院的平台上得到了更加广泛和深入的传播，有助于保护和传承中医药这一宝贵的文化遗产。

七、结论

在人工智能技术飞速进步与广泛应用的浪潮中，中医互联网医院的发展方向与前景越发显得广阔而璀璨。

宏观与微观的交汇，传统与现代的融合，为我们揭示了中医药科学的奥秘。通过中医药数据与AI技术的无缝对接，得以从现代基因等微观层面深刻阐释中医药的科学原理。AI技术犹如一位智慧建筑大师，引领我们创造出崭新的化合物或蛋白质，为经典方剂注入新的活力，推动药物研发的进程，优化处方配置，从而显著提升诊疗效果。中医流派众多，各具特色，而中医药的发展正是要汲取人类文明的精华，不断吸收与融合。“上工治未病”，数字化健康监测与健康管理正成为引领人们改善生活方式的重要力量。

中医互联网医院+AI（“人工智能+”）是传统中医与现代科技的深度融合，正在不断探索更多创新的服务模式和应用场景。随着技术的不断发展和政策的逐步完善，“人工智能+”将在未来医疗健康领域中扮演更为关键的角色，为人类健康事业贡献更多的智慧与力量。

参考文献

[1] 吴昕颖，董怡红，毛洁．上海互联网医院发展现状分析［J］．中国卫生监督杂志，2021，28（3）：261－266.

[2] 李子硕，杨璐，宋晶，等．基于 IE 矩阵的“互联网＋中医诊疗”发展策略研究［J］．卫生软科学，2023，27（13）：7－13.

[3] 张瑞迪，徐雪慧，陈利娜，等．新医改背景下公立医院专科经营助理运营管理探索［J］．现代医院，2021，21（2）：165－168.

[4] 刘万利，程永忠，杨翠，等．大型综合医院运营管理模式在县级公立医院应用实践［J］．重庆医学，2019，48（14）：2508－2512.

[5] 徐倩．基于 iOS 系统的戒烟类移动应用程序研究［D］．重庆：重庆医科大学，2014.

[6] Tuckson R V，Edmunds M，Hodgkins M L. Telehealth［J］．TheNewEnglandjounralofmedicine，2017，377（16）：1585—1592. Tuckson RV，Edmunds M，Hodgkins ML. Telehealth. NEngl J Med. 2017 Oct 19；377（16）：1585－1592. doi：10. 1056/NEJMsr1503323. PMID：29045204.

[7] Macedo，Barrose，Silvapg，eta1. ImpactofChestPainProtocolwithAccessto TelemedicineonImplementationofPharmacoinvasiveStrategyinaPrivateHospitalNetwork［J］．TelemedJEHealth，2016，22（7）：549—552.

[8] Lamothel，Paquettema，Fortinjp，eta1. Uesingtelemedicinetoimprovechronic diseasemonitoring［J］．santePublique，2013，25（2）：203－211.

[9] Shapiro S C. Artificial intelligence. In：Shapiro S C.（ed）Encyclopedia of Artificial Intelligence，vol. 1，2ndedn. New York：Wiley，1992.

[10] 国家中医药管理局规划财务司．全国中医药统计编摘 1987—2021［EB/OL］．http：//www. natcm. gov. cn/2021tjzb/% E5% 85% A8% E5% 9B% BD% E4% B8% AD% E5% 8C% BB% E8% 8D% AF% E7% BB% 9F% E8% AE% A1% E6% 91% 98% E7% BC% 96/others/2021html. htm.

[11] 胡铁骊，周博翔，凌志，等．互联网中医医院建设现状与发展趋势研究［J］．医学信息学杂志，2022，43（9）：7－11.

[12] 国家远程医疗与互联网医学中心，健康界．2021 中国互联网医院发展报告［EB/OL］．［2021－05－20］．https：//www. doc88. com/p－30487157062230. html？r＝1.

[13] 唐凯，刘晓强，张国明，等．江苏省互联网医疗服务与监管平台的设计与实践［J］．中国卫生信息管理杂志，2020（5）：559－564.

[14] 郭珉江，胡红濮．基于资源整合视角的互联网医疗模式分析及分级诊疗作用机制探讨［J］．中国卫生经济 2016，35（12）：35－37.

[15] 张雪梅，龙坤兰，陈骏，等．采用“互联网＋医疗”建立中医重症医联体“共生模式”的初步探究［J］．中国中西医结合急救杂志，2023，30（1）：10－12.

[16] 张杏通，何隽．互联网医院发展现状、影响因素与展望［J］．现代医院管理，2020，18（3）：4－8.

[17] 王嫣斐，薛亚．中药饮片前置审方规则的设置对处方合理率的提升作用研究［J］．中国数字医学，2022，17（2）：38－41，105

[18] 李彩云，陈刚．互联网医院处方前置审核和线上药房平台的应用与分析［J］．中国医药科学，2022，12（2）：175－177，188.

[19] 孙华君，于广军．互联网医院的药事管理和药学服务［J］．上海医药，2020，41（17）：3－5.

[20] 朱海燕，张琳熠，杨骁俊，等．互联网医院模式下的医联体分级诊疗服务探索及初步实践［J］．中国卫生标准管理，2021，12（5）：9－13.

[21] 周志文，胡琚，张雄，等．上海徐汇云医院在分级诊疗实践中的探索与创新［J］．上海医药，2019，40（3）：3－5.

[22] 姜又琳，张红，马兆辉，等．智慧中医药服务新模式的实践与思考［J］．中国卫生信息管理杂志，2023，20（3）：358－363.

[23] 王艳，江自云，蒲川．中国健康医疗大数据信息安全的现状、问题及对策研究［J］．现代医药卫生，2021，37（17）：3036－3039.

[24] Howell M D，Corrado G S，De Salvo K B. Three Epochsof Artificial Intelligencein Health Care．JAMA. 2024，331（3）：242－244.

[25] 杨艳萍．互联网医院持续推动中医药优质资源辐射的探索与实践［J］．中医药管理杂志，2022，30（24）：46－48.

[26] 束雅春，宁丽琴，陈列红，等．公立中医院建设互联网医院实践与思考［J］．中国医院，2021，25（4）：28－30.

“健康经济与管理系列”简介

蓝皮书是权威学术智库作品，具有高水准、规范严格、作者代表广泛、影响力大、研创周期长、研创成本高等特点。“健康经济与管理系列”由侯胜田教授担任总主编，不仅涵盖传统医疗康养领域，而且特别关注新兴和朝阳领域，如大健康、中医药、康养休闲旅居、数智健康等。“健康经济与管理系列”每部蓝皮书都由总报告和多篇分报告组成，每篇报告都基于该领域发展现状，聚焦本领域发展挑战与问题分析，不仅对前景进行分析和预测，更关注提供创新性问题解决方案或对策建议。

“健康经济与管理系列”规划研创出版蓝皮书 30 套，已经陆续出版了 10 余套，涵盖全球健康、全球中医药、世界传统医药、健康产业、中医医院、中医医馆、互联网医院、医养结合、健康旅游、康养旅居、森林康养、中医药文创、数智健康、数智中医药等行业 300 多个细分领域。正在筹组编委会的领域包括大健康发展、饮食康养、运动健康、温泉康养、园艺康养、中药产业、医疗器械、人参产业、民族医药、医院运营、医院学科、医院护理、医院后勤等。欢迎加入编委会！欢迎合作研创出版！

来自国内外近千位作者参加了“健康经济与管理系列”蓝皮书研创。蓝皮书作者来自国家卫生健康委员会、国家中医药管理局、中国医学科学院、中国中医科学院、北京市中医药管理局；江苏省卫生健康委员会、中国中医科学院中医基础理论研究所、上海市卫生与健康发展研究中心、山东大学卫生管理与政策研究中心、中国中医科学院中医药信息研究所、天津市医学科学技术信息研究所、北京市卫生健康大数据与政策研究中心、广东省社会科学院、广东省中医药科学院、北京中医药研究所、北京市西城区医疗机构管理服务中心等相关政府管理和研究机构。

“健康经济与管理系列”蓝皮书作者还来自清华大学、北京大学、上海交通大学、北京理工大学、东南大学、澳门大学、电子科技大学、河北大学、北京林业大学；北京协和医学院、北京中医药大学、温州医科大学、上海中医药大学、广州中医药大学、天津中医药大学、河北中医药大学、山东中医药大学、陕西中医药大学、甘肃中医药大学、江西中医药大学、湖南中医药大学、湖北中医药大学、成都中医药大学、黑龙江中医药大学、长春中医药大学、辽宁中医药大学、山西中医药大学、云南中医药大学、海南医学院、牡丹江医学院、重庆中医药学院、上海健康医学院、沧州医学高等专科学校；首都经贸大学、北京工商大学、北京第二外国语学院、北京联合大学、中华女子学院、三亚学院、上海城建职业学院等。

“健康经济与管理系列”蓝皮书作者还来自北京协和医院、中国人民解放军总医院、中日友好医院、四川大学华西医院、首都医科大学宣武医院、江苏省中医医院、北京中医药大学第三附属医院、北京中医药大学东直门医院、北京中医药大学东方医院、清华大学玉泉医院（清华大学中西医结合医院）、北京广安门医院、北京市鼓楼中医医院、北京丰台中西医结合医院、北京市房山区良乡医院、北京市第六医院、北京市第一中西医结合医院、广东省中医院、广州中医药大学深圳医院、山东中医药大学附属医院、上海中医药大学附属龙华医院、上海中医药大学附属曙光医院、苏州市中医医院、西安国际医学中心医院、四川彭州市中医医院、中国中医科学院广安门医院保定医院、贵州中医药大学第二附属医院、广东省人民医院、大连理工大学附属中心医院、中南大学湘雅二医院、新疆医科大学第一附属医院、内蒙古国际蒙医医院、山西省肿瘤医院、杭州市红十字会医院、杭州市中医医院、三亚市中医医院、广州市红十字会医院、黑龙江省总工会医院等。

部分作者还来自国药集团、中国康养集团、腾讯、京东、百度、东软集团、固生堂等顶流企业；中国药用植物研究所、广西壮族自治区药用植物园、成都中医药大学药用植物园；广东中医药博物馆、上海中医药博物馆、亚洲糖尿病防治（香港）研究院、长城保险经纪有限公司、和君集团有限公司、深圳市前海汇颐科技有限公司、江苏秉华健康科技有限公司、北京华夏健业生态农业研究院有限公司、浪潮集团有限公司、行客旅游网、北京吴少博律师事务所、河南易展堂药业有限公司等知名企业或研究机构。

“健康经济与管理系列”蓝皮书出版后，编委会将适时组织蓝皮书首发仪式、蓝皮书发布会、蓝皮书研讨会、蓝皮书巡讲等宣传分享活动。截至 2024 年 3 月，“健康经济与管理系列”已经陆续在北京、上海、广东广州、四川成都、吉林长春、河北保定、江苏常州等地举办了 10 余次蓝皮书发布和研讨活动，后续宣讲分享活动正在持续进行中。

致　谢

衷心感谢北京中医药大学管理学院、北京中医药大学国家中医药发展与战略研究院健康产业研究中心、上海交通大学健康长三角研究院、清华大学社会科学学院健康产业与管理研究中心、中国医学科学院北京协和医学院卫生健康管理政策学院医院领导力与管理学系、温州医科大学大健康发展研究院、四川省中医药科学院中华中医药文化研究院、北京中医生态文化研究会、中国老年学和老年医学学会国际旅居康养分会、世界中医药学会联合会国际健康旅游专业委员会、世界中医药学会联合会医养结合专业委员会、中国中医药信息学会医养居融合分会、北京养生文化创意产业协会、北京中医药大学东直门医院中医药前沿交叉研究所、华夏律康（北京）信息咨询有限责任公司、云华堂（北京）中医药科技有限公司、北京稷安国际健康管理服务有限公司、北京易康医疗科技有限公司、北京华夏健业生态农业研究院有限公司等单位对本蓝皮书研创工作的大力支持。